全科医生鉴别诊断

Symptom Sorter, Sixth Edition

第 6 版

著　者　[英]基思·霍普克罗夫特（Keith Hopcroft）
　　　　[英]文森特·福特（Vincent Forte）
主　译　李云祥　四川省南充市中心医院
　　　　舟　然　山东省聊城市人民医院
　　　　李大纲　山东省青岛市黄岛区中心医院
副主译　王　轩　伦敦大学学院

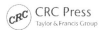

CRC Press
Taylor & Francis Group

湖南科学技术出版社
·长沙·

图书在版编目（ＣＩＰ）数据

全科医生鉴别诊断：第6版 /（英）基思·霍普克罗夫特，（英）文森特·福特著；李云祥，冉然，李大纲主译. — 长沙：湖南科学技术出版社，2023.8（全科医学系列丛书）
ISBN 978-7-5710-2023-1

Ⅰ. ①全… Ⅱ. ①基… ②文… ③李… ④冉… ⑤李… Ⅲ. ①临床医学—诊疗 Ⅳ. ①R4

中国国家版本馆CIP数据核字(2023)第019074号

QUANKE YISHENG JIANBIE ZHENDUAN DI 6 BAN
全科医生鉴别诊断 第6版

著　　者：[英]基思·霍普克罗夫特　[英]文森特·福特
主　　译：李云祥　冉　然　李大纲
出 版 人：潘晓山
出版统筹：张忠丽
特约编辑：王超萍
责任编辑：李　忠　杨　颖
出版发行：湖南科学技术出版社
社　　址：长沙市芙蓉中路一段416号泊富国际金融中心
网　　址：http://www.hnstp.com
湖南科学技术出版社天猫旗舰店网址：
　　　　　http://hnkjcbs.tmall.com
邮购联系：0731-84375808
印　　刷：湖南凌宇纸品有限公司
　　　　　（印装质量问题请直接与本厂联系）
厂　　址：长沙市长沙县黄花镇黄垅新村工业园财富大道16号
邮　　编：410137
版　　次：2023年8月第1版
印　　次：2023年8月第1次印刷
开　　本：787mm×1092mm　1/32
印　　张：17
字　　数：338千字
书　　号：ISBN 978-7-5710-2023-1
定　　价：118.00元
（版权所有·翻印必究）

目录

缩写词表

A&E（accident and emergency）：急诊

ABPI（ankle brachial pressure index）：踝肱压力指数

ACE（angiotensin-converting enzyme）：血管紧张素转换酶

ACR（albumin creatinine ratio）：白蛋白肌酐比率

ACTH（adrenocorticotrophic hormone）：促肾上腺皮质激素

AF（atrial fibrillation）：心房纤颤

AFP（α fetoprotein）：甲胎蛋白

ALT（alanine-amino transferase）：谷氨酸 - 丙氨酸转氨酶

anti-CCP（anti-cyclic citrullinated peptide）：抗环瓜氨酸肽抗体

ANUG（acute necrotising ulcerative gingivitis）：急性坏死溃疡性龈炎

ARC（AIDS-related complex）：艾滋病相关综合征

ASO（antistreptolysin）：抗链球菌溶血素 O

AST（aspartate-amino transferase）：天冬氨酸转氨酶

BCC（basal cell carcinoma）：基底细胞癌

BNP（B type natriuretic peptide）：脑钠肽

BP（blood pressure）：血压

BPH（benign prostatic hypertrophy）：良性前列腺增生

BTB（breakthrough bleeding）：突破出血

BV（bacterial vaginosis）：细菌性阴道病

BXO（balanitis xerotica obliterans）：干燥性闭塞性龟头炎

CA-125（cancer antigen 125）：癌抗原 -125

CCF（congestive cardiac failure）：充血性心力衰竭

CKD（chronic kidney disease）：慢性肾脏病

CMPI（cow's milk protein intolerance）：牛乳蛋白不耐受

CNS（central nervous system）：中枢神经系统

COPD（chronic obstructive pulmonary disease）：慢性阻塞性肺疾病

CP（chondromalacia patellae）：膑骨软骨软化症

CPK（creatine phosphokinase）：肌酸磷酸激酶

CREST（calcinosis/Raynaud's phenomenon/oesophagealdys motility/ sclerodactyly/telangiectasia）：CREST综合征（钙质沉着、雷诺现象、食道功能障碍、指端硬化和毛细血管扩张）

CRP（C-reactive protein）：C反应蛋白

CSF（cerebrospinal fluid）：脑脊液

CT（carpal tunnel）：腕管

CT（computed tomography）：计算机断层扫描

CVA（cerebrovascular accident）：脑血管意外

CXR（chest X-ray）：胸部X线

D&C（dilatation and curettage）：宫颈扩张及刮宫术

DIC（disseminated intravascular coagulation）：弥散性血管内凝血

DKA（diabetic ketoacidosis）：糖尿病酮症酸中毒

DM（diabetes mellitus）：糖尿病

DU（duodenal ulcer）：十二指肠溃疡

DUB（dysfunctional uterine bleeding）：功能失调性子宫出血

DVT（deep vein thrombosis）：深静脉血栓

DXA（dual energy X-ray absorptiometry）：双能X线吸收法

EAM（external auditory meatus）：外耳道

EBV（Epstein-Barr virus）：EB病毒

ECG（electrocardiogram）：心电图

EEG（electroencephalogram）：脑电图

ELISA（enzyme-linked immunosorbent assay）：酶联免疫吸附测定

EMG（electromyography）：肌电图

EMU（early morning urine）（sample）：晨尿（样本）

ENT（ear，nose and throat）：耳鼻喉科

EO（epididymo-orchitis）：睾丸附睾炎

ERCP（endoscopic retrograde cholangiopancreaticogram）：内镜逆行

胰胆管造影术

ESR（erythrocyte sedimentation rate）：红细胞沉降率

ET（Eustachian tube）：咽鼓管

FBC（full blood count）：全血计数

FIT（faecal immunochemical test）：粪便免疫化学测试

FSH（follicle-stimulating hormone）：卵泡刺激素

γGT（gamma glutamyltranspeptidase）：γ 谷氨酰转肽酶

GAD（generalised anxiety disorder）：广泛性焦虑症

GF（glandular fever）：传染性单核细胞增多症

GI（gastrointestinal）：胃肠道

GORD（gastro-oesophageal reflux disease）：胃食管反流病

GU（genito-urinary）：泌尿生殖道

GUM（genito-urinary medicine）：泌尿生殖科

Hb（haemoglobin）：血红蛋白

HCG（human chorionic gonadotrophin）：人绒毛膜促性腺激素

5HIAA（5-hydroxy-indole-acetic acid）：5- 羟基吲哚乙酸

HIV（human immunodeficiency virus）：人类免疫缺陷病毒

HLA（human leucocyte antigen）：人类白细胞抗原

HRT（hormone-replacement therapy）：激素替代疗法

HSV（herpes simplex virus）：单纯疱疹病毒

HVS（high vaginal swab）：高位阴道拭子

IBD（inflammatory bowel disease）：炎性肠病

IBS（irritable bowel syndrome）：肠易激综合征

IC（intermittent claudication）：间歇性跛行

IGTN（ingrowing toenail）：嵌甲

IHD（ischaemic heart disease）：缺血性心脏病

INR（international normalised ratio）：国际标准化比值

ITP（idiopathic thrombocytopenia purpura）：特发性血小板减少性
紫癜

IUCD（intrauterine contraceptive device）：宫内节育器

IVU（intravenous urogram）：静脉尿路造影

JCA（juvenile chronic arthritis）：幼年型慢性关节炎

LFT（liver function tests）：肝功能检查

LGV（lymphogranuloma venereum）：性病淋巴肉芽肿

LH（luteinising hormone）：促黄体素

LN（lymph node）：淋巴结

LRTI（lower respiratory tract infection）：下呼吸道感染

LSD（lysergic acid diethylamide）：麦角酸二乙酰胺

LUTS（lower urinary tract symptoms）：下尿路症状

LVF（left ventricular failure）：左心室衰竭

MC&S（microscopy，culture and sensitivity）：显微镜检查、培养和灵敏度

MCV（mean cell volume）：平均红细胞体积

MI（myocardial infarction）：心肌梗死

MMR（measles，mumps，rubella）：麻风腮

MRI（magnetic resonance imaging）：磁共振成像

MS（multiple sclerosis）：多发性硬化症

MSU（mid-stream urine）（sample）：中段尿（样本）

NAI（non-accidental injury）：非意外伤害

NICE（National Institute for Health and Care Excellence）：英国国立临床规范研究所

NSAID（non-steroidal anti-inflammatory drug）：非甾体抗炎药

NUD（non ulcer dyspepsia）：非溃疡性消化不良

OA（osteoarthritis）：骨关节炎

OE（otitis externa）：外耳炎

O/E（on examination）：检查中

OG（onychogryphosis）：甲弯曲

OGD（oesophago-gastroduo duodenoscopy）：食管 - 胃十二指肠镜检查

OM（otitis media）：中耳炎

OTC（over the counter）：非处方药

PAN（polyarteritis-nodosa）：结节性多动脉炎

PCOS（polycystic ovary syndrome）：多囊卵巢综合征

PCR（protein creatinine ratio）：蛋白／肌酐比值

PCV（packed cell volume）：红细胞压积

PE（pulmonary embolism）：肺栓塞

PEFR（peak expiratory flow rate）：呼气流量峰值

PF（proctalgia fugax）：痉挛性肛部痛

PID（pelvic inflammatory disease）：盆腔炎

PMR（polymyalgia rheumatica）：风湿性多肌痛

PMT（pre-menstrual tension）：经前紧张征

PR（per rectum）：经直肠

PSA（prostate-specific antigen）：前列腺特异性抗原

PU（peptic ulcer）：消化性溃疡

PUO（pyrexia of unknown origin）：不明原因发热

PV（per vagina）：经阴道

PVE（per vaginal examination）：经阴道检查

PVD（peripheral vascular disease）：周围血管疾病

RA（rheumatoid arthritis）：类风湿性关节炎

RAU（recurrent aphthous ulceration）：复发性阿弗他溃疡

RLS（restless legs syndrome）：下肢不宁综合征

RUQ（right upper quadrant）：右上腹

SA（septic arthritis）：脓毒性关节炎

SCC（squamous cell carcinoma）：鳞状细胞癌

SHBG（serum hormone binding globulin）：血清激素结合球蛋白

SLE（systemic lupus erythematosus）：系统性红斑狼疮

SOB（shortness of breath）：气短

STD（sexually transmitted disease）：性传播疾病

SVT（supraventricular tachycardia）：室上性心动过速

TAH（total abdominal hysterectomy）：经腹全子宫切除术

TATT（tired all the time）：疲惫状态

TB（tuberculosis）：结核病

TCA（tricyclic antidepressant）：三环类抗抑郁药

TFT（thyroid function tests）：甲状腺功能检查

TIA（transient ischaemic attack）：短暂性脑缺血发作

TMJ（temporomandibular joint）：颞下颌关节

TN（trigeminal neuralgia）：三叉神经痛

TSH（thyroid-stimulating hormone）：促甲状腺激素

TURP（transurethral resection of prostate）：经尿道前列腺切除术

TV（trichomonal vaginosis）：滴虫性阴道病

U&E（urea and electrolytes）：尿素和电解质检查

URTI（upper respiratory tract infection）：上呼吸道感染

UTI（urinary tract infection）：尿路感染

UV（ultraviolet）：紫外线

VMA（vanillyl-mandelic acid）：香草基扁桃酸

VT（ventricular tachycardia）：室性心动过速

WCC（white cell count）：白细胞计数

WRULD（work-related upper limb disorder）：与工作相关的上肢障碍

导读

如果患者出现症状就能得到正确的诊断，那么全科医生（general practice，GP）的生活就会容易得多。遗憾的是，现实没有这么简单：患者呈现出的通常是模糊的症状，有时是多重症状，有时是令人费解的症状。因此需要GP在这些纷杂的症状中做出最恰当的诊断。然而，绝大多数临床参考书都是从诊断结果入手，而不是从症状本身和诊断方法出发。只有一小部分参考书确实展现了患者症状的实际表现，但都是针对临床医学而言的，与GP无关。

本书的目的是纠正这一失衡。它分析了基层医疗中的多种常见症状，并针对每种症状分析了其差异性和特征，提出了可能需要进行的检查和鉴别的关键点。当然，本书省略了易于鉴别诊断的症状（如"肘部肿块"）、极少单发的症状（如恶心、厌食症），以及一部分需要专科意见的罕见症状（我们最喜欢的是"尿里有毛"。膀胱癌的典型症状——译者注）。

本书由两名全职GP主笔，书中的主要观点基于基层医疗，也合理采纳了最新知识和指导意见，因此适用范围非常广。GP住院医师和刚入行的年轻医师在平时的工作中可能会遇到各种不熟悉的临床表现，他们可以将本书提供的信息作为参照，与自己的诊断假设进行对比；有经验的GP可以将本书作为进修参考资料，或作为对罕见病例进行特殊诊断的指南；对于要面对大量患者，同时责任更大的基层医疗一线护理人员来说，本书的必要性和独特性会更加明显。

第 1 版的畅销和对后续多次再版的需求都强调了这样一个事实：尽管全科医学可能会经历一次又一次的重构和改组，但辨明症状这一基本准则是始终如一的。这次的改版新增了许多章节，并对原有章节进行了重点更新。

本书以一种易于理解的、统一的方式对每种症状进行了分析，如下所示。

一、GP 概述

本部分明确了症状及其关键特征，并对一些常见症状提供了医疗建议。

二、鉴别诊断

本部分列出了症状可能的诊断结果，分为"常见症状""偶发症状"和"罕见症状"三类（需要注意的是，这些小标题是相对于所讨论的症状而言的）。由于空间和想象力的限制，这些症状之间的差异很难讲述透彻，加之缺乏准确的发病率数据，上述分类方式是基于我们的经验而不是确凿的证据。因此，症状的诊断分类显得有些随意。当然，这是无伤大雅的，本部分依然可以为辨明各种症状的可能原因提供明确的指导。

三、速查表

本部分为前一部分中列出的 5 种最可能诊断的关键特

征提供了快速指南。

四、可能进行的检查

本部分概括了可能有助于读者做出诊断的检查项目。本部分不仅重点强调基层医疗检查或者全科医生经常安排的检查项目，还列出了一些在特定情况下进行的更为复杂的院内检查——这样写一方面是因为部分全科医生希望他们的患者了解转诊后要做的检查，另一方面是因为全科医生有了更多通过传统医院检查进行诊断的机会。本部分把讨论的各种检查项目按照执行的可能性进行分类，具体分为"大概率进行""可能进行"和"附加检查"三个部分。

五、重点提示

编者多年来总结了一套适合将各种症状分类管理的有效方法。虽然大多数的观点都是编者经验性的假设，而不是基于统计数据，难以分析和量化，但是不影响其实用性和巧妙之处。有些内容因为超出了症状评估和症状治疗间的界限，所以本书的知识范围得以延伸。但读者朋友们请注意，在现实医疗尤其是基层医疗中，诊断过程会有检验假设，因此上述的界限其实是模糊不清的。

六、危险信号

基层医疗中出现的症状大多数是良性的、轻度的，且本身具有自限性，有时会让粗心的医生失去危机感。每个症状表现都有一些特殊指标，当它们出现时应该警觉起来。

"危险信号"强调了重要的病理症状，因此不应忽略或不重视。

七、如何使用这本书

《全科医生鉴别诊断》旨在作为一本便捷的参考书，因此，与那些文段冗长的书籍不同，本书特意写成笔记和列表的格式，以便使用简单、查询快捷。为了使表述更加简便，本书尽可能使用易于识别的常见缩写词。本书统一的体例很快就会让人熟悉，从而帮助读者轻松检索信息。为了达到这一效果，编者将症状编排入不同章节，每个章节对应人体某个系统或解剖区域。本部分描述的症状均是按照首字母顺序排列的，且大部分症状的描述是以"患者"的口吻而不是"医生"的术语（例如，呼吸急促而不是呼吸困难）——除非这个症状的表述没有易于接受的形式或简洁的"患者语言"版。由于许多症状有各种各样的描述（例如呼吸短促、呼吸障碍、呼吸急促、喘不过气来、呼吸困难，等等），索引是有意扩大和交叉引用的，能引导读者迅速找到对应的页码。

症状的系统分类及其在各章节的排列是一项复杂的任务，可以采用多种方法来进行。例如，皮疹可以根据分布、病变大小、形态、有无瘙痒等进行划分。我们自始至终都选择了自认为最符合逻辑的方法，并尽可能避免不必要的遗漏或重复；同样，索引能迅速地为读者指明正确方向。尤其当症状有多种不同的发病原因时，将其分配到特定部分可能看起来是随机的，但这种方法为本书提供了一个清晰的、易理解的结构框架。

作为 GP，我们知道患者经常会出现混合症状。如果本书只是简单地将疾病划分到某一单独的症状，可能会因为没有准确反映真实的基层医疗情况而遭受非议。事实上，这些混合症状通常可以归结出一到两个主要症状，很多轻微症状往往作为实际诊断的标志，我们每章中的"速查表"都利用了这一特点。在面对真正的多症状疾病时，本书可以帮助明确各个症状间的共同线索，从而得出一个准确的诊断——在这种情况下，最常见的症状通常是焦虑或抑郁。

本书可作为常备手册在接诊期间参考使用，以增加确诊的可能性或提高其他诊断的可能性。在会诊过程中，本书能快速且有效地提供全面的检索信息（你可能希望等患者在床帘后脱掉衣服做进一步检查再做出诊断，但那需要时间）。

本书还可以用在其他方面。GP 培训者可以用书中提供的某种症状分析作为辅导资料。事实上，这本书本身就可以作为 GP 住院医师课程的一部分。以书中的信息为指导，通过每周"整理"两到三个症状，专科住院医师可以在其实践期间了解基层医疗中的绝大多数症状。对于本科授课老师来说，本书可以作为有用的教学材料。

对于只是想单纯查阅的人来说，本书可以增强他们的诊断能力，并通过"危险信号"和"重点提示"引发新的思考。

从编者收到的反馈来看，目前许多本科课程将之前的版本作为阅读推荐，证明本书非常受基层医疗护士和执业护师的欢迎。

我们相信，无论怎样使用本书，它会成为一本必备资料。辨明症状是全科医生工作的内核，任何一本对这门学科做出贡献的工具书，不论它是由全科医生设计还是为全科医生设计，都将会使医患双方受益。

基思·霍普克罗夫特（Keith Hopcroft）

文斯·福特（Vincent Forte）

2019 年 10 月

第一章　腹部（ABDOMEN）

第一节 腹胀

一、GP 概述

该部分包括腹部肿块、盆腔肿块及一般的腹胀。患者的主诉可能是腰围整体增加，或是偶然发现了离散的肿块；或者可能是 GP 在体格检查时发现肿胀。

二、鉴别诊断

（一）常见

- ☑ 妊娠期。
- ☑ 肠易激综合征（irritable bowel syndrome，IBS）。
- ☑ 便秘。
- ☑ 子宫肌瘤。
- ☑ 膀胱增大。

（二）偶发

- ☑ 乳糜泻。
- ☑ 腹水（本身有很多原因）。
- ☑ 肠梗阻。
- ☑ 卵巢肿块（囊肿或恶性肿瘤）。
- ☑ 胃癌或结肠癌。
- ☑ 肝大（各种原因）。

（三）罕见

- ☑ 脾大（各种原因）。
- ☑ 胰腺癌。

- 主动脉瘤。
- 腹主动脉旁淋巴结肿大。
- 肾盂积水、肾囊肿和肾癌。

三、速查表 1-1

	妊娠期	IBS	便秘	子宫肌瘤	膀胱增大
大小不一	无	有	可能	无	可能
闭经	有	无	无	无	无
尿路不畅	无	无	无	无	有
腹泻	无	有	可能	无	无
肿块无法消除	有	无	可能	有	有

四、可能进行的检查

大概率进行：妊娠试验、超声检查。

可能进行：尿液分析、全血计数（full blood count，FBC）、尿素和电解质检查（urea and electrolytes，U&E）、肝功能检查（liver function tests，LFT）、癌抗原 -125（cancer antigen 125，CA-125）、抗肌内膜抗体和抗醇溶蛋白抗体、腹部平片。

附加检查：院内下消化道检查、穿刺、计算机断层扫描（computed tomography，CT）。

- 妊娠检查对闭经妇女至关重要。
- 尿液分析可能会发现与肾或膀胱肿瘤相关的镜下血尿。

　　▨　腹部超声是确诊腹胀或腹部肿块来源的最快的和最有效的方法。如有 CA-125 升高，骨盆 / 腹部超声也可有提示作用（见下文）。

　　▨　FBC：贫血可能指示恶性肿瘤，子宫肌瘤可能伴有月经过多；也会表现有血液恶病质。

　　▨　严重肾脏病患者的尿素和电解质检查可能紊乱。LFT 可能为酒精性肝大或恶性肿瘤提供线索。腹水白蛋白低。

　　▨　CA-125：可能适用于女性，尤其是 50 岁或以上的女性，以帮助排除卵巢癌。

　　▨　抗肌内膜抗体和抗醇溶蛋白抗体：用于检查可能的腹腔疾病。

　　▨　院内下消化道检查：有助于确认或排除结肠疾病。

　　▨　腹部平片：可能显示便秘或梗阻（如果是梗阻，可能需要在入院后安排检查）。

　　▨　转诊至专科医师后可能安排的检查，例如穿刺（探查并缓解腹水）、CT 扫描（为了确诊肿块的性质及它对周围组织结构的影响）。

五、重要提示

　　▨　注意区分间歇性或变异性肿胀和进行性肿胀。后者而非前者可能由严重的病理引起。

　　▨　妊娠会使粗心大意的人措手不及，尤其是对于更年期妇女或少女。不要听从"我不可能怀孕"的说辞。

　　▨　有些"肿胀"无法通过检查感触到，或者说这些肿胀是正常解剖结构的表现。体格检查可能有治疗作用，如果没有，要更充分地了解患者的问题。如果症状持续存在，要考虑焦虑、抑郁或其他心理因素。

六、危险信号

■ 体重减轻并伴有腹部肿胀应立即考虑恶性肿瘤。

■ 急性腹部肿胀伴腹痛提示有梗阻，需要紧急手术治疗。

■ 肥胖会阻碍检查，而且也很难与腹水区分开来。如果有疑虑，安排超声检查。

■ 叩诊时的鼓音并不能排除实性肿块：腹膜后肿块会将肠向前推进，从而造成明显的鼓音。

笔记：

第二节 成人急性腹痛

一、GP 概述

突然发作的严重腹痛是全科医疗中非常有代表性的急症，通常 GP 会在非工作时间接到患者的电话。在急腹症中，患者的病情非常显著，临床症状可能会迅速恶化，所以一定要尽快对患者进行检查。

注意：这里讨论的是上腹部和中腹部疼痛。下腹部疼痛会在"急性盆腔痛"一节中详述，而特殊的上腹疼痛在脘腹痛一节中有着更详细的描述。

二、鉴别诊断

（一）常见

- 消化性溃疡（peptic ulcer，PU）。
- 胆绞痛。
- 阑尾炎。
- 胃肠炎。
- 肾绞痛。

（二）偶发

- 胆囊炎（可能发生在胆绞痛之后，但会持续疼痛并伴有发热）。
- 憩室炎。
- 急性或亚急性肠梗阻（粘连、癌、绞窄性疝气、肠扭转）。
- 肾盂肾炎。
- 肌壁疼痛。
- 胰腺炎。
- 梅克尔憩室。

（三）罕见

- 穿孔[例如十二指肠溃疡（duodenal ulcer，DU）、癌]导致的腹膜炎。
- 肝炎。
- 克罗恩病和溃疡性结肠炎。
- 肠缺血。

▨　夹层 / 漏血动脉瘤。

▨　糖尿病酮症酸中毒（diabetic ketoacidosis，DKA）和其他偶发疾病，如心肌梗死（myocardial infarction，MI）、肺炎、镰状细胞危象。

三、速查表 1-2

	消化性溃疡	肾绞痛	胆绞痛	阑尾炎	胃肠炎
绞痛	无	有	有	无	有
局部疼痛	有	有	有	有	无
腹部压痛	有	无	可能	有	可能
发热	无	无	无	有	可能
腹泻	无	无	无	可能	有

四、可能进行的检查

唯一可能帮助全科医生的检查是尿检：可能显示血尿（肾绞痛），尿路感染或 DKA 糖尿。一般情况下，将在紧急入院后进行以下检查。

▨　全血计数：白细胞计数（white cell count，WCC）因多种原因升高，可以用来确诊急性炎症或感染。

▨　U&E 异常是腹泻或呕吐常见的重要指标。在肠缺血和急性胰腺炎中淀粉酶会升高。

▨　LFT：胆道梗阻时肝功能检查会显示胆红素升高，肝炎时会显示广泛的肝功能紊乱。

■ 幽门螺杆菌检测：与消化性溃疡病密切相关。

■ 上消化道内窥镜检查：用来探查上消化道。

■ 腹部平片：腹部平片对于确诊内脏穿孔非常有用（膈下有空气）。如怀疑有梗阻，仰卧位拍摄也是必要的。90%的肾结石或输尿管结石可在腹部平片检查时被发现。

■ 超声波检查：有助于确诊胆结石。

■ 肾脏成像：用来确诊输尿管结石。

五、重要提示

■ 评估的目的是为了准确治疗而不是确切诊断。可酌情在家治疗绞痛；持续性疼痛和压痛可能需要住院治疗。

■ 患者如在家中治疗，应酌情安排复查，并确保患者了解有哪些症状需要重新紧急评估。

■ 检查可能对诊断有很大的帮助，所以要特别注意，不要忘记脉搏、体温、肠鸣音和直肠检查等基础检查。

六、危险信号

■ 当心"胃肠炎"掩盖或发展成急性阑尾炎。做好随后的预约检查，并跟患者强调如有持续的疼痛需要急诊复查。

■ 如果患者有功能性疾病或肠易激病史，很容易产生误诊。任何人都有可能出现外科病理变化，所以诊断一定要根据实际情况而定。

■ 注意脉率不齐的老年患者：肠系膜栓塞会引起剧

烈疼痛，但很少有预兆。

☑ 别忘了检查疝孔，尤其是有出现阻塞的可能时。

笔记：

第三节 儿童急性腹痛

一、GP 概述

这个症状给父母造成了极大的困扰，通常会使家长担心有没有可能是阑尾炎。这里列出的一些可以引起复发性疼痛或慢性疼痛的原因（如婴儿腹部绞痛和便秘）——这是一种不常见的症状。但在儿童中，仍然有"急性"问题表现出来的趋势，这可能是因为感知的恶化或父母的焦虑。更多关于儿童复发性腹痛的细节，请参阅本章第十一节。

二、鉴别诊断

（一）常见

☑ 便秘。

☑ 婴儿腹部绞痛。

☑ 胃肠炎。

☑ 尿路感染。

☑ 阑尾炎。

（二）偶发

☑　功能性异常 /IBS。

☑　压力 / 装病（例如校园问题、霸凌）。

☑　胃炎 / 胃食管反流病（gastro-oesophageal reflux disease，GORD）/ 消化性溃疡。

☑　肠系膜腺炎。

☑　牛乳蛋白不耐受（cow's milk protein intolerance，CMPI）。

☑　肌肉劳损。

（三）罕见

☑　炎性肠病。

☑　肺炎。

☑　梅克尔憩室。

☑　肠套叠。

☑　乳糜泻。

☑　肠梗阻。

☑　睾丸扭转。

☑　过敏性紫癜。

☑　镰状细胞危象。

☑　铅中毒或卟啉症。

☑　肾源性疾病（结石、肾积水）。

☑　糖尿病酮症酸中毒。

三、速查表1-3

	便秘	婴儿腹部绞痛	胃肠炎	UTI	阑尾炎
6个月以下的孩子	可能	有	可能	可能	可能
复发性	可能	有	无	可能	无
儿童极度不适	无	无	可能	可能	有
持续疼痛	无	无	无	无	无
泌尿系统症状	可能	无	无	有	无

注：尿路感染（urinary tract infection，UTI）。

四、可能进行的检查

大概率进行：尿液分析、中段尿（mid-stream urine，MSU）。

可能进行：FBC、红细胞沉降率（erythrocyte sedimentation rate，ESR）/C反应蛋白（C-reactive protein，CRP）、U&E、腹部超声。

附加检查：腹腔检查、血红蛋白病检查。

■ 尿液分析：亚硝酸盐、白细胞和/或尿血阳性支持UTI的临床诊断；如果只有尿血可能表明是结石（罕见）；在糖尿病酮症酸中毒中，尿液分析也会发现糖和酮。

■ FBC：可能是炎性肠病（inflammatory bowel disease，IBD）缺铁。

■ U&E：可能偶尔因肾脏原因而数据混乱。

■ 腹部超声检查：如果怀疑是肾脏原因。

◪　腹腔检查：抗肌内膜抗体和抗醇溶蛋白抗体阳性提示有腹腔疾病。

◪　血红蛋白病检查：如果怀疑有镰状细胞病。

五、重要提示

◪　注意，阑尾炎早期症状可能与肠胃炎相似。如果疼痛越发严重和持续，或者孩子的整体状况开始恶化，向其他人传达这一怀疑并强调重新评估检查的必要性。

◪　不要忘记检查腹股沟和睾丸——绞窄性疝和睾丸扭转可能是造成这种症状的原因，孩子可能会羞于指出疼痛或肿胀的具体部位。

◪　病因不明显的幼儿倾向于将脐部作为疼痛的部位。离肚脐越远的疼痛，就越应该考虑重大疾病。

◪　开学日就出现的复发性"急性"腹痛可能表明学校有问题。

六、危险信号

◪　持续的疼痛和孩子因为不适而无法直起身子意味着可能是外科原因。

◪　请记住，特定的种族群体中可能会出现红细胞镰变。

◪　请记住，患有肺炎的幼儿可能会出现腹痛——如果不清楚患儿的病因，请检查生命体征、呼吸窘迫特征和胸音。

◪　有明显的腹痛，且伴有阵阵尖叫和面色苍白，考虑婴小儿肠套叠。

笔记：

第四节 妊娠期急性腹痛

一、GP 概述

出现这种症状的孕妇可能非常担心该症状会威胁到她的妊娠。因此，患者及其伴侣可能会对此非常焦虑。通过全面的紧急评估来化解这种焦虑情绪。这里列出的是对妊娠有特殊影响的症状，以及可能会因为妊娠现象而恶化或变动的症状；"一般的"疾病（如胃肠炎、IBS 和消化不良）也可能会因为妊娠而表现得更强烈，但很少出现误诊，因此这类情况不在本节考虑范围内。

二、鉴别诊断

（一）常见

- 耻骨联合韧带拉伤。
- 流产：妊娠前三个月有 20% ～ 40% 的发生概率。
- 分娩：早产有 6% 的概率发生。
- 胎盘早剥：妊娠中有 1/200 ～ 1/80 的概率发生。
- 肾盂肾炎（尤其发生在妊娠期第 20 周左右）。

（二）偶发

- 便秘（虽然是常见原因，但偶尔有表现）。

> ☑ 异位妊娠（妊娠中有 1/250 的概率发生）。
> ☑ 阑尾炎（妊娠中有 1/1 000 的概率发生）。
> ☑ 肌瘤红色变性。
> ☑ 卵巢囊肿扭转或破裂、卵巢肿瘤扭转或破裂。

（三）罕见

> ☑ 子宫破裂（在英国，每 1 500 例妊娠中就有 1 例子宫破裂，其中 70% 的子宫破裂是由剖宫产疤痕裂开造成的）。
> ☑ 子宫扭转（轴向旋转＞90°）：90% 的子宫扭转与肌瘤、附件肿块和子宫解剖异常有关。
> ☑ 由先兆子痫引起的肝瘀血。
> ☑ 直肌鞘血肿。

三、速查表 1-4

	耻骨联合韧带拉伤	流产	分娩	胎盘早剥	肾盂肾炎
局部压痛	有	无	无	可能	有
痉挛性疼痛	无	有	有	无	无
阴道出血	无	有	无	有	无
子宫强直	无	无	无	有	无
发烧、单侧疼痛	无	无	无	无	是

四、可能进行的检查

可能进行的检查取决于临床情况的紧迫性。严重疼痛时，将在二级医疗中进行检查。

大概率进行：尿液分析、MSU。

可能进行：超声检查、FBC。

附加检查：腹腔镜检查。

▨　尿液分析：先兆子痫会有蛋白尿。UTI 中会有尿血、脓细胞和亚硝酸盐；MSU 可以确诊感染的病原体。

▨　FBC：UTI 中会有 WCC 升高。

▨　超声成像可以诊断早孕和流产，宫内妊娠的存在使得异位妊娠的可能性非常小，超声检查也可能有助于检测直肌鞘血肿。

▨　腹腔镜检查：确诊异位妊娠。

五、重要提示

▨　站立和行走时会疼痛，休息后可缓解，伴有强烈的耻骨联合疼痛，这是"耻骨联合疼痛"——一种经常被忽视的病因。

▨　适当缓解可理解的焦虑——尤其是关于胎儿健康或早产的可能性的焦虑。

▨　不要因为尿液分析异常就急于诊断为 UTI——孕期污染很常见。

六、危险信号

▨　解剖结构的扭曲可能会改变症状和体征——众所周知，在妊娠中期很难诊断阑尾炎。如果有疑问，请收治。

▨　怀孕早期，单侧下腹疼痛并伴有轻微出血或黑色分泌物的女性患有异位妊娠，应寻找证据加以排除。

▨　不要忽视对早产的诊断。先前没有分娩痛经验的女性可能不考虑这种可能性。

　　▱　胎盘早剥将导致严重的、持续的疼痛及子宫触痛。阴道出血可能很小。要马上收治。

　　▱　不要忘记先兆子痫是妊娠晚期脘腹痛的原因——检查血压（blood pressure，BP）和尿液。

　　笔记：

第五节　成人慢性或复发性腹痛

一、GP 概述

　　任何年龄阶段都可能出现慢性或复发性腹痛。在另一节中我们介绍了儿童的发病原因。从青年到中年的成年人群中，病因很可能是良性的，但随着年龄的增长，这一情况会发生变化：即便腹痛的各种致病原因都很常见，但对于老年人患者应始终对其是否为恶性肿瘤存疑。但有时仍然难以做出准确的诊断。

二、鉴别诊断

　　（一）常见

▱　IBS。

▱　复发性 UTI。

▱　慢性消化性溃疡。

▱　便秘。

◪ 憩室病。

（二）偶发

◪ 胆结石。

◪ 肾积水。

◪ 带状疱疹后神经痛。

◪ 炎性肠病。

◪ 输尿管绞痛。

◪ 脊髓关节炎。

◪ 乳糜泻（比传统上认为的更常见：每 300 名成年人中就有 1 名患乳糜泻）。

（三）罕见

◪ 肠系膜动脉缺血（腹绞痛）。

◪ 慢性胰腺炎。

◪ 亚急性梗阻（粘连、恶性肿瘤和憩室炎）。

◪ 功能性（心因性）腹痛。

◪ 恶性肿瘤。

◪ 代谢原因，如艾迪生病、卟啉症、铅中毒。

三、速查表 1-5

	IBS	UTI	PU	便秘	憩室炎
高位腹痛	可能	无	有	可能	可能
绞痛	有	无	无	有	有
体重减轻	无	可能	可能	无	无
腹泻	有	无	无	可能	有
直肠出血	无	无	无	可能	可能

四、可能进行的检查

大概率进行：尿液分析、FBC、ESR/CRP、MSU、幽门螺杆菌检测。

可能进行：U&E、LFT、淀粉酶、腹腔检查、CA-125、粪便免疫化学测试（faecal immunochemical test, FIT）、粪便钙卫蛋白、腹部平片、超声检查、肾显像、院内下消化道检查、胃镜检查。

附加检查：专项检查，如肠系膜血管造影和对罕见医疗情况的进一步检查。

☑　尿液分析：只出现尿血的结石；UTI 中出现尿血、脓细胞和亚硝酸盐。

☑　MSU：确诊尿路感染并指导治疗。

☑　FBC、ESR/CRP：可能提示有炎性肠病、PU 或恶性肿瘤。血小板升高与食管癌或胃癌有关。

☑　U&E 可能因肾积水、肾结石或艾迪生病而数据紊乱。

☑　LFT 和淀粉酶：如果有癌症，LFT 可能异常。患胰腺炎和肠缺血时淀粉酶可能升高。

☑　腹腔检查：抗肌内膜抗体和抗醇溶蛋白抗体——如果检查呈阳性，则提示腹腔疾病。

☑　CA-125：尤其对 50 岁或 50 岁以上的女性而言，可能有助于排查卵巢癌。

☑　幽门螺杆菌检测：与消化性溃疡密切相关。

☑　FIT：一项对 50 岁及 50 岁以上人群有用的结直肠癌"排查"试验。

▨　粪便钙卫蛋白：帮助排查炎性肠病，尤其是表现有反复腹泻或持续腹泻时。

▨　腹部平片：可以揭示便秘、亚急性梗阻或肾结石。

▨　肾显像：用于检查肾结石或复发性 UTI。

▨　超声检查：可显示肾积水和胆结石。如果 CA-125 升高，盆腔或腹部超声也会有所体现。

▨　院内下消化道检查：用于检查各种肠道疾病。

▨　胃镜检查：可能需要确认 PU 并排除胃癌。

▨　转诊至专科后，可能会进行进一步的检查，如血管造影（用于检查肠系膜缺血）或对罕见疾病的检查。

五、重要提示

▨　简单明确引起疾病或缓解疾病的原因可以为诊断提供有用的指示——进食后出现疼痛意味着可能有胆结石、PU、胃癌或肠系膜缺血；如果排便后症状缓解，则可能是肠易激综合征或便秘。

▨　对于其他情况良好的患者，病史越长，有严重潜在疾病的可能性越低。

▨　如果患者过去已经有过全面检查，则应避免重复检查，除非患者身体不适或出现新症状。明白无误地向患者解释检查慢性不明原因腹痛时的"收益递减规律"。

▨　如果一个健康的年轻患者的症状典型，但基本检查是阴性的，就可以做出 IBS 阳性的诊断；向患者解释清楚原因和做好预后教育是有效治疗的关键。

六、危险信号

▣　体重减轻与复发性腹痛有关联表示有严重疾病。

▣　左侧锁骨上结节（Troisier 征）硬肿大是胃癌的病理特征。

▣　注意便秘本身往往是一种症状，而不是一种诊断结果。如果简单治疗无效，一定要明确任何根本病因并进行治疗。

▣　IBS 是最常见的诊断结果——但如果疼痛总在同一个部位，患者在夜间疼醒，或疼痛与直肠出血或体重减轻有关，则考虑其他病因。

笔记：

第六节　便秘

一、GP 概述

便秘是指排便不频繁或排便困难。一项针对大量正常工作人口的研究显示，正常的排便频率从每天 3 次到每周 3 次不等。全科医生平均每年会看到 18 种便秘症状。在大多数情况下，便秘有多种病因，并且严重的很少。

二、鉴别诊断

（一）常见

- 饮食和生活方式（摄入纤维不足、忽略排便冲动）。
- 缺乏运动（尤其是老年人）。
- 肠易激综合征。
- 肛周疼痛疾病：肛裂、痔疮、脓肿、红色疣。
- 药物，如鸦片、铁、氢氧化铝。

（二）偶发

- 液体摄入过少。
- 获得性巨结肠，如慢性泻药滥用、神经系统疾病、硬皮病。
- 憩室病（伴或不伴狭窄）。
- 甲状腺功能减退。
- 直肠癌或结肠癌。

（三）罕见

- 来自结肠外盆腔肿块的压力。
- 急性肠梗阻（各种原因）。
- 高钙血症。
- 克罗恩病伴狭窄。
- 婴儿和儿童：习惯"把着排便"、希尔施普龙病。

三、速查表 1-6

	饮食和生活方式	缺乏运动	IBS	肛周疾病	药物
老年人可能获得	有	有	无	可能	有
"溢出"型腹泻	可能	有	无	可能	可能
直肠给药有黏液	无	无	可能	可能	无
病史短	无	无	可能	有	可能
PR 检查有疼痛感	无	无	无	有	无

注：经直肠（per rectum, PR）。

四、可能进行的检查

大概率进行：无；如果怀疑有明显的肠道病变，则应进行 FBC、FIT、院内下消化道检查。

可能进行：尿液分析、甲状腺功能检查（thyroid function tests，TFT）。

附加检查：腹部平片、血钙、超声检查、CT 扫描、活检。

　　☑　尿液分析：如果液体摄入不足，尿液浓度会升高。

　　☑　FBC：如果有潜在的癌症，可能会表现为缺铁性贫血。

　　☑　FIT：对于 60 岁及以下、排便习惯（便秘）改变的人（不管怎样，60 岁以上的人可能会被转诊），这是一项有用的结直肠癌"排查"测试。

　　☑　TFT 和血清钙：可提示甲状腺功能减退或高钙血症。

　　☑　腹部平片：可显示充满粪便的巨结肠，直立图和仰卧图可显示肠梗阻。

- 院内下消化道检查：可能发现癌症或憩室疾病。
- 超声检查或 CT 扫描：如果存在盆腔肿块，可能会有所帮助。
- 活检：诊断可疑病变或确诊先天性巨结肠。

五、重要提示

- 弄懂患者所说的便秘是什么意思——他们经常不能准确地使用这个词（例如，患者所指的其实是一种完全"正常"的排便习惯或描述的是另一种症状，如里急后重）。
- 病史越长，就越不可能有任何潜在的或需要治疗的病因。
- 询问服药史（包括非处方治疗）——几乎所有药物都会改变排便习惯。
- 视诊患者——你的直接印象可能会为诊断提供重要线索（例如甲状腺功能减退或因患恶性肿瘤而体重减轻）。
- 对于儿童便秘，继续治疗数周甚至数月，以实现轻松、无痛的排便。让父母安心，使用泻药不会导致"肠道运作慢"，便秘并不意味着"胃肠道阻塞"。

六、危险信号

- 如果老年患者只有便秘症状，则极少是由严重的病理引起的，但如果便秘伴有其他显著症状，如体重减轻、直肠出血、排出黏液或腹泻，则可能患有癌症。

　　▣　注意不要将腹痛归因于便秘——真正的病因可能是肠梗阻。明显的肠蠕动伴显著的腹鸣音绝不是单纯便秘所致。

　　▣　先天性巨结肠的病例可出现"晚期"症状——可以考虑儿童慢性便秘、腹部持续肿胀和直肠瘘。

　　▣　谨慎假设已知的病理情况（如憩室病或 IBS）是便秘的原因。如果患者出现便秘，则症状的形式或性质可能发生了显著变化。

　　笔记：

第七节　成人腹泻

一、GP 概述

　　腹泻是肠道排出不正常的液体和频繁排泄。如果腹泻持续超过 2 周，则称为慢性腹泻。腹泻是全科医学中第五大常见症状。患者在出现这些症状时会使用"腹泻"一词，但它们可能只是指排便频繁。

　　注：有关儿童腹泻的信息，参见本章第八节。

二、鉴别诊断

（一）常见

　　▣　急性感染性胃肠炎，如轮状病毒、弯曲杆菌、食物中毒。

- 抗生素（和其他药物引起的不良反应）。
- IBS。
- 憩室炎。
- 溢出性便秘（尤其是老年人）。

（二）偶发

- 乳糖不耐受。
- 慢性感染：阿米巴病、贾第虫病、钩虫病。
- 肠道肿瘤。
- IBD：溃疡性结肠炎和克罗恩病。
- 饮酒过多。
- 幼儿腹泻。
- 乳糜泻。

（三）罕见

- 人类免疫缺陷病毒（human immunodeficiency virus，HIV）感染。
- 阑尾炎。
- 滥用泻药。
- 甲状腺毒症。
- 各种原因引起的吸收不良。
- 变态反应。
- 卵巢癌。

三、速查表 1-7

	胃肠炎	抗生素	IBS	憩室炎	溢出性便秘
呕吐	可能	可能	无	可能	无
慢性或复发性的	无	无	有	可能	有
持续剧烈疼痛	无	无	无	有	无
明显的腹部压痛	无	无	无	有	无
便血	可能	可能	无	可能	无

四、可能进行的检查

大概率进行：如果持续存在，要检查粪便标本、FBC、ESR/CRP、TFT、抗肌内膜抗体和抗醇溶蛋白抗体、粪便钙卫蛋白。

可能进行：尿液分析、LFT、FT、院内下消化道检查、CA-125。

附加检查：HIV 检查、吸收不良检查。

◪　对于持续一周以上的急性腹泻，一份粪便样本就足以查明常见的感染。

◪　每天 3 组粪便样本对于寻找慢性腹泻中的虫卵、囊肿和寄生虫是有必要的。

◪　FBC：IBD 和恶性肿瘤患者的血红蛋白（haemoglobin，Hb）可能降低，ESR/CRP 可能升高；缺铁性贫血指示肿瘤、乳糜泻；憩室炎——检查铁蛋白、维生素 B_{12} 和叶酸；IBD 和感染患者的 WCC 会升高。

▣　TFT：可提示甲状腺毒症。

▣　抗肌内膜抗体和抗醇溶蛋白抗体：如果呈阳性，则提示乳糜泻。

▣　粪便钙卫蛋白：有助于排查炎性肠病。

▣　LFT：可能暗示是继发性疾病或酒精中毒。

▣　FIT：一种有用的结直肠癌"排查"检测，适用于60岁及以下的肠道习惯发生改变（如腹泻）的人群（60岁以上的人可能会被转诊）。

▣　尿液分析：脱水时尿液浓度升高。

▣　院内下消化道检查：将确诊恶性肿瘤、憩室病、癌症和IBD。

▣　CA-125：辅助排查卵巢癌——尤其是50岁或以上的女性。

▣　HIV检测：检测HIV感染。

▣　吸收不良测试：如粪便脂肪分析、乳糖耐受性测试、小肠活检（所有二级医疗）。

五、重要提示

▣　弄清患者所说的腹泻是什么意思——他们可能只是正常排便习惯的轻微改变或排便次数多。

▣　贾第虫病比以往认为的更常见，可能很难从粪便标本中分离出来。如果临床表现阳性（最近在旅行后出现持续性脂肪腹泻，伴有厌食、恶心和腹胀），则经验治疗是合理的。

▣　IBS很少引起夜间腹泻。

☑　胃肠炎患者的状况应在几天后稳步改善，但症状仍会长达 10 天——提醒他们这一点。

☑　不要执迷于老年人的溢出性腹泻。确诊的唯一方法是经直肠检查。

☑　记得询问有无国外旅行经历和职业，这两点会影响诊断的可能性和治疗。

六、危险信号

☑　慢性腹泻患者的体重减轻提示有严重的病理变化。

☑　对于年轻人和其他健康的人，用少量检查就能诊断出肠易激综合征是合理的。但在中老年人中做出这一诊断要特别注意，有些疾病的标志性特征可能和 IBS 一样。

☑　对于大多数急性腹泻病例，一开始只要电话咨询就足够了，但如果持续（不是绞痛）腹痛，一定要进行检查，排查急性外科疾病。

☑　请记住，尤其是在老年人服用血管紧张素转换酶（angiotensin converting enzyme，ACE）抑制剂的情况下，他们的急性腹泻可导致或加重肾功能衰竭（以下简称肾衰竭）。在患病期间停止服用这些药物，并确保充足的水分摄入。

笔记：

第八节 儿童腹泻

一、GP 概述

这是一种"白天"非常常见的症状，通常由胃肠炎或其他急性感染引起。不太常见的是亚急性或长期病例，这种情况下差异更大，需要进行更详细的分析。

二、鉴别诊断

（一）常见

▨ 胃肠炎。

▨ 其他全身感染 [如 UTI、中耳炎（otitis media, OM）、肺炎]。

▨ 幼儿腹泻。

▨ 药物不良反应（通常是抗生素）。

▨ CMPI。

（二）偶发

▨ 乳糖不耐受症（通常发生在婴儿胃肠炎后）。

▨ 粪便嵌塞（导致腹泻）。

▨ 肠易激综合征。

▨ 乳糜泻。

▨ 其他胃肠道感染，如贾第虫病。

（三）罕见

▨ IBD。

▨ 阑尾炎（相对常见，但很少出现腹泻）。

- 肠套叠。
- 囊性纤维化。

三、速查表 1-8

	胃肠炎	其他全身感染	幼儿腹泻	药物不良反应	CMPI
腹泻带血	可能	无	无	无	可能
最近或现在使用抗生素	无	可能	无	有	无
发热	可能	可能	无	可能	无
持续 2 周以上	可能	无	有	可能	有
其他局部症状（例如呼吸系统、泌尿系统或耳朵）	无	有	无	可能	无

四、可能进行的检查

大概率进行：无。

可能进行：粪便培养、尿液分析、MSU、FBC、CRP、ESR、抗肌内膜抗体和抗醇溶蛋白抗体、粪便钙卫蛋白。

附加检查：院内检查（例如囊性纤维化、IBD 并确诊腹腔疾病）。

- 粪便培养：如果腹泻持续一周以上、腹泻带血或近期有相关国外旅居史，要进行微生物检查；如果怀疑有贾第虫病，送检三份虫卵、囊肿和寄生虫的标本。

尿液分析：如果怀疑 UTI 是根本病因，该项检查可能会有所帮助。

MSU：确诊疑似 UTI。

FBC、ESR、CRP：IBD 患者的 Hb 可能降低，CRP/ESR 可能升高。

抗肌内膜抗体和抗醇溶蛋白抗体：有乳糜泻的可能。

粪便钙卫蛋白：如果持续腹泻，可帮助排查 IBD。

院内检查：如果疑似 IBD 或乳糜泻，进行内窥镜检查和活检，如果疑似就囊性纤维化进行相关检测。

五、重要提示

胃肠炎引起的腹泻需要几周时间才能缓解，这并不罕见；如果腹泻在一周后还没有开始改善，就考虑粪便标本采集。

别忘了粪便嵌塞是导致儿童溢出性腹泻的一个原因，遗粪和便秘史是诊断线索。

乳糖不耐受症往往被滥诊，并经常与 CMPI 相混淆。乳糖不耐受症不太常见，通常发生在胃肠炎之后，并且病程通常很短。

如果一个健康、茁壮成长的孩子的粪便中存在未消化的食物，那这其实就是无害的幼儿腹泻症状（"豌豆和胡萝卜综合征"）。

六、危险信号

▪ 在急性病例中——尤其是患有严重腹泻和呕吐的年幼儿童——应优先评估脱水情况。如果孩子严重脱水，则无论病因为何，都需要入院治疗。

▪ 血性腹泻在一定程度上增加了风险。在急性情况下，这可能是一种更严重的胃肠炎或者肠套叠，尤其是对1岁以下的患儿来说。对于病史较长的病例，可能提示有CMPI 或 IBD。

▪ 在胃肠炎发作期间，非常轻微、短暂的体重减轻很常见。换言之，如果体重持续下降并且一直腹泻，应立即紧急转诊。

▪ 记住阑尾炎会引起腹泻。在这种情况下，腹痛通常比典型的胃肠炎更加持续和明显，在典型的胃肠炎中，腹痛通常是轻微的（因此不是主诉）和间歇性的。

笔记：

第九节　脘腹痛

一、GP 概述

每年都会有高达 40% 的成年人口会出现这种症状。只有 10% 的人会寻求 GP 的帮助，症状通常表现为"消化不良"。第一步是理清患者口中这个词的确切含义。第二步是确定这种症状是急性的、慢性的还是慢性加急性的。第三步是围绕治疗展开的，治疗往往倾向于务实、对症的方法，而不是建立精确的诊断。

二、鉴别诊断

（一）常见

- 非溃疡性消化不良（non ulcer dyspepsia，NUD）。
- GORD/ 胃炎。
- IBS。
- 胆结石。
- 十二指肠溃疡或十二指肠炎。

（二）偶发

- 与药物有关，如抗生素、非甾体抗炎药、双膦酸盐。
- 胰腺炎（急性或慢性）。
- 肌源性。
- 腹膜炎（DU 穿孔或癌）。
- 胃癌。
- 胃溃疡。
- 食管痉挛症。
- 吞气症。

（三）罕见

- 心绞痛或心肌梗死。
- 肺炎。
- 胰腺癌。
- 腹主动脉瘤破裂。

☑　胃肠道梗阻。

☑　脊柱牵连痛。

☑　上腹壁疝。

三、速查表 1-9

	NUD	GORD/ 胃炎	IBS	胆结石	DU/ 十二指肠炎
夜间疼痛	可能	可能	无	可能	有
用抗酸剂缓解	可能	有	无	无	可能
与压力相关	可能	可能	有	无	可能
向背部辐射	无	无	无	可能	可能
呕吐	无	无	无	可能	可能

四、可能进行的检查

大概率进行：FBC、幽门螺杆菌检测。

可能进行：LFT、上消化道内窥镜检查、超声检查。

附加检查：血清淀粉酶、吞咽钡剂或钡餐、食管测压法或 pH 测试、心肌标志物、心电图（electrocardiogram，ECG）、胸部 X 线（chest X-ray，CXR）、直立和仰卧腹部 X 线、进一步院内上消化道检查。

☑　FBC：有潜在恶性肿瘤或消化性溃疡出血时的贫血；患胆囊炎和胰腺炎时 WCC 升高；血小板升高与食管癌或胃癌相关。

☑　幽门螺杆菌检测：与消化性溃疡病密切相关，也可能与其他胃肠道疾病有关。

LFT：患胆结石或恶性肿瘤时异常。

上消化道内窥镜检查：对上消化道进行视诊或活检（尤其是排除胃癌）。

超声检查：用于诊断胆结石，可能会发现其他病理情况，如胰腺疾病。

吞钡或食钡：用于不愿意或不适合进行内镜检查的患者的食管、胃和十二指肠检查。

血清淀粉酶：患急性胰腺炎时升高。

其他检查：大多数检查可能在转诊后在二级医疗中启动。这些检查包括食管测压法或 pH 测试（如果可能有食管问题，但内窥镜检查正常）、心肌标志物和 ECG（可能是急性心脏病）、CXR（肺炎）、直立和仰卧腹部 X 线（梗阻）、CT 或磁共振成像（magnetic resonance imaging，MRI）扫描（如果怀疑有肿块或症状不明）。

五、重要提示

解决根本病因很重要。大多数脘腹痛患者不寻求医疗帮助。那些寻求医疗帮助的人通常是害怕癌症等重大疾病。

因为患者可能不知道最近的治疗进展，所以消化性溃疡仍然让许多患者感到恐惧，尤其是老年人。给予患者足够的安慰和充分的解释。

不要忽略服药史，因为这可能会为疾病提供一个简单的治疗方案。

正常的内窥镜检查不能排除食管疾病，如 GORD

或痉挛。

▨　心痛有时可能是脘腹痛。如果怀疑心绞痛，注意GTN 试验可能会有所帮助，也可能会混淆诊断，因为它也会缓解食道痉挛。

六、危险信号

▨　关于哪些患者需要紧急转诊以排除癌症，以及转诊内容的指导可能会使 GP 感到很复杂和混乱。需要进行一定程度的判断，但 55 岁或以上有不明原因消化不良和体重减轻的患者当然需要紧急转诊，吞咽困难患者也应如此。

▨　对于体重减轻且脘腹痛明显不适的患者，不要因为内窥镜检查结果正常而"放心"。仍存在大概率胰腺癌病理变化的可能。

▨　在至少 50% 的病例中，胰腺癌表现为脘腹痛，而不是典型的无痛进行性黄疸。

▨　在急性病例中，不要忽视来自心脏、肺或脊柱的疼痛。

笔记：

第十节　腰痛

一、GP 概述

医生（医生和患者之间及医生之间）可能会对"腰部"

的确切位置产生分歧。在本章中，腰部指的是下肋骨和骨盆之间的区域，包括整个前后部位。腰痛是常见的急性或亚急性症状，患者倾向于认为该症状一定代表了肾脏问题。有时候，患者是正确的。但是肌肉骨骼病因的可能性要大得多，当然其他的可能病因也易使粗心的人误诊。

二、鉴别诊断

（一）常见

- 急性肌肉骨骼疼痛。
- 肾结石或输尿管结石。
- 急性肾盂肾炎。
- 肋骨疼痛。
- 带状疱疹。

（二）偶发

- 妇科原因［如异位妊娠、盆腔炎（pelvic inflammatory disease，PID）、卵巢囊肿破裂或扭曲］。
- 胃肠道原因（如阑尾炎、胆绞痛）。
- 其他男性泌尿科原因（如附睾炎、前列腺炎）。
- 肾盂输尿管梗阻。
- 神经根性疼痛（如骨关节炎或椎间盘脱垂）。

（三）罕见

- 腹主动脉瘤渗漏。
- 腹膜后纤维化。
- 肾梗死。
- 肾肿瘤（直接或通过在输尿管中引起血块）。

　　■　急性乳头状坏死。

　　■　人为的（例如，寻求阿片类药物的成瘾者）。

　　■　特发性腰痛血尿综合征。

三、速查表 1-10

	急性肌肉骨骼疼痛	肾或输尿管结石	急性肾盂肾炎	肋骨疼痛	带状疱疹
泌尿系统症状	无	可能	可能	无	无
发热	无	可能	有	无	可能
宏观或微观血尿	无	可能	可能	无	无
运动会使疼痛加剧	有	无	无	可能	无
绞痛	无	有	无	无	无

四、可能进行的检查

　　大概率进行：尿液分析、MSU。

　　可能进行：U&E、结石成份分析、肾显像。

　　附加检查：代谢检查（通常为二级医疗）、其他院内检查。

　　■　**尿液分析**：显微镜下存在血尿支持肾/输尿管绞痛诊断（即使不显示也不排除这种情况）；尿液分析也可能显示尿路感染或急性乳头状坏死(后者为血细胞和白细胞)。

　　■　**MSU**：确诊疑似感染；也可能提示急性乳头状坏死（血液和无菌性脓尿）。

　　■　**U&E**：怀疑有肾脏疾病时评估肾功能。

　　■　**结石成份分析**：取出肾或输尿管绞痛中的结石进

行后续分析。

■ 肾显像：非对比螺旋 CT 是医院对疑似肾或输尿管绞痛的首选检查方法；根据表现的急性程度及局部路径和指南，腹部平片或 US 可能会有所帮助。急性肾盂肾炎（尤其是复发性肾盂肾炎）、有肾肿瘤可能的和疑似肾盂输尿管梗阻也可能需要做肾显像。为了诊断腹膜后纤维化可能需要做超声、静脉尿路造影（intravenous urogram，IVU）、CT 或 MRI。

■ 代谢检查，如血液和 24 小时尿钙、磷酸盐和尿酸盐结石。

■ 其他院内检查：需要弄清住院患者的诊断结果，并且查明病因是归于泌尿科、妇科还是消化科。

五、重要提示

■ 记住，许多患者害怕有肾脏疾病。他们可能会像你对肌肉骨骼疼痛的阳性诊断一样，重视你对于他们肾脏方面一切都好的保证。

■ 在繁忙的电话分诊过程中要小心——一定要对看似膀胱炎实际上是急性肾盂肾炎的患者进行检查。

■ 镜下没有血尿并不能排除肾或输尿管绞痛，应该考虑其他诊断。

■ 肾或输尿管绞痛患者往往疼到翻滚。

■ 考虑带状疱疹，尤其是那些有着无法解释的腰部烧灼痛病史的老年患者，并提醒他们可能会出现皮疹——这种疼痛持续几天后，就可能出现皮肤症状。

六、危险信号

　　▣　注意第一诊断为肾或输尿管绞痛的老年男性（尤其是左侧），腹主动脉瘤破裂可能会导致非常类似的症状。

　　▣　一些肾或输尿管绞痛患者可以在社区内得到治疗（至少在最初是这样）。但那些发烧、长期或无反应性疼痛或已知肾脏损害的患者应该入院。

　　▣　记住，为了排除任何潜在的泌尿系统问题，需要检查男性和儿童有无急性肾盂肾炎，以及女性的腰痛是否反复发作。

　　▣　对于有吸毒史的患者，使用强力镇痛剂治疗可能的肾或输尿管绞痛时要谨慎——这曾经是一种受欢迎的免费获得阿片类药物的方法，不过双氯芬酸作为紧急治疗选择的使用越来越多，已经减少了这一问题。

　　笔记：

第十一节　　儿童复发性腹痛

一、GP 概述

　　童年时期反复出现的腹痛可能是一种有无数不明原因的标志性症状。目前已经列出了 85 条以上的原因，与全科医疗的大多数领域一样，诀窍在于从混乱的信息中筛选出诊断的关键，并展开有效治疗的途径。大多数长期病例的根本病因通常是非器质性的（其中90%的病例需要被转诊到医院）。

二、鉴别诊断

（一）常见

- 复发性病毒性疾病。
- 焦虑/抑郁（有时被称为周期性综合征或腹部偏头痛）。
- 复发性尿路感染。
- 便秘。
- 胃炎/GORD。

（二）偶发

- 婴儿绞痛（被认为会引起腹痛）。
- 牛乳蛋白不耐受（婴儿）。
- 克罗恩病和乳糜泻。
- DU。
- 肠易激综合征。
- 糖尿病。
- 过敏性紫癜。
- 肾积水、肾结石和输尿管反流。
- 梅克尔憩室。

（三）罕见

- 肠道寄生虫感染。
- 食物过敏。
- 镰状细胞病。

- ☑ 肺结核。
- ☑ 先天性巨结肠。
- ☑ 颞叶癫痫。
- ☑ 异食癖。

三、速查表 1-11

	复发性病毒性疾病	焦虑/抑郁	复发性UTI	便秘	胃炎/GORD
来自学校或家庭的压力	无	有	无	无	无
与饮食有关	无	无	无	可能	可能
腹泻	可能	可能	无	可能	无
发热	有	无	有	无	无
尿液分析异常	可能	无	有	无	无

四、可能进行的检查

大概率进行：尿液分析、MSU。

可能进行：FBC、血涂片、ESR/CRP、抗肌内膜抗体和抗醇溶蛋白抗体。

附加检查：粪便钙卫蛋白、腹部平片、腹部超声、进一步院内检查（转诊后）。

☑ 尿液分析和 MSU：尿液分析显示患有 UTI 时，由 MSU 进行显微镜检查和培养以确诊。尿液分析还可以显示糖尿病患者的血糖水平及过敏性紫癜患者可能出现的血尿。

▨ FBC：任何慢性疾病的 Hb 都可能降低，细菌感染中的白细胞增多，寄生虫感染或真正的食物过敏导致嗜酸性粒细胞增多，血涂片可能显示镰状细胞疾病，ESR/CRP 升高提示有器质性疾病。

▨ 抗肌内膜抗体和抗醇溶蛋白抗体阳性结果提示腹腔疾病。

▨ 粪便钙卫蛋白：如果怀疑克罗恩病。

▨ 超声检查：一线肾脏无创检查。用来确诊 UTI 的其他检查将由儿科医生安排。

▨ 进一步院内检查：如果高度怀疑有器质性疾病，进行 DU 的内窥镜检查，克罗恩病的钡餐检查和后续治疗。

五、重要提示

▨ 大多数儿童的复发性腹痛不会有器质性病变——认真处理这些病症并仔细评估，但避免因不必要的检查或转诊而徒增担忧。

▨ 弄清父母担忧的问题——孩子的焦虑可能是由父母不必要的担心和不靠谱的诊断而造成的。

▨ 单独与孩子交谈——这可能会暴露出与家庭或学校的相关问题，在父母面前他们不会承认这些问题。

▨ 如果有复发性 UTI 的可能，请向父母提供必要的瓶子和表格，以便在下一次疼痛发作期间进行 MSU 检查。

▨ 感觉到腹痛的婴儿通常会被带到不同的医生面前和 / 或急诊室。他们最终可能会被诊断为 GORD、牛乳蛋白不耐受、婴儿绞痛或这些疾病的某种组合。可能需要进行试验性治疗来缓解这个症状（而且这个症状可能会在一定的时间内自行好转）。但如果婴儿有其他方面不适或发育不良，应立即转诊以征求儿科的意见。

六、危险信号

▨ 远离脐部的疼痛暗示器质性疾病，这种疼痛会痛醒孩子，并与食欲或体重减轻或排便习惯的改变有关。

▨ 注意因为意外发生的急性疼痛，例如阑尾炎、睾丸扭转——确保父母知悉，不应将不同的急性疼痛误认为"老毛病"，而是需要马上告知医生。

▨ 经证实患有 UTI 的儿童应根据英国国立临床规范研究所（National Institute for Health and Care Excellence，NICE）指南进行治疗。

▨ 避免偏向于家长，故意忽视家庭功能不良或其他不快乐因素的存在。

▨ 别忘了，在特定族群中，镰状细胞疾病的可能性很小。

笔记：

第十二节　呕吐

一、GP 概述

呕吐是 GP 在非工作时间接诊疗电话最多的原因之

——尤其是对儿童而言。虽然大多数病例本身有自限性且是良性的，但可能的致病原因很多，而且一些症状可能预示着严重的病理变化。如果诊断仍不清楚，需要仔细评估，并兼顾复查和收治。

注意：婴儿呕吐在本章十四节中介绍。

二、鉴别诊断

（一）常见

☑　胃肠炎。

☑　急性前庭神经元炎（以及其他导致急性眩晕的原因）。

☑　上呼吸道感染（upper respiratory tract infection，URTI）（常见于儿童，尤其是有明显咳嗽的儿童）。

☑　妊娠。

☑　由阑尾炎和其他原因引起的急腹症。

（二）偶发

☑　高血糖和低血糖。

☑　肠梗阻。

☑　肾盂肾炎。

☑　输尿管结石。

☑　偏头痛。

☑　药物治疗（如抗生素和细胞毒性药物）。

（三）罕见

☑　胃十二指肠疾病（例如幽门梗阻或狭窄、DU、癌）。

☑　脑膜炎。

- 脑出血。
- 神经性贪食症。
- 严重便秘。
- 颅内压升高（如肿瘤）。
- 肾衰竭。
- 急性青光眼。

三、速查表 1-12

	胃肠炎	急性前庭神经元炎	URTI（儿童）	妊娠	急腹症
主要是早上发作	无	无	无	有	无
腹泻	有	无	可能	无	可能
眼球震颤	无	有	无	无	无
肠鸣音增加	有	无	无	无	可能
腹部疼痛	可能	无	可能	无	有

四、可能进行的检查

大概率进行：无。

可能进行：尿液分析、MSU、妊娠试验、血糖、FBC、U&E。

附加检查：腰椎穿刺、腹部 X 线、肾显像、食管 - 胃十二指肠镜检查（oesophago-gastroduo duodenoscopy，OGD）、CT 扫描。

- 尿液分析：尿液浓度高意味着脱水，出现葡萄糖和酮提示有高血糖，出现血液、脓细胞和亚硝酸盐提示有 UTI（与 MSU 确认），仅有尿血就可表明有肾结石。

▪ 妊娠测试：确诊或提示妊娠。

▪ 血糖：确诊低血糖或高血糖。

▪ U&E：可能因呕吐而精神错乱，也可能提示有潜在的肾衰竭。

▪ FBC：WCC 升高表明有潜在感染或炎症，恶性肿瘤患者的 Hb 可能降低，血小板升高与食管癌或胃癌相关。

▪ 腰椎穿刺、肾显像、腹部 X 线、OGD 和 CT 扫描视临床情况而定，少数病例需要进行这些检查，并且通常由相关专科医生安排。

五、重要提示

▪ 儿童呕吐出现的早期可能难以做出明确诊断，关于这点要如实转达。确保家长知道如果症状没有缓解或出现其他"警报"症状，他们会再次打电话给你——或者安排一个明确的时间进行随访。

▪ 记住要同时寻找致病原因（即病因）和体征（即可能脱水），特别是非常年幼和年纪很大的人群，因为他们的病史可能很难获得，而且脱水的影响更明显。

▪ 查看患者是否正在服药。某些药物可能会导致呕吐，或者可能对治疗有不良影响（例如类固醇）。

▪ 不要忘记妊娠也是一个原因——患者可能会忽略这种可能性。

六、危险信号

▨　除非确诊为偏头痛，否则要小心有呕吐和头痛的患者——要考虑到脑膜炎、蛛网膜下腔出血或颅内压升高的可能。

▨　不要根据经验使用止吐药治疗——这些药物可能会造成误诊，或因为不良反应影响诊断。

▨　收治糖尿病患者的门槛较低。无论呕吐的原因是什么，患者的糖尿病病情很容易失控。

▨　对于反复呕吐患者，寻找酸性牙齿侵蚀，将其作为诊断神经性贪食症的线索。

▨　胃肠炎会导致肠鸣音加强。对于腹痛和呕吐的患者，如果肠鸣音消失或微弱，则有诊断为急腹症的可能。

笔记：

第十三节　吐血

一、GP 概述

吐血可能会有不同程度的表现，从胃液中的少量红色条纹到大量亮红色的血液。血液静止数小时后会变黑和颗粒化，就像咖啡渣一样。进行全面紧急评估，并为患者准备好随时进行复苏术。

二、鉴别诊断

（一）常见

▫ PU 或急性胃炎。

▫ 马洛里 – 魏斯综合征（又称：马洛里 – 魏斯撕裂——译者注）（M-W）。

▫ 食管静脉曲张（肝硬化，经常酗酒）。

▫ 恶性肿瘤：食道或胃。

▫ 食管炎。

（二）偶发

▫ 吞咽血液（鼻子出血常见，咯血较少）。

▫ 异物或纵隔肿瘤穿透食管和主动脉（包括动脉瘤）。

▫ 胆道出血（胆汁带血）。

▫ 摄入毒物：腐蚀性酸、碱，砷。

▫ 血液恶病质（例如血小板减少症、白血病、血友病、再生障碍性贫血）。

（三）罕见

▫ 食道破裂（急性呕吐或外伤）。

▫ 造假：故意吞咽和呕吐血液（孟乔森综合征）。

▫ 胆结石十二指肠穿孔。

▫ 坏血病（现名：维生素 C 缺乏症——译者注）。

▫ 结节性多动脉炎，系统性红斑狼疮（systemic lupus erythematosus，SLE）。

三、速查表 1-13

	PU	M-W 撕裂	食管静脉曲张	恶性肿瘤	食管炎
减肥史	可能	无	可能	有	无
先呕吐	可能	有	无	无	无
先有黑粪症	可能	无	可能	可能	可能
剧痛	有	可能	无	可能	有
可能有休克的迹象	有	无	有	可能	无

四、可能进行的检查

吐血后在没有紧急入院指示的情况下，将在医院进行检查，或在全科诊所进行检查。

◪ FBC：对评估失血程度至关重要；正常的 Hb 并不能排除严重出血，因为血液稀释可能需要几个小时；FBC 还可提示血液恶病质；血小板升高与食管癌或胃癌相关。

◪ GI 内镜检查是发现出血原因和可疑病变活检的黄金标准。

◪ 幽门螺杆菌检测：存在消化性溃疡的情况下。

◪ LFT 和 γ 谷氨酰转肽酶（gamma glutamyltranspeptidase：γGT）用于评估肝功能。在许多情况下，酗酒是一个重要的促成因素。

◪ 直立腹部平片（院内）有助于查找内脏穿孔（膈下有空气）和异位胆囊结石的迹象。

五、重要提示

☑　仔细弄清病史——患者通常会混淆呕吐和咯血。

☑　如果即将就诊，请患者不要弄丢样本——查看呕吐物抵得上详细病史。

☑　不要忘记患者病史的相关性——非甾体抗炎药（non-steroidal anti-inflammatory drug，NSAID）、甾族化合物和华法林都可能与急性胃糜烂有关。

六、危险信号

☑　心动过速可能是严重胃肠道出血的唯一体征。

☑　在所有急性病例中，除非患者完全康复，病因明显且无关紧要（例如吞咽血液或非常轻微的马洛里－魏斯撕裂），否则应入院。

☑　患者可能没有意识到咖啡粉状呕吐物或黑粪症的重要性——具体询问这些症状。

☑　肿瘤逆行转移（左锁骨上淋巴结肿大）强烈提示恶性肿瘤。

☑　食管静脉曲张仅占病例的 5%，但病死率高达 80%。应立即呼叫救护车，如有可能，确保静脉滴注补液。

笔记：

第十四节　婴儿呕吐

一、GP 概述

婴儿呕吐不是 GP 津津乐道的问题。他们担心的不仅是对衣服或地毯的污损——还有在急性状况下，婴儿呕吐的病因差异很大，其中还包括一些严重疾病。持续呕吐不是急症，无须担忧，急症的可能性也很小。

二、鉴别诊断

（一）常见

- URTI（咳嗽后呕吐）。
- 胃食管反流或 GORD。
- 胃肠炎。
- 各种急性发热性疾病（如中耳炎、扁桃体炎、UTI、脑膜炎、肺炎）。
- 牛乳蛋白不耐受症。

（二）偶发

- 喂食处理不当（喂食过量）。
- 幽门梗阻。
- 肠套叠。
- 其他原因造成的肠梗阻。

（三）罕见

- 代谢性疾病。
- 颅内压增高。

- 其他原因引起的外科急腹症。
- 糖尿病。

三、速查表 1-14

	URTI	胃食管反流 / GORD	胃肠炎	急性发热 性疾病	CMPI
复发的	无	有	无	无	有
发热	可能	无	可能	有	无
腹泻	可能	无	有	可能	可能
特定位置	无	有	无	无	无
婴儿断奶后	可能	无	有	有	无

四、可能进行的检查

在这种情况下，GP 不太可能安排任何检查。如果过于担忧孩子的病况或是无法确诊，那么就需要转诊（通常是紧急转诊）以做检查。即便怀疑 UTI 是致病原因，在基层医疗中的检查也可能查不出什么——如果孩子因 UTI 引起的呕吐而感到身体非常不适，那么就需要入院评估。

五、重要提示

- 理清临床状况。许多父母会描述有剧烈的呕吐，其实他们指的是一阵咳嗽后的干呕。他们也倾向于将多次呕吐称为"喷射"，所以花点时间让他们描述一下呕吐的具体症状。
- 在紧急情况下可能很难做出精确的诊断，并且咨询内容更多的是关于是否需要观察或住院。要系统地梳理最相关的病况。孩子脱水了吗？是脓毒症吗？是急腹症吗？此外，如果上述所有情况均为阴性，那么孩子的病情是否达到入院要求？

◪ 记住，胃食管反流和 GORD 不是一回事。胃食管反流很常见且有自限性；GORD 同样有一些简单的反流症状，但也会引起痛苦或其他症状。

◪ 儿童其他状况良好但持续呕吐，可能是因为喂养不当、GORD 或 CMPI。

六、危险信号

◪ 针对急性发病的患儿，在评估的早期使用 NICE"红绿灯"系统和脓毒症检查——如果患儿病情严重，无论诊断是否准确，都需要入院治疗。

◪ 应该高度重视 2 个月或 3 个月大的婴儿的喷射性呕吐——需要排查幽门梗阻。

◪ 呕吐物中有胆汁的，尤其还有腹部肿胀的，提示有肠梗阻。

◪ 注意脸色苍白、呕吐且哭叫的婴儿——可能有肠套叠。

◪ 复发性呕吐伴有发育不良需要听从专家的意见。

◪ 与呕吐相关的囟门隆起、反应性降低或头围迅速增加表明颅内压升高——需要紧急评估。

笔记：

第二章　肛门直肠（ANORECTAL）

第一节 肛门瘙痒

一、GP 概述

肛门瘙痒是"看医生的尴尬事"之一，患者厌恶这种描述。从 GP 的角度看，通常来说，这是一个很容易处理的问题，而且通常可以立即提供有效治疗，大大缓解患者的痛苦。

二、鉴别诊断

（一）常见

- 真菌感染：癣、念珠菌阴道炎。
- 丝虫病。
- 痔疮。
- 肛周皮赘。
- 肛裂。

（二）偶发

- 卫生条件差。
- 复发性或慢性腹泻。
- 肛周疣。
- 儿童链球菌肛周感染。
- 性行为造成的创伤：肛交和异物插入。
- 大便失禁，包括液体大便渗漏伴正常大便。
- 银屑病。
- 继发于潜在糖尿病。
- 肛门直肠癌。

▣ 化学刺激：吃了非常辛辣的饭菜、洗了泡泡浴、使用了肥皂和润滑剂后排便（虽然很常见，但实际上很少会出现肛门瘙痒）。

（三）罕见

▣ 会阴［"Guiche"（会阴）］装饰性身体穿孔引起的刺激。

▣ 硬化性萎缩性苔藓（每 100 名女性中就有 1 人感染，其中 10 个人中有 3 个人有肛门瘙痒症状）。

▣ 克罗恩病（肛门或肛周瘘）。

▣ 直肠阴道瘘。

▣ 直肠脱垂。

▣ 造成直肠分泌物或肛门肿胀的任何其他原因。

▣ 任何导致全身瘙痒的严重原因——见肛门瘙痒一节。这里很少见，因为肛门瘙痒不太可能是主诉。

▣ STD，如梅毒、淋病、衣原体病。

三、速查表 2-1

	真菌感染	丝虫病	痔疮	肛周皮赘	肛裂
直肠出血	无	可能	可能	无	有
夜间情况明显恶化	可能	有	可能	可能	无
主诉肿块	无	无	可能	可能	无
直肠分泌物	无	无	可能	无	可能
排便疼痛	无	无	可能	无	有

四、可能进行的检查

大概率进行：无。

可能进行：皮肤拭子、FBC、ESR、空腹血糖或糖化血红蛋白、直肠镜检查。

附加检查：无。

▨ 一般来说，除非有明显的迹象表明存在其他更严重的疾病，通常只在经验性治疗失败后才会进行检查。

▨ 细菌学皮肤拭子有助于确定局部感染。

▨ FBC、ESR：如果怀疑克罗恩病，FBC、ESR 可能会有帮助，但为了得到适当的治疗，仅作为转诊的辅助检查。

▨ 对于复发或长期的病例，空腹血糖或糖化血红蛋白是排除糖尿病的必要条件。

▨ 在全科医疗中，直肠镜检查很快，如果有潜在的直肠原因，直肠镜检查可以提供有价值的信息。

五、重要提示

▨ 大多数患者在手术前都会尝试自我治疗。他们有可能会处理不当，而且可能会让问题变得更糟。

▨ 除非能明确病因，明智的做法是进行直肠指检来寻找直肠原因。

▨ 肛周疣意味着接触了性传播疾病。联系泌尿生殖科（genito-urinary medicine，GUM）部门进行追踪和治疗。

▨ 肛门瘙痒一般与疼痛有关。如果排除了直肠检查，但没有明显的原发性肛门瘙痒原因，则应进行对症治疗，并在患者情况好转时将其带回完成评估。如果没有明确的解释，患者不太可能想要回来接受治疗。

六、危险信号

▨ 4%患有硬化萎缩性苔藓的女性会发展成外阴癌。如果外阴受到影响，或治疗失败，请转诊。

▨ 任何可疑的肛门病变需转诊进行活检。

▨ 如果可能的话，自然地询问最近的性接触和性行为。性史可能很重要。

笔记：

第二节 肛门肿胀

一、GP 概述

由于一些患者感到尴尬，会表现成"趁医生在这"顺便提到的症状。应该杜绝不经过检查就做出诊断——需要紧急关注一些病因（比如肛周脓肿），而其他病因可能很少会让人感到意外（如瘘、癌）。

二、鉴别诊断

（一）常见

▨ 脱垂性痔疮。

▨ 肛周血肿。

- ☑ 皮赘。
- ☑ 肛周脓肿。
- ☑ 直肠脱垂。

（二）偶发

- ☑ 疣。
- ☑ 皮脂腺囊肿。
- ☑ 前哨痔。
- ☑ 感染性藏毛窦。

（三）罕见

- ☑ 汗腺炎。
- ☑ 肛瘘。
- ☑ 癌。

三、速查表 2-2

	脱垂性痔疮	肛周血肿	皮赘	肛周脓肿	直肠脱垂
痛苦的	可能	有	无	有	无
断断续续的	可能	无	无	无	可能
便秘	可能	可能	无	可能	可能
病史长	可能	无	有	无	可能
直肠出血	可能	可能	无	可能	无

四、可能进行的检查

大多数情况下，没必要进行检查。唯一的例外是疣（在这种情况下，可能需要转诊到当地GUM诊所筛查性传播疾病）和可能的癌症（在这种情况下，活检将在二级医疗中进行）。此外，像往常一样，如果怀疑克罗恩病能造成肛周疾病，则在医院进行常规检查。

五、重要提示

☑ 在这种情况下，可以在患者脱衣服或检查期间记录简短病史。对于基层医疗来说，做出最终诊断一般是通过检查，而不是病史。

☑ 如果患者提到了分泌物和肿块，那么区分脓肿、疣、脱垂和瘘管尤为重要。

☑ 肛门肿胀患者进入会诊室有明显困难，不是有脓肿（巨大的肛周血肿），就是有绞窄性脱垂的痔疮。

六、危险信号

☑ 复发性或多发性瘘管提示克罗恩病。

☑ 如果脱垂痔疮又肿又疼，它可能是绞窄性的，因此需要紧急手术治疗。

☑ 持续性溃疡性肛门肿胀，尤其是中老年人，需要紧急进行活检以排除癌。

笔记：

第三节　肛门直肠痛

一、GP 概述

　　肛门直肠痛通常极其严重而痛苦。由于反射性括约肌痉挛，便秘往往随之而来，并加重疼痛，让患者更加痛苦。也是由于反射性括约肌痉挛，很难进行充分的检查；幸运的是，如果很难进行 PR 检查，目视检查通常可以得出诊断。

二、鉴别诊断

（一）常见

- ☑ 肛裂。
- ☑ 血栓形成的痔疮或肛周血肿。
- ☑ 肛周脓肿。
- ☑ 痉挛性肛部痛（proctalgia fugax，PF）。
- ☑ 肛门直肠恶性肿瘤。

（二）偶发

- ☑ 肛提肌综合征。
- ☑ 克罗恩病。
- ☑ 尾骨痛。
- ☑ 会阴下降综合征。
- ☑ 前列腺炎。
- ☑ 卵巢囊肿或肿瘤。
- ☑ 孤立性直肠溃疡综合征。

（三）罕见

- 肛门结核。
- 马尾损伤。
- 子宫内膜异位症。
- 创伤。
- 骶前肿瘤。

三、速查表 2-3

	肛裂	血肿	脓肿	PF	恶性肿瘤
在排便时开始	有	无	无	可能	无
可见肛门肿胀	无	有	可能	无	可能
间歇性疼痛	可能	无	无	有	无
直肠出血	有	可能	可能	无	有
PR 检查时很痛苦	有	有	有	可能	可能

四、可能进行的检查

大概率进行：无。

可能进行：FBC、ESR/CRP、直肠镜检查、粪便钙卫蛋白。

附加检查：尿液分析、超声波、院内下消化道检查。

- FBC/ESR/CRP：患脓肿和克罗恩病时，WCC 可能升高。患肿瘤时，ESR/CRP 升高。

- 如果患者可以忍受疼痛，有必要做直肠镜检查（专家也可以做活检）。

- 粪便钙卫蛋白：可能有助于诊断克罗恩病。

◪ 尿液分析：前列腺炎或浸润性膀胱肿瘤中可能存在脓细胞和血液。

◪ 如果盆腔检查发现肿块，则进行盆腔超声检查。用院内下消化道检查以检查不明原因的病例。

五、重要提示

◪ 如果患者使用戏剧性的语言（如烧得通红的火钳）来描述短暂的疼痛，其他情况良好，检查没有明显异常，则可能诊断为痉挛性肛部痛。

◪ 检查患者——病因通常是血栓堆积或肛周血肿、肛裂或脓肿，通常可以通过简单检查进行诊断。

◪ 缓解症状，但记住要治疗全部根本病因——尤其是便秘。

◪ 别忘了询问口渴和尿频——复发性脓肿可能是糖尿病的第一个表现。

六、危险信号

◪ 若曾经出现体重减轻和 / 或排便习惯改变，则应对癌症和炎症性肠病进行全面紧急评估。

◪ 有些肛周脓肿不会导致外部肿胀。如果 PR 检查时患者感到很痛苦，则考虑外部肿胀的可能性——尤其是如果患者发热。

◪ 对于发红或反复出现的肛周问题，病因有可能是克罗恩病。

◪ 记住，罕见病因导致的持续性顽固疼痛，其患者在 PR 检查上不会显示出明显症状。

　　笔记：

第四节　成人直肠出血

一、GP 概述

　　成人直肠出血是一种非常常见的主诉，会给患者带来很多焦虑。到目前为止，最有可能的病因是痔疮或肛裂，但根据临床情况，尤其是老年患者，应该考虑更险恶的病症。

　　注意：在另一节中介绍儿童直肠出血。

二、鉴别诊断

　　（一）常见

- 痔疮。
- 肛裂。
- 胃肠炎。
- 直肠癌。
- 憩室病。

　　（二）偶发

- 绒毛状腺瘤。
- 创伤。
- 抗凝治疗。

◪ 炎症性肠病。

◪ 结肠癌。

（三）罕见

◪ 凝血障碍（包括抗凝剂）。

◪ 肠缺血。

◪ 血管发育不良。

◪ 肠套叠。

三、速查表 2-4

	痔疮	肛裂	胃肠炎	直肠癌	憩室病
便血	无	无	有	无	可能
腹痛	无	无	有	无	可能
腹泻	无	无	有	无	有
PR 检查发现肿块	可能	无	无	有	可能
前哨肛门皮赘	无	有	无	无	无

四、可能进行的检查

大概率进行：直肠镜检查。

可能进行：FBC、ESR/CRP、LFT、骨生物化指标、U&E、微生物粪便和粪便钙卫蛋白、院内下消化道检查。

附加检查：凝血筛查。

◪ FBC：检查急性或慢性出血引起的贫血；血小板减少可能导致或加重出血。

◪ 活动性炎症性肠病和恶性肿瘤患者的 ESR/CRP

升高。

▣　如果怀疑恶性肿瘤，LFT、U&E 和骨生物化指标在早期可用作基准。

▣　凝血筛查：如果有凝血障碍的可能性；如果服用华法林，调整国际标准化比值（international normalised ratio，INR）。

▣　粪便样本：对腹泻有帮助。有可能显示炎症性肠病的感染原因（尤其是弯曲杆菌）或白细胞。粪便钙卫蛋白检查可有助于诊断 IBD。

▣　直肠镜检查：有助于在基层医疗中观察痔疮和直肠炎，以临床确诊。

▣　院内下消化道检查：如果怀疑存在重大病症，则有必要进行这类检查。

五、重要提示

▣　80% 的直肠肿瘤可以通过肛门指检发现。除非从病史中得到的诊断很明显，否则请务必进行 PR 检查。

▣　如果厕纸和大便表面有血迹，其病因可以通过 PR 检查触诊到，或通过直肠镜中观察到；如果血便混合，则需转诊进行进一步检查，以做出明确诊断。

▣　对于年轻患者，通常可以从病史中明确诊断，很可能是痔疮或肛裂。这种情况下，如果你想减轻患者焦虑，请强调这是为了治疗而不是检查。

▣　年轻人出现腹泻伴直肠出血提示胃肠炎（尤其是弯曲杆菌炎）或结肠炎。

六、危险信号

☑　排便习惯改变和体重减轻伴直肠出血是不祥的症状，应紧急转诊。

☑　任何 50 岁或以上、出现不明原因直肠出血的患者都需要紧急转诊以排除癌症。

☑　存在痔疮不一定能确诊——尤其是对于老年人，可能存在其他病因。

☑　老年患者的无痛大出血可能是由憩室病引起的。患者可能会流失大量的血液，因此紧急评估以期入院。

笔记：

第五节　儿童直肠出血

一、GP 概述

任何地方出血都会引起患者极大的焦虑。如果是直肠出血，且患者是儿童，那么压力水平必然会倍增。因此，虽然这是一个相对罕见的症状，但它一般表现得很紧急，通常需要很多关照。GP 也必须应对自己的焦虑——忽视罕见而严重的原因。

二、鉴别诊断

（一）常见

☑　吞下母亲的血液（从破裂的乳头中）。

- 肛裂。
- 胃肠炎。
- CMPI。
- 直肠息肉。

（二）偶发

- 创伤（包括非意外损伤）。
- IBD。
- 梅克尔憩室。
- 肠套叠。
- 痔疮（年龄较大的儿童）。

（三）罕见

- 过敏性紫癜。
- 孤立性直肠溃疡综合征。
- 肠扭转。
- 坏死性小肠结肠炎（新生儿）。
- 血管病变或出血倾向。

三、速查表 2-5

	吞下母亲的血液	肛裂	胃肠炎	CMPI	直肠息肉
便秘	无	有	无	可能	无
肛门疼痛	无	有	无	无	无
腹泻	无	无	有	可能	无
反复发作	无	可能	无	有	有
呕吐	无	无	可能	可能	无

四、可能进行的检查

大多数情况下，没必要进行基层医疗检查——诊断结果要么是明显且无害的（例如肛裂），要么需要入院或转诊，在二级医疗进行检查。因此，以下是仅能在基层医疗中进行的检查项目：

▪ 粪便常规检查：M、C和S指示胃肠炎。

▪ 粪便钙卫蛋白：如果怀疑IBD。

▪ FBC、CRP、ESR：如果怀疑IBD。

五、重要提示

▪ 记住，红色大便并不一定意味着有血——大便变色可能是由食物、饮料和药物引起的。

▪ 肛裂引起的直肠出血在病史上应该很明显——不必进一步指检造成儿童损伤。

▪ 与成人一样，出血的性质有助于确定其来源，鲜红的血液通常来自远端，而变色的血液则来自近端部位。

▪ 如果怀疑肠胃炎，则有可能是由弯曲杆菌或志贺菌引起的。

六、危险信号

▪ 时刻警惕这种罕见的可能性——直肠出血可能是由非意外损伤造成的。

▪ 典型的红色果酱样大便是肠套叠的晚期特征。尤其是对于有严重剧痛／腹痛发作并伴面色苍白的幼儿（通常不到两岁），考虑这一可能性。

　　◨ 许多症状可能是由于 CMPI。它无疑会导致直肠出血，但如果尝试不喝牛奶不能解决这个问题，请考虑其他可能的原因，并确保患者进行检查。

　　笔记：

第三章　乳房（BREAST）

第一节 男性乳房增大

一、GP 概述

男性乳腺组织肿胀往往令患者感到尴尬，该症状通常被一些假象"标志"所掩盖。鉴别诊断部分不包括乳房肿胀的其他病因，本节末尾的重要提示中会对其他病因有所提及。真正的乳房肿胀通常可触及乳晕后双侧腺体组织。

二、鉴别诊断

（一）常见

☑ 青春期。

☑ 药物（螺内酯、西咪替丁、地高辛、环丙孕酮、非那雄胺、大麻）。

☑ 慢性肝病（尤其是慢性酒精肝）。

☑ 肺癌。

☑ 甲状腺功能亢进。

（二）偶发

☑ 甲状腺功能减退。

☑ 高催乳素血症。

☑ 血液透析与慢性肾衰竭。

☑ 睾丸癌。

☑ 肾上腺癌。

☑ 隐睾症和造成性腺功能减退的其他病因。

（三）罕见

- 精曲小管发育不全。
- 真两性畸形与男假两性畸形。
- 肢端肥大症。
- 纤维性骨营养不良综合征。
- 肾上腺瘤。
- 癌。

三、速查表 3-1

	青春期	药物	肝病	肺癌	甲状腺功能亢进
通常为单侧	有	无	无	无	无
咳嗽	无	无	无	有	无
体重减轻	无	无	可能	有	有
全身不适	无	可能	有	有	有
其他体征	无	可能	有	有	可能

四、可能进行的检查

大概率进行（除了明显的青春期原因）：FBC、U&E、LFT 和 TFT。

可能进行：睾酮、CXR 和垂体功能测试。

附加检查：肿瘤标记物、染色体分析、CT 扫描和活检。

- FBC：许多慢性全身性疾病都会导致男性乳房发育。可能出现细胞色素和红细胞均正常的贫血症状。在甲状腺功能减退和慢性肝脏疾病中，红细胞平均容量（mean cell volume，MCV）可能增大。

▫ U&E 和 LFT：会提示慢性肾脏疾病和慢性肝脏疾病。

▫ TFT：诊断甲状腺异常。

▫ 睾酮：对于性腺功能减退和慢性疾病（包括慢性肝脏疾病），睾酮水平降低。

▫ CXR：如果有肺癌的可能性。

▫ 垂体功能测试［如卵泡刺激素（follicle-stimulating hormone：FSH）、促黄体素（luteinising hormone，LH）、催乳素和其他更复杂的院内测试］：检查垂体激素异常。

▫ 肿瘤标志物（通常为院内检查）：甲胎蛋白（α fetoprotein，AFP）和人绒毛膜促性腺激素（human chorionic gonadotrophin，HCG）是睾丸肿瘤的标志物。

▫ 染色体分析：用于检查精曲小管发育不全。

▫ CT 扫描（二级医疗）：对睾丸肿瘤分期和肾上腺肿瘤及肾肿瘤诊断而言，可能有必要进行 CT 扫描。

▫ 活检：如果怀疑癌。

五、重要提示

▫ 许多的男性乳房肿胀并不是真的乳房增大——可能是单纯性肥胖、脓肿、皮脂腺囊肿和脂肪瘤等。

▫ 青春期患男性乳房发育会使男孩十分难为情。安慰患者，这个情况很常见，并且会消退，他们也不会因此改变性别。

▫ 医源性病因很常见——检查患者的药物史［包括

非处方药（over the counter，OTC）和非法药物］。

六、危险信号

　　▣　如果处于青春期的男孩有一个"正常的"睾丸和一个"小的"睾丸，那么"正常"的睾丸中可能存在一个肿瘤。如果存疑，请进行超声波检查。

　　▣　对于成年男性患者来说，明显的单侧男性乳房发育可能是由乳腺癌引起的——如果乳房存在硬块、不能触摸到乳晕后面的腺体组织或者有任何疑问时，请紧急转诊。

　　▣　男性乳房发育伴头痛和视力障碍可能是由垂体瘤引起的。请紧急转诊。

　　▣　对患男性乳房发育的吸烟者而言，手指杵状突起实际上是支气管癌的病理表现。请紧急检查。

　　笔记：

第二节　女性乳房肿块

一、GP 概述

　　女性患者往往会因发现乳房肿块而万分焦虑。她可能是自己发现的肿块，而且由于公众对乳腺癌的高度关注，她希望得到安慰或马上接受治疗。GP 必须对乳房和相关淋巴结进行仔细检查。

二、鉴别诊断

（一）常见

- 恶性肿瘤。
- 囊肿。
- 脓肿。
- 纤维腺瘤。
- 纤维性结构不良。

（二）偶发

- 导管扩张症。
- 脂肪坏死。
- 脂肪瘤。
- 乳头佩吉特病。
- 半乳结肠。
- 多发性囊肿。
- 假性肿块（如为可触及的肋骨）。

（三）罕见

- 结核病。
- 肉瘤。
- 淋巴瘤。
- 叶状肿瘤（良性）。
- 蒙多病（血栓性静脉炎）。

三、速查表 3-2

	恶性肿瘤	囊肿	脓肿	纤维腺瘤	纤维性结构不良
周期性变化	无	可能	无	无	有
分泌物	可能	无	可能	无	可能
疼痛	可能	可能	有	无	可能
双侧的	可能	可能	无	可能	有
移动性强	可能	无	无	有	无

四、可能进行的检查

在全科医疗中，通常没有适于该疾病的检查。

专科检查可能包括抽吸、乳房 X 线摄影、超声检查（例如，区分实心肿块和囊性肿块）、活检，以及在适当的情况下进行癌症分期。

五、重要提示

▨ 不要试图擅自用影像学检查肿块。如果你十分关心肿块的状况，应该让患者接受全面的专科评估。

▨ 目前的指导意见建议，有乳腺肿块且病因明显的 30 岁以下患者只需进行非紧急转诊——当然，除非有其他癌症指示，例如乳头病变，在这种情况下，应紧急转诊。

▨ 女性患者能自己感觉到肿块，而医生很难发现这种离散性病变，这种情况十分常见。在患者的下次月经期后进行复查，然后做出确切的治疗决定。如果有疑问，请转诊。可以理解的是，女性患者会因诊断推迟而万分焦虑。

◪　在老年患者中，乳腺癌可能是相对良性的，仅用他莫昔芬可达到良好的疗效。在某些情况下，因为 GP 治疗给患者带来的焦虑更少，GP 可以与当地的专科医生交流经验。

六、危险信号

◪　皮肤凹陷、乳房局部扁平和乳头病变表明癌症，除非有否定证据。

◪　当年轻女性患者乳房存在高度活动性肿块时，即使诊断结果极可能是纤维腺瘤，也请转诊，因为这指向严重病变。

◪　对于 30 岁及 30 岁以上有不明病因的乳房肿块的患者，请紧急转诊。

◪　创伤后出现的肿块可能是脂肪坏死，患者需要在几周后进行复查，如果肿块仍没有消退，请转诊。

笔记：

第三节　乳房疼痛

一、GP 概述

乳房疼痛有多种无害病因：最常见的病因是青春期和怀孕。对于周期性乳腺痛的女性来说，乳房疼痛可能是一个令人苦恼的复发性问题。癌症很可能是主要病因：该病因不常见，但不幸的是，乳房疼痛是癌症晚期的症状。

二、鉴别诊断

（一）常见

- ☑ 怀孕。
- ☑ 周期性乳腺痛。
- ☑ 乳头破裂或发炎。
- ☑ 乳房脓肿。
- ☑ 乳腺炎。

（二）偶发

- ☑ 恶性肿瘤。
- ☑ 青春期发动。
- ☑ 哺乳期和 / 或乳腺囊肿。
- ☑ 单纯性囊肿。
- ☑ 创伤。

（三）罕见

- ☑ 肋软骨炎。
- ☑ 心绞痛。
- ☑ 颈椎病。
- ☑ 带状疱疹。
- ☑ 蒙多病（胸壁或胸静脉血栓性静脉炎——罕见）。
- ☑ 结核病。

三、速查表 3-3

	怀孕	周期性 乳腺痛	乳头发炎	乳房脓肿	乳腺炎
双侧疼痛	有	有	无	无	无
发热	无	无	无	有	有
分散性肿块	无	无	无	有	无
局部红斑	无	无	有	可能	有
弥漫性结节	可能	有	无	无	无

四、可能进行的检查

大概率进行：无。

可能进行：妊娠试验和乳房 X 线摄影。

附加检查：用拭子采集乳头分泌物，如果怀疑非乳腺病因，进行其他检查。

◪ 如果经期推迟，双侧乳房疼痛的患者有必要进行妊娠试验。

◪ 如果疼痛伴肿块或不明结节，乳房 X 线摄影可能会有所帮助，通常需要在转诊后的二级医疗中进行该项检查。

◪ 如果症状是感染性的且乳头存在分泌物，拭子采集可能有助于指导治疗。

◪ 其他检查：如果怀疑非乳腺病因，可能需要根据症状类型进行其他检查，例如心脏检查（心绞痛）或颈椎 X 线检查（颈椎病）。

五、重要提示

▱　即使病史中没有明显病状，也要主动对乳房进行检查——许多女性害怕患乳腺癌，如果她们觉得没有得到重视，就会很难接受你的安慰。

▱　不要见到周期性乳腺痛就反射性地开处方；通常可以通过患者的病史排除严重疾病，而不是寻求药物治疗。

▱　记住怀孕是病因之一——即使患者恰好月经推迟，她也不会想到有怀孕的可能。

▱　没有伴其他局部症状的单侧乳房疼痛可能是带状疱疹的早期症状。检查背部的 T4/5 皮片处是否有皮疹。

六、危险信号

▱　"乳房疼痛"可能是年龄较大的女性患者拒绝接受肿瘤晚期诊断的委婉说法，不要因为没有检查乳房而错过肿瘤晚期的诊断。

▱　虽然癌症中乳房疼痛少见，但当女性患者主诉存在持续性乳房"刺痛"时，考虑这种可能性。

▱　有单侧乳房疼痛且患流感的哺乳期妇女可能患乳腺炎——及早治疗以避免其发展为脓肿。

▱　如果中老年妇女的乳房疼痛是用力所致，考虑心绞痛的可能。

　　笔记：

第四节 乳头溢液

一、GP 概述

乳头溢液有多种病因——从第一个外在体征，即被忽略的妊娠，到癌症晚期的体征。乳头溢液同样会引起尴尬和担忧。与乳房疼痛和肿块相比，它是一种相对罕见的症状。请认真对待并仔细评估乳头溢液——通常需要进行检查。

二、鉴别诊断

（一）常见

- 怀孕。
- 导管乳头状瘤。
- 导管扩张症。
- 急性乳腺炎或乳腺脓肿。
- 乳晕脓肿（蒙哥马利腺感染）。

（二）偶发

- 口服避孕药。
- 导管内癌。
- 新生儿和青春期前后乳溢（也指哺乳后）。
- 高催乳素血症（药物、催乳素瘤、甲状腺功能减退）。
- 导管上皮增生。
- 积乳囊肿。

（三）罕见

- 导管周（浆细胞）乳腺炎。
- 机械刺激。
- 浸润性癌。
- 结核性脓肿。
- 乳头管瘘。
- 乳头佩吉特病。
- 粉刺性乳腺炎。

三、速查表 3-4

	怀孕	乳头状瘤	扩张症	乳腺炎	乳晕脓肿
有血污	无	有	可能	可能	可能
多色 / 干酪质	无	无	有	无	无
化脓	无	无	无	有	有
局部发热触痛	无	无	无	有	有
双侧	有	无	可能	无	无

四、可能进行的检查

大概率进行：无（转诊可疑病例进行专科评估）。

可能进行：妊娠试验、催乳素水平、TFT。

附加检查：拭子采集脓性分泌物。

- 如果怀疑怀孕，进行妊娠试验。
- 拭子采集脓性分泌物：可能有助于指导抗生素治疗。

■ 催乳素水平和TFT：检查乳溢症患者是否存在高催乳素血症或甲状腺功能减退。

■ 如果觉察到可疑肿块，可进行切除活检。如果有疑问，乳房X线摄影可能会有所帮助；如果对乳房的某个部位施压导致分泌物持续排出，可进行手术探查。

五、重要提示

■ 有乳房分泌物的女性可能会担心潜在的癌症。要对患者进行适当的"安抚"，确保患者的焦虑得到缓解。

■ 如果双侧乳头都有分泌物，那么患严重乳腺疾病的可能性极小。

■ 如果育龄期妇女的双侧乳头均出现浆液性分泌物，应特别询问患者的妊娠情况——患者可能故意隐瞒或忽略了该可能性。

■ 如果绝经前妇女出现闭经伴双侧乳头分泌物，且已排除妊娠的可能，则可能是高催乳素血症。

六、危险信号

■ 任何50岁或以上、有单侧溢液、乳头内缩或其他相关乳头症状的患者应紧急转诊。

■ 如果可触及肿块，或对乳房某个区域施压持续产生分泌物，请转诊以进行切除活检。

■ 从乳头流出的鲜红色血液通常是由导管乳头状瘤或导管扩张症引起的，但也可能由癌引起，因此需要立即转诊。

◪　除了青春期男孩偶尔出现的乳头溢液，其他情况下，男性出现乳头溢液的症状是反常的。应进行适当的检查或转诊。

笔记：

第四章 大脑（CEREBRAL）

第一节　急性意识错乱

一、GP 概述

引起意识错乱的原因可能有数百种。突发意识错乱的患者通常是老年人，而且经常是在 GP 下班后由患者家属或邻居通过电话就诊。痴呆症被视为慢性意识错乱状态，此处不予考虑。

二、鉴别诊断

（一）常见

☑ 缺氧（呼吸和心脏）。

☑ 全身感染。

☑ 脑血管意外（cerebrovascular accident，CVA）：脑卒中和短暂性脑缺血发作（transient ischaemic attack，TIA）。

☑ 低血糖。

☑ DKA。

（二）偶发

☑ 酒精戒断或中毒。

☑ 脑部感染。

☑ 电解质紊乱和尿毒症。

☑ 医源性（例如地高辛、利尿剂、类固醇和阿片制剂）。

☑ 黏液性水肿。

☑ 药物滥用。

（三）罕见

- 韦尼克脑病。
- 脑瘤。
- 甲状旁腺功能低下和甲状旁腺功能亢进。
- 库欣病。
- 癫痫发作后状态。
- 一氧化碳中毒。

三、速查表 4-1

	缺氧	全身感染	CVA	低血糖	DKA
中心性发绀	有	可能	无	无	无
发热	可能	有	无	无	可能
局部无力	无	无	可能	可能	无
酮味口臭	无	无	无	无	有
呼吸急促	有	可能	无	无	有

四、可能进行的检查

急性意识错乱有很多病因和可能的表现，因此很难为 GP 提供一个明确的检查指南。根据临床表现和社会环境情况，可考虑进行多项检查；在大多数情况下，医院会安排患者入院并进行必要的检查。

大概率进行：尿液分析、血糖（通常是血糖仪）、脉搏血氧仪。

可能进行：FBC、CXR、ECG、心脏生物标志物、

TFT。

　　附加检查：钙水平、地高辛水平、CT 扫描。

　　◪　尿液分析：如果可能的话，尿液分析非常有帮助，尿路感染时检查葡萄糖和酮（DKA）、浓度（脱水）、脓液、血液和亚硝酸盐。只有酮可能是因为饥饿。

　　◪　在紧急情况下诊断低血糖和高血糖，血糖仪读数比常规血糖检查更实用。

　　◪　脉搏血氧仪：检测是否缺氧。

　　◪　FBC：在感染时 WCC 升高。升高的 MCV 有助于指出摄入酒精过量和黏液性水肿。

　　◪　U&E 很重要，特别是在有任何脱水迹象时或服用利尿剂时。

　　◪　LFT 和 TFT：一定要考虑到酗酒、播散性恶性肿瘤和甲状腺功能减退症。

　　◪　CXR：可能会显示低氧血症的原因（例如肺炎、心力衰竭）。

　　◪　ECC、心脏生物标志物：如果怀疑无症状梗死是致病原因。

　　◪　钙水平：检测可能的甲状旁腺功能减退或甲状旁腺功能亢进。

　　◪　地高辛水平：用于地高辛中毒。

　　◪　CT 扫描：院内急性意识错乱检查总是会发现占位性病变、出血或梗死。

五、重要提示

▨　处理的关键是确定意识错乱确实是急性的，而不是逐渐恶化的。这需要熟悉患者的人提供详细的病史。

▨　不要忘记检查患者服药史——如果就诊时有用信息很少，请检查患者的药柜。

▨　在急性意识错乱时，很难从患者的病史中获得有用的临床指标。因此，检查比病史更重要。

六、危险信号

▨　在家中几乎不可能有明确的诊断和安全治疗。如果你选择非院内治疗，需要对自己的情况非常有把握才行。

▨　中心性发绀是不祥之兆。如果可能，请给予吸氧，并拨打急救电话。

▨　在接受治疗的糖尿病患者中，请务必检查血糖——请记住，低血糖会导致意识错乱伴神经系统体征，有类似 CVA 的症状。

▨　即使是在严重感染已经造成生理改变的情况下，老年人也可能会表现正常的脉搏和体温。不要被这种情况误导。

▨　询问患者家中是否有其他成员身体不适———一氧化碳中毒也可能会波及其他人。

笔记：

第二节　头晕

一、GP 概述

头晕是种常见而定义模糊的症状，对不同的人可能意味着不同的事情。本节把它看作一种头晕目眩的感觉，并非眩晕那种特有的运动性幻觉。这在实践中是一个有效的区分方法，因为真正眩晕的病因是与此不同的——见本章第八节。头晕往往是一种令人苦恼的症状，因为它很常见，有很多诊断可能性，经常与焦虑和其他症状联系在一起——而且很多时候不清楚确切原因。

注意：我们不再列出诊断"椎基底动脉供血不足"，因为这是一个定义不明确的术语，已不再使用。

二、鉴别诊断

（一）常见

▨　病毒性疾病。

▨　焦虑（和过度换气）。

▨　低血糖。

▨　直立性低血压（例如老年人和怀孕）。

▨　医源性：药物治疗（例如抗高血压药、抗抑郁药——可能会因自身原因或由于直立性低血压引起头晕）。

（二）偶发

▨　急性中毒：药物 / 酒精。

▨　长期酒精滥用的影响。

- 心律失常。

- 任何严重的系统性疾病。

- 贫血。

- 倾倒综合征（例如减肥手术后）。

（三）罕见

- 颈动脉窦综合征。

- 主动脉瓣狭窄。

- 锁骨下动脉盗血综合征。

- 部分发作型癫痫。

- 艾迪生病。

- 一氧化碳中毒（烟道堵塞）。

- 严重的急性疾病（例如无症状梗死、胃肠道出血——可表现为突然发作的头晕）。

三、速查表 4-2

	病毒感染	低血糖	直立性低血压	医源性	焦虑
突然发病	无	有	有	可能	无
易激情绪	无	可能	无	无	可能
偶发性的	无	有	有	可能	可能
用药时发病	无	可能	可能	可能	无
平躺时缓解	无	无	有	有	无

四、可能进行的检查

大概率进行：无。

可能进行：尿液分析、FBC、U&E、LFT、血糖仪血糖。

附加检查：脑电图、ECG/24 小时 ECG、超声心动图、CT 扫描、院内检查。

☑ 尿液分析检测葡萄糖：潜在的糖尿病或因为全身不适，或由于自主神经病变引起头晕。

☑ FBC：潜在的贫血会导致或加剧头晕；MCV 升高可能表明酗酒。

☑ 如果怀疑有系统性疾病，可能需要进行 U&E 和 LFT 检查；特别是患有艾迪生病时钠含量降低，钾和尿素含量增高；酗酒时 LFT 可能出现异常。

☑ 血糖仪血糖：只有在发作期间进行的血糖测量才能诊断低血糖症。

☑ ECG：如果疑似癫痫（ECG 检查之后也需要 CT 扫描）——两者都由专科医生安排。

☑ ECG/24 小时 ECG：有心律失常可能时进行。

☑ 超声心动图：怀疑有主动脉瓣狭窄时。

☑ 院内检查：针对急性发作 / 不适的患者，以排除无症状梗死或胃肠道出血等的可能。

五、重要提示

☑ 询问病史的第一步是确定患者所说的头晕的意思，特别是要和眩晕作区分。

◪　头晕通常是多因素的，尤其是在老年人中——因此不要期望找到单一的潜在病因。

◪　如果通过病史无法明确诊断，而头晕又长期存在，患者出现其他一系列的模糊症状但客观状况良好（例如没有体重减轻），那么可能是焦虑症。

◪　不要忘记常用的处方药会导致或加重直立性低血压——检查患者的服药情况。

六、危险信号

◪　如果患者有偶发性意识丧失和头晕，则发生严重病变的概率要大得多——检查或转诊。

◪　在没有头绪的情况下，询问患者的其他家庭成员的情况和家庭供暖方法。一氧化碳中毒是一种完全可以避免但经常发生的致命因素。

◪　如果听到主动脉杂音，应紧急转诊。严重的主动脉瓣狭窄可导致猝死。

◪　记住，酗酒者的否认心理非常强烈。如有疑问，请做 MCV 和 LFT 检查。

◪　头晕的急性表现并不常见。在不常就诊的老年患者中要注意这一点，特别是如果患者看起来不舒服——要考虑无症状梗死或胃肠道出血。

笔记：

第三节　幻觉

一、GP 概述

幻觉是在没有任何外部刺激的情况下发生的一种感官知觉。这与错觉不同，错觉是感官知觉的扭曲。幻觉可以在任何感觉方式中发生，并且可能单独出现或成为更严重的临床问题的一环（特别是急性意识错乱）。对于患者来说，幻觉通常是一种非常可怕的经历。

二、鉴别诊断

（一）常见

- 毒品 [如安非他明、可卡因、麦角酸二乙酰胺（lysergic acid diethylamide，LSD）、摇头丸、溶解性祛痰药和三环类药物过量] 和毒品戒断。
- 极度疲劳。
- 酒精性幻觉（急性酒精戒断的震颤性谵妄）。
- 热病谵妄。
- 精神分裂症。

（二）偶发

- 各种原因引起的严重代谢紊乱。
- 颞叶癫痫。
- 脑占位性病变。
- 精神病性抑郁症。
- 居丧反应。

☑ 缺氧。

（三）罕见

☑ 发作性睡病。

☑ 躁狂症。

☑ 脑震荡后遗症。

☑ 医源性：特异性药物不良反应。

☑ 濒死体验。

三、速查表 4-3

	药物	疲劳	酒精戒断	热病谵妄	精神分裂症
突然发病	有	可能	有	有	无
震颤	可能	无	有	可能	无
主要为幻听	无	无	可能	无	有
心动过速	可能	无	有	有	无
认知障碍	有	可能	有	有	无

四、可能进行的检查

GP 对于要采用的检查取决于临床情况。如果幻觉是急性意识错乱的一部分，特别是成人，可能需要入院进行一系列检查，例如检查发热、缺氧和代谢紊乱的来源。以下是 GP 对可能不需要入院或没有急性症状的患者进行的检查。

☑ 尿液分析：在急性情况下非常有用，特别是在老年人中。可能提示 UTI 或高血糖酮症状态或严重脱水。

☑ 脉搏血氧仪：检测是否缺氧。

　　▨　血糖仪血糖：用于已确诊的糖尿病患者或有糖尿时。

　　▨　FBC 和 LFT：MCV 升高和 LFT 异常表明长期酗酒。

　　▨　U&E：可能揭示电解质紊乱是根本原因。

　　▨　脑电图：可能提示有颞叶癫痫或发作性睡病。

　　▨　CT 扫描：脑占位性病变的确切检查。

五、重要提示

　　▨　小儿热病谵妄很常见，尤其是在夜间，这本身不是什么噩兆；以常规方式评估可能导致发热的原因，如果病情不严重，请让父母放心，因为他们可能会被孩子的幻觉吓到。

　　▨　患有焦虑症、人格障碍和边缘性精神疾病的患者可能会抱怨有时有幻听，当然有时是因为经验告诉他们这样会使医护人员注意到他们。真正的幻听通常是令人痛苦的，而且经常能分裂出第二人格（精神病性抑郁症）或第三人格（精神分裂症）——并伴有其他精神疾病。

　　▨　在最近失去亲人的情况下，轻微和短暂的幻听和幻视是正常的——但是患者需要 GP 确保他或她没有"发疯"。

六、危险信号

　　▨　药物、毒品或酒精戒断引起的幻觉对患者和看护人员来说可能是可怕和危险的，因此可能需要院内治疗。

　　▨　真正的幻听强烈提示有精神病，尤其是精神分裂症和抑郁症；幻视在本质上几乎总是器质性的。

◪ 纯粹的幻嗅是颞叶病变的病理特征，需要紧急检查。

◪ 幻触可有效提示急性酒精戒断反应，而且偶尔也可能是可卡因滥用。

笔记：

第四节 头痛

一、GP 概述

医学上引起头痛的病因几乎各不相同。这种普遍的症状给所有的 GP 带来了挑战，因为它很常见，且通常是非器质性的，严重的病理性病例值得进行彻底检查，但检查结果通常为阴性。潜在病因总是存在的，但已确诊绝大多数良性头痛可能会让临床医生放松警惕。

二、鉴别诊断

（一）常见
◪ 紧张性头痛（潜在的焦虑或抑郁）。
◪ 额窦炎。
◪ 偏头痛。
◪ 颈椎病。
◪ 视疲劳。

（二）偶发

▪ 各种急性发热性疾病（头痛的常见病因，但通常伴有其他症状）。

▪ 医源性（例如镇痛剂滥用、钙拮抗剂、硝酸盐）。

▪ 日常慢性头痛。

▪ 疲劳 / 睡眠不足（尤其是父母）。

▪ 三叉神经痛、蝶腭神经痛和枕神经痛。

▪ 颞动脉炎。

▪ 脑震荡后综合征。

▪ 经期偏头痛（10% ～ 14% 的女性）。

▪ 睡眠呼吸暂停（导致早晨头痛）。

▪ 性高潮性头痛。

▪ 其他特殊的头痛症状（例如持续性偏头痛、冰锥型头痛）。

（三）罕见

▪ 丛集性头痛。

▪ 颅内病变（如癌、脓肿、血肿、良性颅内高压）。

▪ 脑膜炎。

▪ 脑出血。

▪ 一氧化碳中毒（锅炉烟道堵塞）。

▪ 颅骨佩吉特病。

▪ 严重高血压。

▪ 先兆子痫。

三、速查表 4-4

	紧张性头痛	额窦炎	偏头痛	颈椎病	视疲劳
平躺时加重	无	有	无	可能	无
鼻塞	无	有	可能	无	无
颈部运动时加重	无	无	可能	有	无
痛点触痛	可能	有	无	无	无
单侧的	无	可能	可能	无	可能

四、可能进行的检查

大概率进行：无。

可能进行：FBC、ESR/CRP。

附加检查：U&E、碱性磷酸酶、鼻窦 X 线检查、颈椎或颅骨 CT 扫描、睡眠检查、腰椎穿刺。

▨ FBC：脓肿和鼻窦炎时 WCC 升高。如果怀疑有动脉炎，ESR/CRP 检查必不可少。

▨ U&E：垂体瘤中的 Na^+/K^+ 紊乱，佩吉特病中碱性磷酸酶升高。

▨ X 线：可能会在鼻窦炎中看到液体平面（对诊断很少有用）。可确诊颈椎病和佩吉特病。

▨ CT 扫描；排除颅内病变。

▨ 睡眠检查：如果怀疑有睡眠呼吸暂停。

▨ 腰椎穿刺：疑似脑膜炎；也可能有助于诊断良性颅内高压。

五、重要提示

☑ 了解患者的恐惧：大多数人担心严重病变，例如脑瘤，如果不化解这类担忧，他们可能会对就诊不满意而离开。

☑ 另一个常见的问题是高血压。患者会期望检查他们的血压，即使这可能不是症状的原因。

☑ 镇痛药可能会反过来加剧紧张性头痛。酌情采用其他方法可能会更好，例如松弛训练或抗抑郁药。

☑ 颅内病变引起的头痛通常会产生其他神经系统症状或体征。

六、危险信号

☑ 鉴于有突然爆发性头痛的病史，怀疑是蛛网膜下腔出血。它经常被描述为"像头部受到重击"。

☑ 如果怀疑颞动脉炎，应立即治疗。ESR 只提供回顾性确诊。

☑ 注意孕妇在妊娠晚期抱怨头痛——检查血压、脚踝和尿液分析。头痛，尤其是伴有视觉障碍的头痛，可能是即将发生子痫的预兆。

☑ 醒来时出现新的且不断加重的头痛，并因弯腰或用力而加重，这可能是由于颅内压升高所致。检查其他症状和体征，如有疑问，请紧急转诊。

☑ 如果头痛看起来像偏头痛，那么无论年龄大小，它都是偏头痛。但是，在没有系统地排除更危险的病因之前，对老年人的诊断要谨慎。

笔记：

第五节 失眠

一、GP 概述

失眠这个问题多见于女性，最常见于老年人。正常的睡眠需求差异很大。少数人每晚只需要 3 ～ 4 小时的睡眠，而且所需的平均睡眠量会随着年龄的增长而下降。个人汇报的入睡时间和睡眠时间一般来说是不准确的，在实践中，个人正常模式的变化才是重要的。

二、鉴别诊断

（一）常见

☑ 过度心理压力（工作、人际关系、财务）引起的焦虑。

☑ 临床抑郁症。

☑ 长期酗酒。

☑ 不良睡眠习惯：过度刺激（例如咖啡因、尼古丁、药物、令人兴奋的电视电影）和白天小睡。

☑ 慢性生理疾病带来的疼痛（例如骨关节炎）。

（二）偶发

☑ 更年期潮红和出汗。

☑　夜尿。

☑　外界因素(例如打鼾的伴侣,打扰父母睡眠的孩子)。

☑　生物节律中断:时差和轮班工作。

☑　呼吸系统疾病:哮喘、慢性阻塞性肺疾病(chronic obstructive pulmonary disease,COPD)、左心室衰竭(left ventricular failure,LVF)最常见。

☑　苯二氮䓬类药物戒断。

☑　其他医疗问题,例如下肢不宁综合征或 GORD。

(三)罕见

☑　营养不良和低体重。

☑　创伤后应激障碍。

☑　睡眠异态:噩梦、夜惊和梦游。

☑　甲状腺功能亢进。

☑　躁狂症。

☑　睡眠呼吸暂停 [通常表现为"疲惫状态"(tired all the time,TATT);只有 30% 的人能意识到会醒过来]。

三、速查表 4-5

	压力	抑郁症	酗酒	不良睡眠习惯	疼痛
入睡慢	有	可能	可能	有	可能
起床气	可能	有	无	无	可能
情绪低落	可能	有	可能	无	可能
也有生理疾病	无	无	可能	无	有
减肥	可能	可能	无	无	可能

四、可能进行的检查

大概率进行：无。

可能进行：FBC、LFT、TFT。

附加检查：检查导致失眠的主要症状（见下文）。

▨ FBC（MCV）、LFT和γGT可提示有长期酒精滥用。

▨ 促甲状腺激素（thyroid-stimulating hormone，TSH）将区分非器质性焦虑状态与甲状腺毒症。

注意：疼痛、夜尿、呼吸系统问题和睡眠呼吸暂停可能需要自行检查。

五、重要提示

▨ 发现任何潜在的身体问题，如疼痛或夜尿，应酌情治疗——当主要是生理问题时，采用"良好的睡眠习惯"是没有意义的。

▨ 酒精的作用不容忽视；这通常是潜在或促成失眠的原因，患者常会荒谬地用酒精来缓解失眠。

▨ 如果诊断结果可能是紧张或睡眠习惯差，请尽早为患者确定治疗议程。在探讨治疗方案和痊愈之前，仅仅想要安眠药的患者可能不会听取善意的建议。

▨ 向老年患者解释对睡眠的需求随着年龄的增长而下降，不鼓励白天小睡。

六、危险信号

▨ 轮班工人患抑郁症的风险很大。务必仔细评估轮班工人失眠的病理情况。

■ 注意暂住男青年表现出的"紧急"失眠症状。他们很可能是试图获得苯二氮䓬类药物处方的"瘾君子"。

■ 老年患者夜间醒来时骨痛或关节痛非常显著。当患者有关节炎时，可能需要进行关节置换；在其他情况下，这种情况可能表明有严重的骨质病变，例如继发性病变。

■ 即便原因看起来是微不足道的抑或是显而易见的（例如患者的打鼾），也要认真处理这些症状——失眠可能会使人极度虚弱，当患者就诊时，他们可能已经是急于寻求帮助的状态。

■ 焦虑和体重严重减轻伴出汗和心动过速提示甲状腺功能亢进。在确定是非器质性疾病之前，一定要做 TSH 检查。

笔记：

第六节　无性欲

一、GP 概述

对于资深 GP 和注册医师来说，无性欲可能是一个令人生畏的临床表现。这个问题常见于成年男女。传统的医学院教学似乎无法使 GP 准备万全；然而，系统性询问和检查这种说教式教学法却是成功治疗的关键。

二、鉴别诊断

（一）常见

- 抑郁症。
- 两性关系问题。
- 更年期。
- 过量饮酒（男性肝硬化）。
- 衰老。

（二）偶发

- 男性睾酮低下。
- 甲状腺功能减退。
- 男性的降压治疗。
- 男性高泌乳素血症药物（例如吩噻嗪类、氟哌啶醇）。
- 男性抗雄激素药物（例如西咪替丁、非那雄胺）。
- 女性抗雄激素药物（例如环丙孕酮）。

（三）罕见

- 下丘脑/垂体疾病。
- 肾功能衰竭。
- 原发性睾丸疾病或损伤。
- 肾上腺疾病（库欣综合征和艾迪生病）。
- 男性的雌性瘤：在睾丸或肾上腺上。

三、速查表 4-6

	抑郁症	两性关系问题	更年期	饮酒	衰老
过度疲劳	有	可能	有	可能	可能
非理性情绪波动	有	可能	有	可能	无
面部潮红	无	无	有	可能	无
随伴侣不同变化	可能	有	无	无	无
其他方面良好	无	有	可能	可有	有

四、可能进行的检查

大概率进行：无。

可能进行：FBC、U&E、LFT、TFT。

附加检查：激素概况。

▣ FBC：可查出一般疾病；酒精明显超标时 MCV 升高。

▣ U&E：用来检查肾功能衰竭。在肾上腺疾病中 Na^+ 和 K^+ 紊乱。

▣ LFT 和 γ 谷氨酰转肽酶（γGT）：用来确诊酒精过量的确凿证据。

▣ TFT：会提示甲状腺功能减退。

▣ 激素概况：FSH/LH、催乳素、雌二醇和睾酮素可能对两性检查都有效。它们会因为原发性内分泌疾病、药物和酒精而改变。

五、重要提示

◪　这症状的表述通常来说是"顺嘴一提"或"趁我在这"。要求患者再次约诊可能听起来还不错，但要留意的是这可能意味着失去了帮助患者的机会。

◪　常规体检对于发现罕见病因很重要。这也表明这个问题得到了重视。

◪　如果这是一个明显的两性关系问题，那就要避免过度诊疗。

◪　做好修改和扩大诊断范围的准备——致病原因通常是多方面的。

◪　不要忘记医源性病因，并准备展开一次非治疗性的试验。

六、危险信号

◪　性欲减退可能是严重疾病的冰山一角，例如抑郁症或酗酒——不要误诊和粗略治疗。

◪　抑郁症和两性关系困难可以互成病因，并同时存在。详细的病史可指明抗抑郁药和 / 或性心理咨询是否合适。

◪　检查并不总有帮助——但如果患者全身不适，且没有明显抑郁，还是要降低血液检查标准的。

◪　早期甲状腺功能减退与抑郁症密切相关。

笔记：

第七节　失忆

一、GP 概述

对于患者和照顾患者的亲属来说，失忆是一种令人痛苦和危险的症状。这可能是由于器质性或非器质性疾病。记忆分为瞬时、短期（或近期）和长期（或远期）记忆。失忆的类型因原因而异。失忆也是引起急性意识错乱的病因之一；这点在其他地方有讨论（见急性意识错乱，本章第一节）。

二、鉴别诊断

（一）常见

- 焦虑 / 压力。
- 抑郁症。
- 痴呆（多发性脑梗死、阿尔茨海默病和疾病引起的痴呆，如肿瘤、神经梅毒、甲状腺功能减退、维生素 B_{12} 和叶酸缺乏。
- 外伤：头部受伤。
- CVA（大脑后动脉区域梗死）。

（二）偶发

- 慢性饮酒过量（硫胺素缺乏：科萨科夫综合征）。
- 蛛网膜下腔出血。
- 其他硫胺素缺乏症：吸收不良、胃癌、妊娠恶阻。
- 短暂性全面性遗忘。

- 神游状态和心因性遗忘。
- 第三脑室或下丘脑肿瘤。

（三）罕见

- 人格障碍。
- 诈病。
- 顽固性癫痫。
- 一氧化碳中毒。
- 单纯疱疹脑炎。

三、速查表 4-7

	焦虑	抑郁症	痴呆症	创伤	CVA
意识问题	有	可能	无	可能	可能
短期失忆	有	有	有	有	可能
长期失忆	无	无	无	可能	可能
神经系统体征	无	无	可能	可能	可能
突然发病	无	无	无	有	有

四、可能进行的检查

大概率进行：（除非有明显的抑郁或焦虑）FBC、TFT、LFT、钙水平。

可能进行：维生素 B_{12} 和叶酸水平检查，CT/MRI 扫描。

附加检查：梅毒血清学。

- FBC 可能会显示 MCV 升高，这表明酗酒或维生素 B_{12}/叶酸缺乏。如果 MCV 升高，请检查维生素 B_{12} 和叶酸水平检查。

　　▨　TFT：甲状腺功能减退症是痴呆的一个重要的可治疗原因。

　　▨　LFT 和 γGT 将针对酒精摄入量提供非常有用的线索（病史可能不可靠）。

　　▨　钙水平：可能显示低血钙或高钙血症。

　　▨　梅毒血清学：针对根本病因可能是神经梅毒的痴呆患者。

　　▨　CT/MRI 扫描：检测占位性病变、脑血管疾病、萎缩和蛛网膜下腔出血。

五、重要提示

　　▨　痴呆患者通常不知道或否认他们失忆；这个问题通常是由关心他们的朋友或亲戚向 GP 讲述的。

　　▨　主动向 GP 抱怨记忆力减退的患者最有可能患有焦虑症或抑郁症。

　　▨　即使诊断已经很明显是焦虑或抑郁，患者也会担心有痴呆的可能，这将会使情况变得棘手；因此要将这个问题解释为，出现这个症状更多是由于注意力不集中，而不是记忆力下降，这样可以使他们放宽心。

　　▨　确定发病时间可为疾病提供更有价值的线索——若在一两年内痴呆进展缓慢，很可能是阿尔茨海默病或多发性脑梗死性痴呆；若病史较短，则可能有潜在病因；而突然失忆很可能是由血管病或外伤引起的。

　　▨　区分抑郁症和痴呆是非常困难的，而且两者可能同时存在。考虑抗抑郁药试验治疗。

六、危险信号

▨ 在 3 ～ 6 个月或更短时间内快速发作的明显的痴呆，表明可能有潜在病因。

▨ 头部受伤后的真性失忆表明创伤严重。

▨ 老年人的抑郁症可能与痴呆（假性痴呆）相似，表现为爱囤积东西和脾气暴躁等行为变化。不要耽误该疾病的治疗。

笔记：

第八节 眩晕

一、GP 概述

眩晕是患者对他或她周围环境的一种运动性幻觉。这既是视觉上的，也是位置上的。伴随恶心或呕吐很常见，并且在急性期，它是一种完全丧失各种能力的严重症状。眩晕必须与"头晕"（见本章第二节）区分开来。

二、鉴别诊断

（一）常见

▨ 良性位置性眩晕。

▨ 前庭性偏头痛。

- 梅尼埃病。

- 前庭神经炎。

- 咽鼓管（Eustachian tube，ET）功能障碍（导致轻度眩晕）。

（二）偶发

- 慢性中耳炎。

- 药物：水杨酸、奎宁、氨基糖苷类。

- 急性酒精中毒（常见，但 GP 很少见到）。

- 神经系统疾病 [例如：CVA、多发性硬化症（multiple sclerosis，MS）、延髓空洞症、小脑肿瘤]。

- 癫痫。

（三）罕见

- 耳垢（常见的问题，但很少引起眩晕）。

- 梅毒。

- 听神经瘤。

- 鼻咽癌。

- 创伤后。

三、速查表 4-8

	良性位置性眩晕	前庭性偏头痛	梅尼埃病	前庭神经炎	ET 功能障碍
耳鸣	无	无	有	可能	可能
迅速发病，严重	可能	可能	有	可能	无
暂时性的	有	无	无	无	可能

续表

	良性位置性眩晕	前庭性偏头痛	梅尼埃病	前庭神经炎	ET功能障碍
相关病毒性疾病	无	无	无	有	可能
复发性	有	有	有	无	无

四、可能进行的检查

基层医疗中没有合适的检查。转诊后可能会进行一些二级医疗检查，例如评估耳蜗功能的听力测试；眼球震颤电流描记法、量热法和脑干诱发反应可以评估前庭功能；CT或MRI扫描可揭示神经系统疾病；如怀疑有癫痫可做EEG；在怀疑MS时进行腰椎穿刺；怀疑梅毒，进行梅毒血清学检查。

五、重要提示

▫ 仔细询问病史——患者可能不能准确地使用"眩晕"一词，或将真正的"眩晕"描述为头晕目眩。视物模糊的头晕和真性眩晕的诊断是完全不同的。

▫ 在基层医疗中看到的绝大多数病例是良性位置性眩晕、前庭性偏头痛、梅尼埃病或前庭神经炎。

▫ 梅尼埃病往往会被滥诊。它包括持续数小时的剧烈眩晕发作，伴有耳聋和耳鸣，常常因为虚脱和呕吐而需要紧急处理。

▫ 良性位置性眩晕通常很容易通过病史诊断——患者的眩晕只持续几秒钟，尤其是在床上翻身时。

◪　前庭性偏头痛容易诊断不足。对于任何复发性眩晕要考虑到这一可能——在眩晕之前、期间或之后询问头痛情况。

六、危险信号

◪　患有慢性中耳炎然后发展为眩晕的患者可能患有严重疾病——特别是有瘘管征阳性（用手指强行堵住外耳道，对外耳道施加压力会引起眩晕）。请紧急转诊。

◪　有非典型、发作性眩晕的青年或中年患者，如果有其他弥漫性和短暂的神经系统症状，可能患有 MS。

◪　伴有眩晕的意识丧失表明有癫痫。

◪　听神经瘤可引起相当轻微的眩晕。如果患者还患有单侧感音神经性耳聋和耳鸣，应考虑这种可能。

◪　任何 CNS 症状或体征都暗示了可能有神经系统的病因，比如脑卒中、新型头痛（尤其是枕部头痛）、急性耳聋（原因不明）或垂直性眼球震颤。

笔记：

第五章　胸部（CHEST）

第一节　急性气短

一、GP 概述

此症状于患者而言极为可怕，气短的主观感觉与病理类型或程度并没有可预见的关系。此外，其病因通常是器质性的，这意味着医生必须对该症状进行仔细、紧急的评估。

二、鉴别诊断

（一）常见

- 哮喘。
- 肺炎。
- 急性 LVF。
- COPD 的急性加重。
- 通气过度。

（二）偶发

- 气胸。
- 肺栓塞。
- 胸腔积液。
- 糖尿病酮症酸中毒。
- 肺塌陷（肿瘤）。

（三）罕见

- 吸入性肺炎。
- 吉兰 – 巴雷综合征。

- 低血容量性休克。
- 休克肺（成人呼吸窘迫综合征）。
- 喉梗阻。

三、速查表 5-1

	哮喘	肺炎	LVF	COPD 加重	通气过度
脓痰	可能	有	无	有	无
粗湿啰音	无	有	无	有	无
双侧喘鸣	有	无	可能	有	无
双侧细湿啰音	无	无	有	可能	无
局部空气进入减少	无	有	无	无	无

四、可能进行的检查

GP 不可能进行全部的检查。如果患者急性气短加重或者诊断不够明确——需要进行检查，那么患者可能需要入院治疗。所以，以下指的是患者情况良好、诊断不明确和病情并没有紧急到需要立即转诊的少数病例。

- 尿液分析：用血糖仪读数确认 DKA 中的葡萄和酮。

- 痰培养：对不能解决感染性过程的一线经验治疗偶尔有帮助。

- FBC：在感染时 WCC 升高。偶见贫血。

- 脉搏血氧饱和度仪：缺氧表明存在显著问题。

■　CXR 是评估的重要环节，但通常在患者入院 / 转诊后进行。

■　有些检查，如血气分析和肺栓塞检查，可能需要临床诊断，将由入院部门安排检查。

五、重要提示

■　如果通气过度的可能性极大，请指导患者在等待时用纸袋进行再呼吸。在你到达时患者的气短发作次数可能会减少。

■　在治疗哮喘急性发作时，储雾罐可以与雾化器一样有效，并且更便于使用。

■　若在半夜，老年患者突发气喘，则极可能是 LVF。请记住，它可能是由梗死引起的。

六、危险信号

■　发绀是一个不祥之兆，患者出现此症状时请紧急呼叫"蓝色代码"并尽快补充氧气。

■　无论病因如何，肋间隙凹陷和辅助呼吸肌消耗说明患者存在严重的呼吸窘迫。请让患者住院。

■　如果患者吸入异物，医生敏锐的电话评估和清晰冷静的建议也许会挽救患者生命。

■　急性意识错乱且伴有呼吸困难，提示严重的低氧血症、代谢紊乱或脓毒症。应让患者紧急住院。

■　不要忘记气胸常见于哮喘患者和 COPD 患者——如果患者气短症状突然加重，尤其是在没有其他明显病因的情况下（如继发性胸腔感染），考虑气胸。

笔记：

第二节 胸痛

一、GP 概述

急性胸痛是临床常见症状。医生往往比患者更加紧张。尽管病因很多，但在完成任何必要的检查前，好的基础临床办法几乎可以确诊所有病例。

二、鉴别诊断

（一）常见

- 心绞痛 /MI。
- GORD。
- 焦虑症（达科斯塔综合征）。
- 肌肉拉伤。
- 蒂策综合征（肋软骨炎）。

（二）偶发

- 胸膜炎（例如由肺炎或肺栓塞引起的）。
- 消化性溃疡。
- 胆绞痛。
- 带状疱疹。
- 乳腺炎。

☑ 博恩霍尔姆病。

（三）罕见

☑ 肺梗死。

☑ 肥厚型梗阻性心肌病。

☑ 心包炎。

☑ 肋骨骨折。

☑ 心肌炎。

☑ 气胸。

☑ 主动脉夹层动脉瘤。

三、速查表 5-2

	心绞痛	GORD	焦虑症	肌肉拉伤	蒂策综合征
用力时加重	有	可能	可能	可能	可能
卧躺时加重	无	有	可能	无	无
倚靠时缓解	有	可能	可能	有	可能
胸部压痛	无	无	可能	有	有
压痛点肿胀	无	无	无	无	有

四、可能进行的检查

大概率进行：ECG。

可能进行：FBC、CXR、脉搏血氧饱和度仪、二级医疗心脏检查、OGD、腹部超声检查。

附加检查：幽门螺杆菌检测，院内的肺栓塞检查。

☑ ECG：可能指向心肌缺血、心包炎或肺栓塞。

▣　FBC：在胸膜炎中 WCC 升高，蒂策综合征时 WCC 可能升高。

▣　CXR：可能会发现胸部感染、肋骨骨折、心脏疾病、心肌病或气胸。

▣　脉搏血氧饱和度仪：急性环境中，缺氧是心脏或呼吸出现严重问题的标志。

▣　二级医疗心脏检查：检查是否有心脏病因。

▣　腹部超声：检查是否有胆结石。

▣　OGD：以确诊消化性溃疡或食道炎。

▣　幽门螺杆菌检测：以确定十二指肠溃疡。

▣　院内的肺栓塞检查：疑似该诊断时进行。

五、重要提示

▣　病史十分重要，通常有助于医生作出诊断。除了明显紧急情况，其他情况下可以花时间了解患者病史。

▣　如果你十分担心，需要患者进行紧急 ECG 检查，那么你应该考虑患者是否真的需要紧急医疗意见或入院。

▣　在患者描述症状时，观察患者的手可以为诊断提供非常有用的线索。若患者拳头握紧放在胸前则表明患者十分焦虑；而患者单个手指做手势则表明其并没有十分担忧。

▣　肌肉骨骼疼痛患者和胸膜炎患者都会在深吸气时有疼痛感——但前者通常表现为肌肉或肋骨触痛。

▣　蒂策综合征与肋软骨炎的区别在于，前者在最大压痛部位存在由水肿引起的明显肿胀。不过，两者治疗方法基本相同。

　　☑　经常叮嘱患者，若症状持续或恶化，及时联系医生。

　　☑　如果有疑问，为了确保万无一失：让患者服用阿司匹林（如果没有变态反应）并住院。

　　☑　如果诊断仍存疑，请检查腹部，特别是在患者具有明显的上腹压痛症状时。

六、危险信号

　　☑　如果症状明确提示梗死，不要拖延；让患者入院（必要时电话通知）。

　　☑　ECG 正常并不排除梗死的可能。及时对患者进行治疗，而不是进行试验。

　　☑　真实的、显著的病理症状可能会被各种焦虑症状掩盖。花时间查明。

　　☑　当诊断明确为焦虑症时，进行不必要的测试可能会加重患者焦虑情绪。

　　☑　在治疗哮喘或 COPD 患者的急性胸痛时要特别小心，特别是如果他们气短加重时——请记住，他们更容易发生气胸。

　　笔记：

第三节　慢性气短

一、GP 概述

气短（shortness of breath, SOB）被定义为呼吸时困难、费力。医学教学倾向于关注个体病变；然而，在临床，病因范围广泛且不易区别，有时只能在进行治疗性试验后才能做出诊断。

二、鉴别诊断

（一）常见

- 肥胖 / 不健康。
- COPD。
- 贫血。
- 充血性心力衰竭（congestive cardiac failure，CCF）。
- 哮喘。

（二）偶发

- 支气管扩张。
- 复发性肺栓塞。
- 支气管癌伴肺叶萎陷。
- 胸腔积液。
- 主动脉瓣狭窄。
- 慢性通气过度。

（三）罕见

- 肺纤维化。

☑ 大裂孔疝。

☑ 纤维化肺泡炎。

☑ 未确诊的先天性心脏病。

☑ 神经系统：运动神经元病和肌营养不良。

☑ 结节病。

☑ 外源性变应性肺泡炎（饲鸟者肺等）。

三、速查表 5-3

	肥胖 / 不健康	COPD	贫血	CCF	哮喘
卧躺时加重	可能	无	无	有	无
脚踝肿胀	无	可能	无	有	无
咳嗽	无	有	无	有	有
大量痰液	无	有	无	有	可能
面色苍白	无	无	有	无	无

四、可能进行的检查

大概率进行：CXR、FBC。

可能进行：峰值气流量、U&E、LFT、ESR/CRP、脑钠肽（B type natriuretic peptide，BNP）、ECG、肺量计法。

附加检查：脉搏血氧饱和度仪、血清沉淀素、CT 扫描、院内的肺栓塞检查、胸膜穿刺、超声心动图、支气管镜活检或淋巴结抽吸。

☑ CXR：最有用的检查。能揭示或提供许多病因的线索。

■ FBC 对确诊贫血至关重要；在癌症、炎症和感染中 ESR/CRP 指数升高。

■ U&E 和 LFT：肾功能受损会导致 CCF；LFT 可指向播散性癌。

■ 哮喘患者最高呼气流速的变化（指南建议对疑似哮喘患者进行呼气一氧化氮分数的检查，但这可能不实用或不可行）；更全面的肺功能测试（肺量计法）更有助于诊断 COPD 和其他肺部疾病。

■ ECG：如果 ECG 正常，则心力衰竭的可能性不大。

■ BNP：心力衰竭时可能升高。

■ 脉搏血氧饱和度仪：有助于评估病情的严重程度和决定是否进行氧疗，但对诊断帮助不大。

■ 血清沉淀素：疑似外源性变应性肺泡炎时进行。

■ 疑难病例的转诊可能需要进行 CT 检查（例如支气管扩张）、胸膜穿刺（用于诊断和治疗胸腔积液）、超声心动图（用于心脏瓣膜病变和左心室功能的评估）、院内肺栓塞和支气管镜活检或淋巴结抽吸（用于结节病）检查。

五、重要提示

■ 心力衰竭可能作为 COPD 的并发症出现。如果 COPD 患者主诉呼吸困难逐渐加重且无法通过标准治疗得到缓解，则存在上述可能。

■ 不要忘记听心音，特别是如果患者无明显呼吸系统疾病病因且无心力衰竭症状——则存在主动脉瓣狭窄所导致的明显气短的可能。

在年轻患者和中年患者中，随着压力加重或无其他明显情况时的叹气式说话和气短——特别是如果患者在运动时没有持续性症状——则很可能是由通气过度导致。

六、危险信号

☑ 体重减轻和杵状指伴有气短提示支气管癌，但也有可能是支气管扩张症——安排紧急 CXR。

☑ 哮喘可能伴随心力衰竭——听诊时可能没有捻发音。寻找老年患者 CCF 的其他迹象，并考虑进行适当的检查和治疗。

☑ 请记住，急性病因可能连带发生——例如，注意哮喘患者可能会发生气胸。

☑ 心力衰竭预后不良；寻找潜在病因（例如高血压）安排超声心动图，并开始使用 ACE 抑制剂。

☑ 不要忽略贫血的可能——与普遍的看法相反，贫血往往会导致气短而不是疲劳。

笔记：

第四节　成人咳嗽

一、GP 概述

患者似乎十分害怕和重视这种症状——将其作为可能

发生癌症的标志或使用抗生素的理由。大多数咳嗽只是病毒性 URTI，但 GP 应注意其他可能性，尤其是当症状持续存在时。

二、鉴别诊断

（一）常见

- URTI。
- 下呼吸道感染（lower respiratory tract infection，LRTI）。
- 哮喘。
- COPD。
- ACE 抑制剂不良反应。

（二）偶发

- 吸烟（包括被动吸烟）。
- 肺肿瘤（原发性或继发性）。
- 鼻炎。
- GORD。
- LVF。
- 支气管扩张症。
- 误吸（例如脑卒中后）。

（三）罕见

- 结核病（tuberculosis，TB）。
- 其他药物不良反应（例如氨甲蝶呤）。
- 肺纤维化。
- 纤维化肺泡炎。

- 外源性变应性肺泡炎。

- 心因性的。

- 喉癌。

- 吸入异物。

- 膈肌刺激（例如脓肿）。

三、速查表 5-4

	URTI	LRTI	哮喘	COPD	ACE 抑制剂不良反应
伴随气短	无	可能	可能	有	无
湿性咳嗽	可能	有	可能	有	无
持续或反复咳嗽	无	无	有	有	有
可听见的喘息声	无	可能	可能	可能	无
使用 ACE 抑制剂	可能	可能	可能	可能	有

四、可能进行的检查

大概率进行：无。

可能进行：FBC、ESR/CRP、肺量计法、呼气流量峰值（peak expiratory flow rate，PEFR）。

附加检查：痰检、心脏检查、血清沉淀素、院内的检查，如 CT 扫描和支气管镜检查。

- FBC：恶性肿瘤和慢性病的 Hb 可能会降低；在感染时 WCC 指数升高，在变态反应时嗜酸性粒细胞指数升高。

▪ ESR/CRP：在肿瘤、感染和炎症时指数升高。

▪ CXR：在多种相关数值差异中存在病因线索，例如 LRTI、肿瘤和 TB。

▪ 肺量计法：可能表现出特征模式，特别是在哮喘、COPD 和肺纤维化中。

▪ 系列峰值流量：可能有助于诊断哮喘（指南建议检测疑似哮喘患者的呼气一氧化氮，但这可能并不实用或不可用）。

▪ 痰检：可能有助于诊断 TB，有时有助于指导 LRTI 或 COPD 加重期的抗生素治疗。

▪ 心脏检查：若疑似 LVF，进行 BNP 或超声心动图检查。

▪ 血清沉淀素：疑似外源性变应性肺泡炎时进行。

▪ 院内的检查：可能需要进一步检查，如 CT 扫描或支气管镜检查，以明确 CXR 的异常情况或采取临床质疑。

五、重要提示

▪ 向患者解释，URTI 所导致的咳嗽持续 3 周并不罕见，这将减少不必要的复诊。

▪ 若患者持续咳嗽，仔细了解诱发因素的病史比胸部听诊更有助于作出诊断。

▪ 若咳嗽患者为中老年吸烟人群，安排其进行 CXR 检查更为简便。

▪ 与 ACE 抑制剂相关的咳嗽症状可能在开始治疗后数月——甚至更长时间才会出现。在停止治疗后 1～4 周内咳嗽开始减轻，但可能需要 3 个月才能完全恢复。

　　▪ 若持续咳嗽但显示正常且无胸部体征，可考虑哮喘、胃肠道疾病和鼻炎——可能需要对考虑的每一种疾病进行治疗试验才能确诊。

六、危险信号

　　▪ 记得询问患者的国外旅居史。虽然非典型肺炎和结核病十分少见，但不排除其可能性。

　　▪ 注意吸烟患者若存在持续咳嗽、体重减轻和声音变化等症状，安排 X 线检查以排除恶性肿瘤。

　　▪ 盗汗并伴有持续咳嗽提示出现严重病变，如 TB 或恶性肿瘤。

　　▪ 注意使用免疫抑制剂的患者，此类药物可能会改变患者的临床表现并且易导致严重并发症，在某些情况下，药物本身（如氨甲蝶呤）就是咳嗽的病因。

　　笔记：

第五节　儿童咳嗽

一、GP 概述

　　儿童咳嗽是 GP 最讨厌的症状，因为它很容易被忽视。通常需要安抚和解释来建立患儿父母和患儿间的纽带。认真对待患儿家长，并给予同情：患儿夜间咳嗽往往会影响家长睡眠和家庭平静。

二、鉴别诊断

（一）常见

- URTI。
- 细支气管炎（患者一般在 2 岁以下）。
- 鼻后滴漏综合征（例如 URTI 后、变应性鼻炎）。
- 哮喘。
- 肺炎。

（二）偶发

- 百日咳。
- 复发性病毒性喘息。
- 多触发喘息。
- 哮吼。
- 吸入异物。
- GORD。
- 心理性的。

（三）罕见

- TB。
- 囊性纤维化。
- 耳道内有耳垢或异物。
- 免疫缺陷。
- 间质性肺疾病。
- 先天性（如气管、食管瘘）。

三、速查表 5-5

	URTI	细支气管炎	鼻后滴漏	哮喘	肺炎
患儿不舒适	无	可能	无	可能	有
胸部体征	无	有	无	可能	可能
春夏季病情加重	无	无	可能	可能	无
明显的鼻卡他	有	可能	有	可能	无
咳嗽 > 3 周	无	可能	可能	有	可能

四、可能进行的检查

大概率进行：无。

可能进行：FBC、ESR/CRP、CXR、系列峰值流量或肺量计法。

附加检查：百日咳血清学、发汗试验、二级医疗检查（例如间质性肺疾病或免疫缺陷）。

▨ FBC、ESR/CRP：在感染中 WCC 指数升高——百日咳中淋巴细胞明显增多；在任何炎症过程中 ESR/CRP 都会升高。

▨ CXR：对 LRTI、TB、吸入异物、囊性纤维化可能有帮助。

▨ 系列峰值流量或肺量计法：用于诊断哮喘（指南建议，若患者为 5 岁以上的疑似哮喘儿童，呼出气一氧化二氮检查可能不实用或不可用）。

▨ 百日咳血清学：如果临床怀疑百日咳则需要确认。

发汗试验：用于囊性纤维化。

其他二级医疗检查：转诊后可能需要（例如间质性肺疾病或免疫缺陷）。

五、重要提示

若患者持续阵发性咳嗽3周以上，考虑百日咳——它比大多数人和医生所意识到的要常见得多。

指导患儿家长有关 URTI 相关咳嗽的可能持续时间和可采取的简单措施。避免开处方，因为一旦患儿出现轻微的自限性疾病，家长就会倾向于寻求医生的帮助。

对于哮喘患儿，咳嗽是哮喘控制不佳的表现——检查疗法、依从性和吸入器操作。

许多父母担心咳嗽可能会对孩子有害。向患儿家长解释咳嗽通常只是"保持肺部通畅"的一种方式，可消除患儿家长的忧虑。

耳道异物是一种不常见但可治疗的病因。

许多患儿家长想知道为什么孩子在学龄前没有得到哮喘的明确诊断，特别是在进行支气管扩张剂治疗后。因此，有必要向患儿家长解释目前学前儿童喘鸣分类的方式和原因。

心因性咳嗽通常不会在夜间发生。

六、危险信号

父母倾向于关注孩子的咳嗽。但在急性情况下，更要紧的是呼吸窘迫的症状和体征——NICE 针对发热儿童的"红绿灯系统"对发热儿童的急性咳嗽帮助很大,有助于指导入院。

　　◪　在没有 URTI 的情况下,患儿若突发剧烈咳嗽,应考虑异物吸入。

　　◪　注意自幼体弱的"哮喘控制不佳的患者"——疑似囊性纤维化。

　　◪　区分身体不适的患儿是肺炎和还是支气管炎是很困难的。肺炎患儿往往会发高烧且听诊时有局灶性捻发声;患有细支气管炎的 2 岁以下(最常见于出生后一年)儿童,发热症状较轻,听诊时有较多的泛音。无论诊断结果如何,如果孩子身体不适伴呼吸窘迫,需要入院。

　　◪　如果哮吼患儿在休息时出现喘鸣或胸骨上/肋间凹陷,或者激越或嗜睡,面色苍白或发绀,或者脉搏或呼吸频率加快,应入院治疗。

笔记:

第六节　咳血

一、GP 概述

　　患者总是认为这种相对不常见的症状表示严重疾病——该症状在基层医疗中也不常见。在临床,所咳血液的来源可能不是很明显:很多时候,鼻子或喉咙里的血可能与唾液一起被咳出来(假性咯血),只是被患者表述为了"咳血"。

二、鉴别诊断

（一）常见

- ☑ 胸部感染。
- ☑ 肺栓塞（pulmonary embolism，PE）。
- ☑ 支气管癌。
- ☑ 肺水肿。
- ☑ 长期咳嗽。

（二）偶发

- ☑ 支气管扩张。
- ☑ 二尖瓣狭窄。
- ☑ 结节性多动脉炎。
- ☑ 肺结核。
- ☑ 喉瘤或气管肿瘤。

（三）罕见

- ☑ 与 SLE 相关。
- ☑ 曲霉病。
- ☑ 肺出血 - 肾炎综合征。
- ☑ 外伤导致的挫伤。
- ☑ 肺动静脉畸形（50% 的与遗传性出血性毛细血管扩张有关）。

三、速查表 5-6

	胸部感染	PE	支气管癌	肺水肿	长期咳嗽
脓痰	有	无	可能	无	可能
粉红色泡沫痰	无	无	无	有	无
胸部体征	有	可能	可能	可能	无
呼吸短促	有	有	可能	有	无
发热	有	可能	可能	无	无

四、可能进行的检查

大概率进行：CXR。

可能进行：FBC、ESR/CRP、自身抗体筛查、痰液、脉搏血氧仪。

附加检查：支气管镜检查、肺栓塞的二级医疗检查、超声心动图、其他胸部成像（例如 CT 扫描）。

▫ CXR：这是检测所列多种病因的唯一有价值的检查。

▫ 痰微生物学：可能需要寻找抗酸结核杆菌。

▫ FBC 和 ESR/CRP：用于贫血（LVF 和恶性病）；在感染时 WCC 指数升高，在恶性肿瘤、感染和炎症时 ESR/CRP 升高。

▫ 自身抗体筛选：用于疑似结缔组织疾病。

▫ 脉搏血氧饱和度仪：缺氧指向严重的急性肺部病变。

院内检查：根据可能的病因，可以考虑其他各种检查。在转诊后通常由医院专科医生安排检查，例如：支气管镜检查、肺栓塞检查、CT扫描和超声心动图检查。

五、重要提示

在年轻患者中，咳血常由剧烈咳嗽引起。如果情况确实如此，并且轻微咳血，切勿安排CXR，以免引起患者不必要的焦虑。

仔细了解患者病史。患者主诉用词可能会使医生混淆咳血和呕血。

不要忘记大多数患者（尤其是吸烟者）会担心该症状指向癌症。在适当的时候坚定地进行安抚，及早检查疑似病例，向患者充分解释安排CXR检查的原因，并为后续治疗做出明确安排。

六、危险信号

任何出现明显咳血的吸烟者都应该进行CXR检查——特别是在有其他不良特征，例如气短、体重减轻、持续咳嗽或杵状指的情况下。

PE会导致突然发作的气短伴胸膜痛。如果没有其他明显病因，特别是在患者有心动过速的情况下，请考虑该诊断。深静脉血栓（deep vein thrombosis，DVT）的迹象可能只会出现在后期，或者有时根本不会出现。

英国的结核患者人数有增加的趋势。若患者为老年人、移民和流浪者考虑该可能。可能会与恶性肿瘤混淆。

　　　　如果咳血持续存在，即使 CXR 检查没有问题，也要安排转诊——有些病变通过 X 线可能看不出来，或者可能在一段时间后才会出现。可能需要进行其他检查。

笔记：

第七节　心悸

一、GP 概述

　　对 GP 而言，心悸症状十分常见，有时单独发生，但更多的时候是和其他症状混在一起。患者使用"心悸"来描述各种感觉，重要的是 GP 要准确把握患者想要表达的意思。心脏病因相对少见；对心脏问题的焦虑及焦虑导致的心悸是很常见的。

二、鉴别诊断

（一）常见

- 焦虑（对正常心跳的强烈意识）。
- 窦性心动过速（例如应激、发热、运动）。
- 心房异位。
- 心室异位。
- 室上性心动过速（supraventricular tachycardia，SVT）。

（二）偶发

▱ 结构性心脏病（例如心脏瓣膜病、心肌病）。

▱ 甲状腺毒症（即使没有心室异位症，也会出现合并窦性心动过速和意识增强）。

▱ 绝经（由于突然血管舒张）。

▱ 心房颤动［心房纤颤（atrial fibrillation，AF）-各种病因，例如缺血性心脏病（ischaemic heart disease，IHD）、二尖瓣疾病、酒精］。

▱ 医源性（例如地高辛、硝苯地平）。

▱ 心房扑动。

▱ 倾倒综合征（例如减重术后）。

（三）罕见

▱ 心脏传导阻滞（尤其是传导阻滞发生变化时）。

▱ 病态窦房结综合征。

▱ 药物滥用。

▱ 室性心动过速（ventricular tachycardia，VT）。

▱ 嗜铬细胞瘤。

▱ 类癌综合征。

三、速查表 5-7

	焦虑	窦性心动过速	心房异位	心室异位	SVT
突然发作	可能	无	可能	可能	有
心跳加速	有	有	无	无	有

续表

	焦虑	窦性心动过速	心房异位	心室异位	SVT
心跳暂停	可能	无	有	有	无
潜在心脏病	无	无	无	可能	可能
发作期间心率/心律异常	无	有	有	有	有

四、可能进行的检查

大概率进行：ECG、TFT。

可能进行：U&E、24 小时心电图或事件监测。

附加检查：超声心动图、进一步二级医疗心脏检查、24 小时尿液 5- 羟基吲哚乙酸（5-hydroxyindoleacetic acid，5HIAA）、24 小时无尿儿茶酚胺和香草基扁桃酸（vanillyl-mandelic acid，VMA）。

◨ ECG：可能显示出心律失常或证明缺血性心脏病或沃 - 帕 - 怀综合征。

◨ TFT：甲状腺毒症可引起心悸或使其他疾病恶化。

◨ U&E：电解质紊乱会诱发或加重某些心律失常。

◨ 24 小时心电图或事件监测：为心律失常提供 ECG 证明。

◨ 超声心动图：检查可能的结构性病变，例如心脏瓣膜病或心肌病。

◨ 进一步的二级医疗检查：可能包括对潜在缺血性心脏病的检查。

◨ 24 小时尿液 5HIAA：如果怀疑类癌综合征。

▣　24小时无尿儿茶酚胺和VMA：如果怀疑嗜铬细胞瘤。

五、重要提示

▣　花时间了解患者的详细病史，因为患者对"心悸"的理解可能与你有明显的不同。

▣　在发作性病例中，建议患者在发作时及时到外科或急诊就诊，做 ECG 检查。

▣　患者很容易就学会测量自己的脉搏。自我报告的脉搏率对确诊有很大帮助，或者他们可以用各种家用电子仪器测量自己的脉搏，但不要忽略神经衰弱的可能。

▣　大多数心悸患者害怕患心脏病，这种焦虑会加重心悸症状。确保尽可能消除这种恐惧。

六、危险信号

▣　多发性或多灶性心室异位提示明显的缺血性心脏病——如果伴随梗死，则可能预示 VT 或纤维性颤动。

▣　年轻的成人患者突发心动过速，且伴呼吸困难、头晕、胸痛和多尿，提示明显的 SVT。

▣　认真对待与晕厥有关，或在运动后出现，或有心脏病史，或有 40 岁以下猝死家族史的心悸患者。出现以上情况都需要转诊。

▣　请记住，地高辛既可以加重也可以治疗某些心律失常。

笔记：

第六章　耳朵（EAR）

第一节　耳聋

一、GP 概述

耳聋往往使患者感到沮丧。对儿童来说，它会造成教育上的困难，引发父母的担忧。对成年人来说，它会导致日常生活上的困难，并且患者可能会因此受到歧视。在英国，有 300 万成年人患有不同程度的持续性耳聋。本文不包括出生前获得的先天性耳聋。

二、鉴别诊断

（一）常见

- 耳垢。
- 中耳炎。
- 外耳炎。
- 胶耳（浆液性中耳炎）/ 咽鼓功能障碍。
- 老年聋（老年性耳聋）。

（二）偶发

- 梅尼埃病。
- 耳硬化症。
- 噪声对耳蜗的伤害。
- 耳气压伤。
- 病毒性听神经炎。
- 大鼻息肉或鼻咽肿瘤。
- 药物：过量使用链霉素、庆大霉素和阿司匹林。

（三）罕见

- ☑ 血管性疾病（出血、耳蜗血管血栓形成）。
- ☑ 听神经瘤。
- ☑ 维生素 B_{12} 缺乏症。
- ☑ 中枢神经系统（central nervous system，CNS）病因（例如多发性硬化、脑继发癌）。
- ☑ 胆脂瘤。
- ☑ 佩吉特病。
- ☑ 创伤性的（如鼓膜或听小骨损伤）。

三、速查表 6-1

	耳垢	OM	OE	胶耳 /ET	老年痴呆症
疼痛	可能	有	有	无	无
耳郭牵引痛	无	无	有	无	无
EAM 分泌物	可能	可能	有	无	无
传导性耳聋	有	有	有	有	无
鼓膜有液平面	无	无	无	有	无

注：外耳道（external auditory meatus，EAM）。

四、可能进行的检查

大概率进行：（儿童）听力图和鼓室声导抗测试。

可能进行：耳拭子。

附加检查：FBC/ 维生素 B_{12} 水平，颅骨 X 线，进一步影像学检查。

◪ 听力测量可量化听力损失，区分感音神经性听力损失与传导性听力损失。

◪ 鼓室声导抗测试能测量鼓膜的功能状态。中耳存在积液时，鼓室声抗导曲线无明显峰值。

◪ 耳分泌物拭子采集：分泌物拭子检查可指导难治性中耳炎的治疗。

◪ FBC/维生素 B_{12} 水平：确认维生素 B_{12} 缺乏。

◪ 颅骨 X 线：针对佩吉特病。

◪ 进一步影像学检查：如果怀疑听神经瘤、多发性硬化症或脑部病变，可由专科医生安排 CT 和 MRI 扫描。

五、重要提示

◪ 如果家长怀疑孩子失聪，要谨慎治疗。胶耳可能没有任何体征，但可通过鼓室声导抗测试进行诊断。

◪ 提醒中耳炎患者，听力可能需要几周时间才能完全恢复正常——可避免患者抱怨"抗生素无效"而进行不必要的就诊。

◪ 在没有明显症状，也没有既往严重耳部疾病史的情况下，推迟全面的病史询问和检查——相反，要快速检查耳道。如果疑似存在耳垢，请安排注射器冲洗。只有在没有耳垢或注射器冲洗不能解决问题时，才需要进行更详细的评估。

◪ 记住林纳试验和韦伯试验的操作方法和解析——这对于评估复杂的病例帮助极大。

六、危险信号

▪ 如果出现进行性单侧感觉神经性耳聋——尤其是伴耳鸣、眩晕或神经系统症状或体征时，可能是听神经瘤。

▪ 除此之外，成年患者的原因不明且持续存在的浆液性中耳炎可能是鼻咽癌所致——请转诊至鼻咽腔部门进行紧急检查。

▪ 突然性重度感音神经性耳聋通常是病毒性或血管性的，需要在病情突发当天进行耳鼻喉科评估。

▪ 耳硬化症需要早期诊断才能保证有效治疗。对于年轻成年患者的不明原因的传导性耳聋，特别是有家族病史情况下，考虑耳硬化症的可能。

笔记：

第二节　耳痛

一、GP 概述

耳痛是家长下班后为孩子打电话咨询最常见的原因。父母和孩子一样都会感到焦虑，在电话中给予适当的建议也可以大大缓解他们的焦虑。与儿童相比，成人耳痛的病因更为多样，可起源于耳郭、耳道、中耳和邻近结构（牵涉性痛）。

二、鉴别诊断

（一）常见

- 感染性 OM：细菌 / 病毒。
- 感染性 OE：细菌 / 真菌 / 病毒。
- 耳郭和耳道的疖和痈。
- 外伤（尤其是棉签所致）和异物（包括耳垢）。
- 咽喉问题：扁桃体炎 / 咽炎 / 扁桃体周围脓肿。

（二）偶发

- 颞下颌关节（temporomandibular joint，TMJ）功能障碍。
- 牙脓肿。
- 阻生智齿。
- 三叉神经痛。
- 耳道湿疹 / 脂溢性皮炎。
- 外螺旋结节性软骨皮炎。

（三）罕见

- 坏死性（或恶性）外耳炎。
- 乳突炎。
- 颈椎病。
- 胆脂瘤。
- 恶性疾病。
- 耳气压伤。

三、速查表 6-2

	OM	OE	疖	创伤	咽喉问题
分泌物	可能	有	可能	可能	无
牵拉耳郭和按压耳屏时疼痛	无	有	有	可能	无
鼓膜发红、鼓胀	有	无	无	无	无
耳聋	有	可能	无	可能	无
吞咽疼痛	无	无	无	无	有

四、可能进行的检查

大概率进行：无。

可能进行：耳拭子。

附加检查：颞下颌关节、牙齿和乳突骨的 X 线检查，FBC，嗜异性凝集试验（Paul-Bunnell 测试）。

■ 经验性一线治疗失败后，如果存在耳道分泌物，可进行耳拭子检查。

■ 乳突骨 X 线检查，如果乳突清晰，可排除乳突炎——通常由专科医生安排检查。TMJ 和牙齿的 X 线检查由牙医或口腔外科医生负责。

■ 疑似腺热时可采用 FBC 和嗜异性凝集试验。尽管没有具体的治疗方法，诊断也可以为进一步的治疗提供线索和指导意见

■ 进一步的专科检查可能包括CT/MRI，这是充分（无

创性）检查内耳和颞骨解剖结构的唯一方法。

五、重要提示

◢ 耳道持续存在的分泌物会阻碍 OE 的相关治疗，并掩盖可能的潜在病因。必须进行耳清洗。

◢ 如果插入耳镜会引起疼痛，极可能是外耳道炎或疖子。

◢ 不要忘记询问患者的创伤情况——特别是棉棒造成的损伤。用棉棒挖耳垢往往会使耳道和鼓膜发炎，类似感染。

◢ 极度耳痛：在诊断病因和进行治疗时，不要忽略适当镇痛。

六、危险信号

◢ 如果分泌恶臭分泌物超过 10 天，考虑乳突炎。观察耳后是否有肿胀和耳郭是否向下移位。

◢ 对于老年糖尿病患者或免疫功能低下的人，如果出现与外耳道炎明显不相称的耳痛时，考虑坏死性（或恶性）外耳道炎。他们也可能出现高热和面瘫。应紧急转诊。

◢ 不要急于诊断儿童中耳炎——URTI 和哭泣不可避免地会导致鼓膜发红。乱开处方可能会导致医源性问题或诊断错误。

◢ 注意耳痛原因不明且难以治疗的老年患者——应转诊以排除鼻咽癌。

笔记：

第三节　耳朵分泌物

一、GP 概述

　　耳朵分泌物常见于游泳者和热带旅行归来者。通常，水被堵在耳垢后会导致耳垢瘀积，进而造成感染。绝大多数病例可通过简单的治疗方式解决，但要留意罕见严重病因。

二、鉴别诊断

　　（一）常见

- 疖。
- 急性化脓性 OM。
- 感染性 OE：病毒性、细菌性和真菌性。
- 慢性化脓性中耳炎。
- 变应性外耳炎：脂溢性皮炎、湿疹、银屑病。

　　（二）偶发

- 胆脂瘤。
- 创伤：通常由过度用力清洁耳朵导致。
- 大疱性鼓膜炎（出血性外耳炎）。
- 异物感染（昆虫、儿童短衫上的珠子）。
- 大量耳垢液化。

　　（三）罕见

- 乳突炎。
- 坏死性（或恶性）外耳炎。

▫ EAM 的鳞状细胞癌和基底细胞癌（罕见）。

▫ 阻塞性角化病（大量异常脱落的上皮组织和耳垢：与慢性支气管炎和支气管扩张症相关）。

▫ 耳带状疱疹。

▫ 脑脊液（cerebrospinal fluid，CSF）耳漏。

三、速查表 6-3

	疖	OM	感染性 OE	慢性 OM	变应性 OE
无痛	无	无	可能	有	可能
其他皮肤病	可能	无	无	无	有
耳屏触痛	有	无	有	无	有
鼓膜穿孔	无	有	无	有	无
同侧耳聋	无	有	可能	有	可能

四、可能进行的检查

大概率进行：无。

可能进行：拭子采集，尿液分析。

附加检查：颅骨 / 乳突 X 线检查、CT 或 MRI 扫描、听力测验法。

▫ 耳朵分泌物拭子采集：有助于指导难治性病例的治疗。

▫ 尿糖：如果感染反复发作（尤其是疖），要排除糖尿病的可能。

▣ 对于乳突炎，乳突 X 线检查可显示乳突气房呈混浊状。

▣ CT 或 MRI 扫描是检查肿瘤和胆脂瘤是否侵袭颞骨的最佳方法。

▣ 听力测验法可用于评估慢性 OM 的基线听力损失，所以也可以用来检测患者手术治疗后的听力恢复情况。

▣ 颅骨 X 线：对于脑脊液耳漏患者，可能显示颅中窝骨折（严重创伤后在医院进行检查）。

五、重要提示

▣ 外耳炎反复发作：为尽量减少后期问题，建议患者避免耳朵进水并停止使用棉签清洁耳垢。还要对任何潜在的皮肤病进行治疗。

▣ 当耳朵有分泌物时，如果牵拉耳屏时有疼痛感，则提示外耳炎或疖；对于外耳炎患者，牵拉耳屏时倾向于瘙痒感而不是疼痛感。

▣ 大多数外耳炎和中耳炎病例可通过经验性治疗治愈，因此不需要做拭子采集。仅需检查患者是否对一线治疗无反应。

▣ 如果不能确定诊断，一定要在初次治疗后进行随访，以观察鼓膜状况；若持续性分泌物阻碍了检查的进行，请转诊至耳鼻喉科（ear，nose and throat，ENT）门诊进行洗耳和进一步的评估。

六、危险信号

　　▨　乳突处发热、刺痛和肿胀提示乳突炎：应紧急转诊。

　　▨　如果常规治疗不能清除耳朵分泌物，可使用微型吸管（洗耳器）以加快清除耳朵分泌物，并排除明显的中耳疾病。

　　▨　极少数情况下，中耳感染产生的分泌物会向中枢发展，例如引起脑膜炎或脑脓肿——因此，如果任何有耳部分泌物的患者出现意识错乱或神经系统体征，请立即转诊。

　　▨　在鼓膜穿孔的情况下，使用氨基糖苷类或多黏菌素滴剂有耳毒性风险（即使存在鼓膜穿孔，一些专科医生也会使用此类滴剂）。使用可能有耳毒性的滴剂时，请尽可能确定患者是否存在耳膜穿孔。

　　▨　要注意老年糖尿病患者或免疫功能不全的人群的严重外耳炎——它可能是坏死性的（恶性的）。

　　笔记：

第四节　耳鸣

一、GP 概述

　　耳鸣指在耳朵或头部听到噪声（几乎是主观性的）。它们通常被描述为如同哨音叫壶、发动机声或与心跳同步的声音。作为一种短暂的现象，它很常见（通常伴 URTI

发作）——GP 不常见这种病例。高达 2% 的人会出现更严重的持续性耳鸣。耳鸣令患者感到痛苦，并可能引起继发性抑郁症和失眠。客观性耳鸣罕见。

二、鉴别诊断

（一）常见

▨ 耳垢。

▨ 听力损失（20% 的病例：慢性噪声损伤和老年性耳聋）。

▨ 化脓性中耳炎（也包括慢性感染和浆液性 OM）。

▨ 耳硬化症。

▨ 梅尼埃病。

（二）偶发

▨ 在突然的巨响（例如枪声）之后。

▨ 头部受伤（尤其是颅底骨折）。

▨ 阻生智齿和 TMJ 功能障碍。

▨ 药物：阿司匹林过量、髓袢利尿剂、氨基糖苷类、奎宁。

▨ 高血压和动脉粥样硬化。

（三）罕见

▨ 听神经瘤。

▨ 腭部肌阵挛（客观上可检测到）。

▨ 动静脉瘘和动脉杂音（客观上可检测到）。

▨ 严重贫血和肾衰竭。

▨ 颈静脉球瘤（客观上可检测到）。

三、速查表 6-4

	耳垢	听力损失	中耳炎	耳硬化症	梅尼埃病
突然发作	有	无	有	无	可能
耳朵疼	可能	无	有	无	无
林纳试验呈阳性	无	有	可能	无	有
眩晕	可能	无	可能	无	有
高音性耳鸣	无	可能	无	无	有

四、可能进行的检查

大概率进行：无。

可能进行：鼓室导抗图、听力图、MRI 扫描（通常都在二级医疗中）。

附加检查：FBC、U&E、颅骨 X 线检查、血管造影术（后两者在二级医疗中进行）。

◾ FBC 和 U&E：如果怀疑有贫血或肾衰竭。

◾ 鼓室导抗图检测中耳功能和镫骨反射阈值。听力图可以客观地评估听力损失。

◾ 脑血管造影：如果怀疑血管病变。

◾ MRI 扫描：检查内耳和颅骨结构性病变的最灵敏的方法。

◾ 颅骨 X 线检查：如果伴严重的头部外伤。

五、重要提示

■　因为耳鸣潜在的致衰性，大多数患者害怕被诊断为耳鸣。如果病因明显是自限性或可治疗性的，要花时间安抚患者的情绪。

■　降低持续性耳鸣患者的转诊门槛。虽然可能没有具体的治疗方法，也不要错过可治愈性疾病，并让患者使用耳鸣屏蔽器，以表明你的重视态度。

■　准备对持续性耳鸣患者进行再评估，因为可能会出现新的症状。例如，在梅尼埃病患者中，耳鸣会先于其他症状几个月，甚至几年出现。

六、危险信号

■　如果耳鸣患者的抑郁症已经严重到足以产生自杀行为的程度，对患者进行全面的心理评估并考虑试用抗抑郁药。

■　对于持续性传导性耳聋的年轻患者（15 ～ 30 岁），考虑耳硬化症——特别是有家族病史的患者。早期诊断十分重要。

■　进行性单侧耳聋伴耳鸣可由听神经瘤引起。通过转诊进行 MRI 扫描来排除该可能。

笔记：

第七章　眼睛（EYE）

第一节　眼睛发红、剧痛

一、GP 概述

眼睛发红、剧痛是患者进行紧急手术预约的常见原因。如果有来访需求，全科医生应尽量在有最佳检查条件和设备的地方进行手术会诊。医生需仔细检查以评估视敏度、角膜状态和瞳孔反射。

二、鉴别诊断

（一）常见

- 急性结膜炎（过敏或感染）。
- 急性虹膜炎。
- 急性青光眼。
- 角膜炎 / 角膜溃疡。
- 眼外伤或浅表存在异物。

（二）偶发

- 巩膜外层炎。
- 巩膜炎。
- 干燥性角膜结膜炎
- 外伤: 挫伤、穿入伤、烧伤（电光性眼炎、化学伤）。
- 眼眶蜂窝织炎。

（三）罕见

- 颈动脉海绵窦瘘（颈动脉瘤破裂）。
- 痛风（结膜或巩膜中尿酸盐沉积）。

- 肉芽肿性病变：TB、结节病、弓形虫病。
- 盘尾丝虫病（由非洲黑蝇传播）。
- 肿瘤：原发性眼瘤，鼻咽肿瘤侵袭。

三、速查表 7-1

	结膜炎	虹膜炎	青光眼	角膜炎 /溃疡	擦伤 /FB
分泌物	有	无	无	可能	可能
视觉障碍	无	有	有	可能	可能
抱轮红赤	无	有	可能	可能	无
瞳孔反射微弱	无	有	有	无	可能
角膜模糊	无	可能	有	可能	无

四、可能进行的检查

在临床中，对于全科医生而言，例如结膜炎或眼表异物此类疾病是很容易治疗的，但在其他状况下，往往需要紧急转诊。因此，全科医生在治疗目赤疼痛方面的作用是非常有限的。

- 分泌物拭子作微生物学检查：在极偶然的情况下，对于常规治疗无效的结膜炎是有帮助的。

- 血液：WCC 和 ESR/CRP 指数上升可能有助于确诊炎症性疾病。如疑似类风湿性关节炎（rheumatoid arthritis，RA）中的类风湿因子；在强直性脊柱炎中，人类白细胞抗原（human leucocyte antigen，HLA）-B27 通常呈阳性。在怀疑患胶原病（如虹膜炎）时，后一种检查通常在日常而非紧急情况下进行。

▣　若疑似急性青光眼，测量眼压是必不可少的检查。这项检测通常由专科医生来进行。

五、重要提示

▣　如果对诊断持严重怀疑，请进行紧急评估。若延迟治疗可能会造成严重后果。

▣　不要依赖患者对视力模糊的主观评估——检查视敏度。

▣　记得外翻上眼睑以检查是否有隐匿异物。

▣　取出异物 24 ～ 48 小时后，对患者进行复查以确保角膜已经愈合。

六、危险信号

▣　当检查出红眼时，千万不要使用散瞳剂：否则会诱发急性青光眼。

▣　双侧红眼通常是由结膜炎引起的。如果是单侧红眼，要考虑其他病因。

▣　未能识别出已患疱疹性角膜溃疡或急性青光眼可能导致永久性视力丧失。如有疑问，请咨询急诊科医生意见。

▣　在绝对确诊疾病，并且已经排除疱疹性溃疡的情况下，才可以使用类固醇滴剂。

▣　在处理异物时要仔细查看病史。任何高速撞击（如碎状金属物）的可能性都需要急诊科医生评估，以排除眼内异物。

■　隐形眼镜佩戴者面临着许多严重眼部问题的风险——请任何单侧红眼的隐形眼镜佩戴者在当天咨询急诊科医生。

笔记：

第二节　复视

一、GP 概述

复视往往表现为双眼复视，由于一些可能的原因，一只眼睛的活动会受到限制。虽然这作为一种表现症状相对少见，但大多数原因很明显，因此仔细的评估是必不可少的。

二、鉴别诊断

（一）常见

■　生理性（聚焦太近，或察觉到比聚焦对象更近的物体）。

■　中毒：处方镇静药，非处方药，尤其是过量酒精、麻醉剂、苯二氮䓬类药物。

■　脑卒中。

■　轻度头部损伤导致暂时复视。

■　面部骨骼创伤：眼眶、颧骨骨折。

（二）偶发

▫ 单一神经病变（如糖尿病、MS）。

▫ 眼眶疾病（通常伴有疼痛和眼球突出）及术后（瘢痕限制眼球活动）。

▫ 吉兰 – 巴雷综合征。

▫ 颅内占位性病变导致第三、第四、第六颅神经麻痹（出血、肿瘤、动脉瘤、脓肿、海绵窦血栓形成）。

▫ 重症肌无力。

▫ 单眼复视：早期白内障，角膜表面不规则（如患有外伤或炎症后）。

（三）罕见

▫ 肌麻痹性偏头痛。

▫ 托洛萨 – 亨特综合征：海绵窦前部或眶上裂肉芽肿或炎性病变。

▫ 眼肌假性麻痹：甲状腺功能异常；杜安氏综合征（先天性外直肌纤维化）。

▫ 眼眶肌炎。

▫ 垂体性突眼。

三、速查表 7-2

	生理性的	中毒	脑卒中	头部损伤	面部骨骼创伤
创伤病史	无	无	无	有	有
瞳孔变形	无	无	可能	可能	无

续表

	生理性的	中毒	脑卒中	头部损伤	面部骨骼创伤
单侧肢体轻度瘫痪	无	无	可能	可能	无
意识受损	无	有	可能	可能	无
面部骨骼畸形	无	无	无	无	有

四、可能进行的检查

大概率进行：无；FBC、ESR/CRP、血脂检查、尿液分析、空腹血糖或糖化血红蛋白。

可能进行：TFT、X线检查、CT/MRI扫描。

附加检查：药物测试、肌电图（electromyography，EMG）、CSF研究、血管造影术。

▫ 在基层医疗中没有对最常见病因的检查——转诊是最可能的处理方法。

▫ FBC、ESR/CRP、血脂检查：如果怀疑脑卒中，无须入院。FBC和ESR/CRP的检查结果可对炎症情况提供一定的依据。

▫ 尿液分析葡萄糖/空腹血糖或糖化血红蛋白：检查潜在糖尿病。

▫ TFT可检测出甲状腺功能亢进。

▫ 其他检查（可能包括上述的一些检查）很可能在二级医疗中进行：创伤病例中的头骨和面部骨骼X线检查；CT或MRI扫描（头部损伤、脑卒中、多发性硬化症、占位性病变）；专业神经学检查（药物测试、单纤维肌电图、

CSF 检查、血管造影术）。

五、重要提示

◪　确认复视是否为双眼复视。单眼复视的鉴别诊断要简易得多。

◪　花些时间来分清症状。有时，患者口述为"复视"，其意思是模糊，反之亦然。

◪　遮盖试验是发现哪只眼睛受到影响的可靠方法。

◪　通常在下楼梯时注意到在向下和向内看时会有复视的症状，这是由第四脑神经麻痹导致的。患者可以通过头部倾斜来弥补，即所谓的眼斜颈。

六、危险信号

◪　中毒合并颅脑损伤在监护医学和急诊室中很常见。强烈建议住院以进行神经学观察。

◪　急性起病复视可很好地反映病理情况的严重性，此类状况需转诊以紧急评估。

◪　间歇性复视不应该被视为无足轻重的——记住存在重症肌无力和多发性硬化的可能性。

笔记：

第三节 眼睑问题

一、GP 概述

由于眼睑离眼睛很近，而且偶尔具有外观修饰作用，所以此类问题会给患者带来一定的苦恼。鉴别诊断广泛——因此，对眼睑问题进行简单的检查时，不应忽视了解病史详情。

二、鉴别诊断

（一）常见

- 针眼。
- 睑缘炎。
- 睑板腺囊肿。
- 黄斑瘤。
- 泪腺阻塞。

（二）偶发

- 眶周水肿（例如眼眶蜂窝织炎、带状疱疹、血管水肿、肾病综合征、虫咬等）。
- 睑外翻。
- 睑内翻（可能是继发性倒睫）。
- 湿疹（脂溢性、过敏）。
- 上睑下垂（先天性、动眼神经麻痹、霍纳综合征、重症肌无力、衰老、强直性肌营养不良）。
- 肌肉问题（肌纤维颤搐、睑痉挛）。

（三）罕见

- 恶性增生（如基底细胞癌）。
- 良性增生（如乳头状瘤、血管瘤）。
- 泪囊炎。
- 脱发。
- 接触传染性软疣。
- 虱子。

三、速查表 7-3

	针眼	睑缘炎	睑板腺囊肿	黄斑瘤	泪腺阻塞
疼痛	有	无	可能	无	无
病史久	无	可能	可能	有	可能
可见性肿胀	有	无	有	有	无
流眼泪	无	无	无	无	有
眼睑发痒	无	有	无	无	无

四、可能进行的检查

大概率进行：血脂分析。

可能进行：尿液分析、FBC、LFT。

附加检查：上睑下垂检查、活检。

- 血脂分析：如有黄斑瘤，可能患有高胆固醇血症。
- 尿液分析：肾病综合征的蛋白尿。
- FBC：在感染过程中（如蜂窝织炎）WCC 升高。
- LFT：肾病综合征中的低蛋白血症。

进一步检查上睑下垂（通常在二级医疗中进行）〔例如：CXR（霍纳综合征）、依酚氯铵试验（肌无力）、血糖和脑部扫描（动眼神经麻痹）〕。

活检——若怀疑是恶性肿瘤。

五、重要提示

睑板腺囊肿经常被患者和医生误诊为针眼，特别是当眼睛被感染时。

尤其在老年群体中，人们可能会忽视伴有继发性倒睫的睑内翻是复发疼痛和流泪的原因。

肌纤维颤搐：间歇性眼轮匝肌局灶性抽搐——无害，但可能引起患者忧虑或惊慌。

许多黄斑瘤患者已经被"注意到"，因此胆固醇已经被测量。在检查之前，请咨询相关问题以防浪费资源。

六、危险信号

眼眶蜂窝织炎需要紧急住院治疗。

双侧上睑下垂病情全天加重表明患有重症肌无力。

新发单侧上睑下垂需要检查——可能的诊断范围从糖尿病到恶性肿瘤。

睫毛脱落是脱发的不良预后标志。

无论是否伴随着明显的睑缘炎，单侧睫毛脱落都可能是眼睑肿瘤的迹象。

笔记：

第四节　闪光感、飞蚊症和短暂视觉障碍

一、GP 概述

这种症状很难弄清楚，尤其是因为患者通常很难确切描述自己的感受。对医生来说，耐心和苦干的态度是必不可少的——大部分线索极可能存在于患者病史中，而不是在医学检查中。本节不包括复视、逐渐丧失视力或突然丧失视力，在其他章节中会讨论以上内容。

二、鉴别诊断

（一）常见

☑　"常见"飞蚊症。

☑　偏头痛。

☑　后玻璃体脱离。

☑　一过性黑蒙。

☑　视网膜脱离。

（二）偶发

☑　颞动脉炎。

☑　血管迷走神经性和直立性低血压（通常引起症状，但很少出现）。

☑　玻璃体出血。

☑　药物治疗（例如：抗胆碱能药物使视力短暂模糊，西地那非使视物变蓝）。

☑　糖尿病控制不良。

☑　TIA。

☑　视神经炎。

（三）罕见

☑　视盘水肿。

☑　由心理创伤造成精神上的异常。

☑　后葡萄膜炎。

☑　癫痫。

☑　心理问题。

三、速查表 7-4

	"常见"飞蚊症	偏头痛	后玻璃体脱离	一过性黑蒙	视网膜脱离
突然发作	无	有	有	有	有
视线模糊	无	可能	无	有	可能
眼部症状在 1 小时内消失	无	有	可能	有	无
闪烁的灯光感	无	可能	有	无	可能
"窗帘"效应	无	可能	无	有	可能

四、可能进行的检查

在这种情况下，除了检查血糖或糖化血红蛋白以检查未确诊的糖尿病或疑似颞动脉炎的急性血沉外，全科医生不太可能发起任何检查。此外，眼科医生或神经科医生将安排紧急或常规转诊后，再视临床情况进行任何需要的检查。

五、重要提示

▨　将其中一些病例"反弹"给当地的验光师以进行评估是有用的。拒绝这种方法——可能会延误一个重要的诊断，而且即使是一次彻底的检查也不可能提供像病史详情那样多的相关信息。

▨　一些患者发现"画出"视觉障碍比口述更容易。

▨　飞蚊症是一种相当常见的症状，要确定的关键问题之一是症状的持续时间。它们出现的时间越长，你就越能确信他们是"标准的"飞蚊症。

▨　记住眼型偏头痛可以发生在没有"平常的"头痛的情况下。

六、危险信号

▨　飞蚊症的突然发作是十分危急的，尤其是伴有闪烁的灯光感或视力模糊的时候。此时需要紧急转诊防止视网膜脱离。

▨　记住颞动脉炎是暂时性视觉障碍的原因之一，特别是针对 50 岁或 50 岁以上的患者。怀疑诊断时使用大剂量类固醇治疗——不要等待验血结果。

▨　记得检查患有偏头痛视觉障碍的年轻女性是否服用联合避孕药，并给出相应的建议。

▨　一过性黑蒙是短暂性脑缺血发作的形式之一，应该采用局部的"TIA 通路"治疗。

笔记：

第五节　逐渐失明

一、GP 概述

在全世界范围内，造成逐渐失明的四个主要原因是：白内障、盘尾丝虫病、缺乏维生素 A 和沙眼。后三种情况在英国罕见。在 65 岁以上的人群中，白内障的患病率为 75%，而在 45～65 岁的人群中，这一比例仅为 20%。在基层医疗中遇到的逐渐丧失视力的大多数病例都是通过验光师治疗的，验光师通常会给患者写一封信，概述问题并建议转诊眼科医生。

二、鉴别诊断

（一）常见

- 白内障。
- 慢性青光眼。
- 糖尿病和高血压性视网膜病变。
- 老年性黄斑变性。
- 渐进性视网膜下脱离。

（二）偶发

- 视网膜脉络膜炎。
- 视神经炎（多发性硬化症）。
- 佩吉特病引起的颅骨病变。
- 色素性视网膜炎。
- 眼眶内或颅内肿瘤。

（三）罕见

☑ 梅毒。

☑ 大脑黄斑变性。

☑ 中毒性弱视（烟草、甲醇、砷、奎宁、二硫化碳）。

☑ 脉络膜黑色素瘤。

☑ 莱伯遗传性视神经萎缩。

三、速查表 7-5

	白内障	青光眼	视网膜病变	黄斑变性	视网膜脱离
单侧视力丧失	可能	可能	可能	可能	有
黄斑中的色素	无	无	无	有	无
渗出物 + 出血	无	无	有	有	无
眼底模糊	有	无	可能	无	无
视杯 > 50%	无	有	无	无	无

四、可能进行的检查

全科医生可能进行的唯一检查是尿液分析和 / 或疑似糖尿病患者的血糖或糖化血红蛋白。如果患者有患青光眼的可能，而且未咨询验光师，那么验光师转诊患者将提供视域和眼压的信息。更多模糊测试，例如视网膜或其他肿瘤的后极超声和 CT 扫描；梅毒血清学检查；佩吉特病的头骨 X 线检查和多发性硬化症的神经学检查——虽然在二级医疗中很少需要，但不可避免地被安排进行。

五、重要提示

▱　验光师通常只会告知老年人有白内障。只有当问题严重损害个人的正常活动时，才需要转诊外科。

▱　白内障在年轻患者中是不常见的，无论视力受损与否，都应立即转诊——因为可能存在罕见的潜在代谢。

▱　记住明显的青光眼或其他导致视力下降的原因可能会使患者不能开车。

▱　有白内障的老年患者经针孔检查视力改善不大，可能也有黄斑变性，因此不太可能从白内障摘除中获益。

六、危险信号

▱　很难确定老年人的症状是逐渐发作的还是突然发作的；如果有疑问，应紧急转诊，因为这可能是急性且可治疗的。

▱　若出现渐进性清晨头痛或逐渐失明的突出症状暗示肿瘤的存在时，应紧急转诊。

▱　逐渐或反复性的视力丧失或伴有其他间歇性神经症状的视物模糊，尤其是在年轻患者中，暗示着可能患有多发性硬化症。

　　笔记：

第六节　眼睛或眼睑发痒或刺痛

一、GP 概述

这是一种恼人的症状，患者可以直接感觉或经验光师检查出来。确定问题是由眼睑还是眼睛本身引起的是十分困难的。通常情况下，此类症状会同时影响两者，原因也会重叠——这就是为什么我们把它们放在一起考虑。

二、鉴别诊断

（一）常见

☐ 变应性结膜炎（通常为花粉热）。

☐ 感染性结膜炎。

☐ 目涩。

☐ 睑缘炎。

☐ 泪腺阻塞。

（二）偶发

☐ 睑外翻。

☐ 睑内翻。

☐ 眼睑湿疹。

☐ 隐形眼镜或隐形眼镜护理液的影响。

☐ 医源性（口服或局部用药）。

☐ 异物（通常表现为疼痛和发红）。

（三）罕见

☐ 阴虱（会影响睫毛）。

　　☑　眼睑松弛综合征（肥胖中年男性群体中伴有眼睑松弛的慢性结膜炎）。

　　☑　皮脂腺癌。

　　☑　甲状腺眼病。

三、速查表 7-6

	变应性结膜炎	感染性结膜炎	目涩	睑缘炎	泪腺阻塞
双侧都有	有	可能	有	有	可能
眼睛发红	有	有	可能	无	无
眼睑发红	可能	无	无	有	无
季节周期性	可能	无	无	无	无
存在分泌物	有	有	可能	无	有

四、可能进行的检查

　　大概率进行：无。

　　可能进行：拭子、希尔默试验。

　　附加检查：TFT、甲状腺自身抗体检查、眼眶核磁共振成像扫描、活检。

　　☑　拭子：有持续分泌物时可能需要；对眼睛发黏的新生儿有必要。

　　☑　希尔默试验：用于检测目涩——可由验光师进行检查。

　　☑　TFT、甲状腺自身抗体检查、眼眶核磁共振成像扫描——在怀疑患有甲状腺眼病时可能需要。

▱　活检：极少进行，如在疑似皮脂腺癌时需要。

五、重要提示

▱　可能难于诊断，而验光师的意见可能有所帮助。

▱　询问非处方药滴剂的使用及其不良反应：这可能会给根本问题提供思路。有时，该药剂本身可能就是病因。

▱　可能很容易忽视睑内翻——要求患者挤压闭合的眼睛，然后突然睁开。在这种情况下，就会出现不易察觉的睑内翻。

▱　请记住，干眼症患者有时会自相矛盾地主诉眼睛会有黏稠状的分泌物。

六、危险信号

▱　要牢记，甲状腺眼病会在生化功能障碍之前出现——如果有疑问，请转诊。

▱　不要忽视异物可以作为可能的病因，特别是在病史模糊且患有单侧症状的情况下。

▱　一只或两只眼睛发黏的新生儿自出生后必须排除衣原体和淋病。

▱　罕见的皮脂腺癌可引起睑缘炎型症状，但伴有局部炎症和局部睫毛脱落。

笔记：

第七节　突然失明

一、GP 概述

突然失明是全科医生遇到的紧急情况之一。大多数原因都需要眼科急诊医生意见，而全科医生几乎无能为力。这种特殊症状在全科治疗中并不常见——必须及时预约或找医生进行咨询并进行仔细检查，以评估病情和排除不需要急诊科治疗。此节不包括视线模糊，比如在某些情况下的眼睛发红、剧痛。

二、鉴别诊断

（一）常见

- 急性青光眼（可能引起模糊但可迅速发展到完全失明）。
- 玻璃体出血。
- 视网膜中央动脉阻塞。
- 偏头痛。
- CVA 或 TIA。

（二）偶发

- 视网膜中央静脉阻塞。
- 眼球后（视）神经炎。
- 视网膜脱离。
- 颞动脉炎。
- 后葡萄膜炎。

（三）罕见

- ☑ 癔症。
- ☑ 皮质盲（非血管）。
- ☑ 视神经损伤。
- ☑ 奎宁中毒。

三、速查表 7-7

	急性青光眼	玻璃体出血	视网膜中央动脉阻塞	偏头痛	TIA/CVA
前面有斑点和闪烁的灯光	无	可能	无	有	可能
继发头痛	可能	无	无	有	可能
眼睛疼痛	有	无	无	无	无
无红光反射	无	有	无	无	无
患病瞳孔扩张或不变	有	无	有	无	无

四、可能进行的检查

在实践中，因为绝大多数病例都被紧急转诊，所以当下没有什么可以做的。因此，通常是在事件发生后，几乎所有的检查都将由专科医生安排以寻找根本病因。此类检查包括以下内容。

- ☑ 糖尿病的筛查：未发现的视网膜病变可能先于玻璃体出血。

- ☑ FBC：视网膜中央静脉阻塞时可引起红细胞压积（packedcell volume，PCV）升高。

- ESR：颞动脉炎时升高。
- 后葡萄膜炎需要多次微生物学检查。
- 为确定病因，超声在玻璃体出血中可能是有用的。
- CT 扫描只能用于检查大脑方面的病因（CVA 或皮质盲）。

五、重要提示

- 急性视力障碍往往难以准确诊断，对患者来说这非常令人担忧。如果有疑问，请紧急转诊，或者至少在几个小时后复查。
- 患者对视力丧失及其严重程度的评估是十分主观的——如果可能的话，可用斯内伦视力表进行测试。
- 随时为你的检眼镜准备备用电池！

六、危险信号

- 不要忘记视觉障碍可能是一些其他病理的表现症状，如高血压、颞动脉炎或糖尿病。
- 不要漏掉心脏杂音或颈动脉杂音。这些可能造成视网膜动脉阻塞和 TIA/CVA。
- 视网膜中央凹上的樱桃红点是视网膜动脉阻塞的病理特征。
- 切勿使用扩瞳药辅助检查，否则会使临床图像模糊不清，甚至可能诱发急性青光眼。

笔记：

第八章 面部（FACE）

第一节　面部疼痛

一、GP 概述

面部疼痛可能是由面部任何主要结构的局部疾病导致，也可能是由神经支配受影响导致的。后者可发生在后窝和三叉神经末端之间的任何地方。患者进行一次优质的检查并不困难，而且比大多数检查都要快，因为通常不需要脱衣服。

二、鉴别诊断

（一）常见

- 上颌骨 / 额窦炎。
- 三叉神经痛（trigeminal neuralgia，TN）。
- 牙脓肿。
- TMJ 功能障碍。
- 带状疱疹（带状疱疹病毒）。

（二）偶发

- 丛集性头痛（周期性偏头痛的神经痛）。
- 颞动脉炎。
- 腮腺：流行性腮腺炎、脓肿和导管阻塞（结石 / 肿瘤）。
- 上颈椎病。
- 下颌或上颌骨炎或囊肿。
- 蜂窝织炎。

（三）罕见

- ☑ 多发性硬化症。
- ☑ 非典型面部疼痛（可能与抑郁症有关）。
- ☑ 鼻咽癌、鼻窦癌和舌癌。
- ☑ 颅后窝肿瘤。
- ☑ 树胶肿性脑膜炎和脊髓痨。
- ☑ 青光眼和虹膜炎。

三、速查表 8-1

	窦炎	三叉神经痛	牙脓肿	功能障碍	带状疱疹
发热和不适	可能	无	可能	无	可能
淋巴结病	可能	无	有	无	有
弯曲时疼痛加重	有	无	有	无	无
敲牙时疼痛	可能	无	有	无	无
刀割样痛	无	有	无	无	可能

四、可能进行的检查

大概率进行：无。

可能进行：FBC、ESR/CRP、鼻窦 X 线。

附加检查：颞下颌关节的 X 线、颞动脉活检、涎管 X 线、CT/MRI 扫描。

- ☑ FBC：感染时 WCC 和 ESR/CRP 指标升高；在颞动脉炎和肿瘤中 ESR/CRP 指标升高（ESR 比 CRP 更适用

于检查颞动脉炎）。

▨ X线：鼻窦X线对急性鼻窦炎的检查帮助不大，但有助于疑似慢性鼻窦炎或肿瘤的慢性疼痛的检查；牙科医生可能会为出现脓肿的患者安排TMJ视图和牙科平片检查；进行涎管X线造影以检查结石/肿瘤。

▨ 颞动脉活检：对颞叶动脉炎的临床诊断可能必不可少。

▨ CT/MRI扫描是检查颅后窝和三叉神经半月节的唯一实用方法——由专科医生进行检查。

五、重要提示

▨ 不要过度诊断鼻窦炎——许多上呼吸道感染会通过真空效应造成患者轻微的面部疼痛。

▨ 记住患者也许会在带状疱疹出疹之前有疼痛感——在急性起病且出现原因不明的单侧面部疼痛时，警告患者如果出现起疱性皮疹，要反馈给医生。

▨ 为了确保后续检查、治疗和随访的正确性，将牙脓肿患者转诊给牙科医生之前，不要进行治疗，并鼓励患者今后在正确的科室进行治疗。

六、危险信号

▨ 如未发现明显病因，可转诊以排除恶性病理。

▨ 三叉神经痛通常是特发性的，但也不乏严重性潜在病因存在的可能，尤其是存在相关运动障碍或其他神经症状或体征时。

◢　颞动脉炎是一种临床诊断。若疑似该疾病，应立即使用大剂量类固醇治疗以防止失明。ESR 仅用于病例的回顾性确认。

◢　如果在额面部疼痛时眼球发红、有压痛感，则考虑可能是青光眼、虹膜炎或眼眶蜂窝织炎。请紧急转诊。

◢　在英国，患者很难在工作时间内进行牙科治疗。你也许会觉得自己在伦理上有义务为患者提供某些治疗，但一定要建议患者在口腔外科开始营业后尽快与牙医联系（并记录在案）。如同其他临床医生一样，给牙科医生寄一份你的临床记录。对于在你的能力范围之外的工作，你不应该感到压力，所以如果你对诊断或应急治疗有任何疑问，不要犹豫并立即向当地医院的上颌面科进行求助。

笔记：

第二节　面部皮疹

一、GP 概述

与本书中"皮肤"章节的大部分内容不同，本节是根据皮疹的分布来介绍的。这是因为面部皮疹是一种常见症状，大多由于化妆品的影响，其症状具有广泛的差异性，还会引起患者的极度忧虑。有时，它可以由明显的病因所致，或者是某一明显病变。此节不考虑单个的面部斑点，比如基底细胞癌。

二、鉴别诊断

（一）常见

- 痤疮。
- 酒渣鼻。
- 脂溢性湿疹。
- 脓疱病。
- 口周皮炎。

（二）偶发

- 黄褐斑。
- 须疮。
- 药物不良反应：尤其是光毒性。
- 感染（如带状疱疹和单纯疱疹、蜂窝织炎、水痘、感染性红斑）。
- 过敏性湿疹。
- 剥脱性痤疮。
- 炎症后色素减退或色素沉着。
- 白色糠疹。
- 由于咳嗽、呕吐、用力产生的瘀点。
- 其他一般皮肤病（如银屑病、白癜风）。

（三）罕见

- 史 – 约综合征。
- SLE。
- 二尖瓣面容。
- 结节性硬化症。

- 寻常狼疮。
- 结节病。
- 皮肌炎。

三、速查表 8-2

	痤疮	酒渣鼻	脂溢性湿疹	脓疱病	口周皮炎
主要位于嘴周	可能	无	无	可能	有
其他地方有皮疹	可能	无	可能	可能	无
年龄＞40岁	无	有	可能	可能	可能
丘疹及脓疱	有	有	无	可能	有
对抗生素快速反应	无	有	无	有	有

四、可能进行的检查

大概率进行：无。

可能进行：FBC、ESR/CRP、自身抗体筛查、肌酸磷酸激酶（creatine phosphokinase：CPK）。

附加检查：病毒或细菌拭子、皮肤活检、肌肉活检。

- FBC：任何感染引起的 WCC 指数升高；SLE 患者表现为正常染色、正常细胞性贫血。
- ESR/CRP、自身抗体筛查：感染和 SLE 患者的 ESR/CRP 可能升高；后者的自身抗体可能呈阳性。
- CPK：皮肌炎患者指数偏高。
- 病毒或细菌拭子：帮助诊断不明病例或怀疑继发

感染。

　　▣ 皮肤活检、肌肉活检：前者怀疑为寻常狼疮或结节病；后者可确诊皮肌炎。

五、重要提示

　　▣ 不要低估面部皮疹对患者生活产生的可能影响。面部皮疹给患者带来的外观影响可能是毁灭性的。

　　▣ 抗生素治疗痤疮的试验可能需要长达 3 个月才能起效——确保患者意识到这一点。

　　▣ 记住脓疱病可能只是潜在皮肤问题的二次感染，例如湿疹，需要自行治疗。

　　▣ 检查非处方药的使用情况。特别要注意的是，1%氢化可的松乳膏是可以在非处方的情况下使用的——不适当的使用可能会加重酒渣鼻和口周皮炎。

　　▣ 父母对孩子的非烫伤皮疹很敏感。不过他们可以放心，这种仅限于面部的皮疹（实际上，仅限于上腔静脉的分布）并非脑膜炎所致。

六、危险信号

　　▣ 老年患者主诉面部存在严重的"晒伤"，这很可能是一种光毒性反应——可检查患者用药史。

　　▣ 注意急性发作且病因不明的单侧面部红斑伴轻度水肿，尤其是在老年患者中。这很可能是蜂窝织炎或带状疱疹的初始症状。

　　▣ 警告眼部附近有带状疱疹或单纯疱疹感染的患

者，若存在任何眼部问题，应立即告知。

☑　剥脱性痤疮可能是一个显著精神疾病的标志。

笔记：

第三节　面部肿胀

一、GP 概述

本节将集中讨论面部肿胀的"内部"病因，而不涉及其他部位的浅表皮肤疾病。患者十分关心面部问题，这是因为面部的损伤是不可能被遮掩的。造成这种情况的原因往往也令人非常痛苦。

二、鉴别诊断

（一）常见

☑　流行性腮腺炎（病毒性腮腺炎）。

☑　血管神经性水肿（过敏）。

☑　牙脓肿。

☑　外伤（特别是颧骨骨折）。

☑　唾液腺结石。

（二）偶发

☑　细菌性腮腺炎。

☑　蜂窝织炎（包括眼眶）。

☑　咬肌肥大（由磨牙症引起）。

- 牙囊肿。
- 黏液性水肿。
- 带状疱疹（最初可能表现为肿胀而不是起泡）。

（三）罕见

- 腮腺肿瘤。
- 上颌或下颌肉瘤。
- 库欣综合征。
- 鼻咽癌。
- 伯基特淋巴瘤。

三、速查表 8-3

	流行性腮腺炎	血管神经性水肿	牙脓肿	外伤	唾液腺结石
双侧都有	有	有	无	可能	无
饮食时出现肿胀	无	无	无	无	有
皮肤红斑	无	有	可能	可能	无
敲牙时疼痛	无	无	有	无	无
发热	有	无	可能	无	无

四、可能进行的检查

大概率进行：面部 X 线（如果有外伤）。

可能进行：TFT（如果患者有黏液性水肿）。

附加检查：FBC、ESR/CRP、涎管 X 线。

普通的面部 X 线对创伤很重要（视情况而定）。也可发现罕见的骨肿瘤病例。

TFT、FBC、ESR/CRP：TFT 显示甲状腺功能减退；WCC 在感染过程中升高；感染和肿瘤时 ESR/CRP 升高。

腮腺涎腺造影显示导管阻塞（结石、肿瘤）。

五、重要提示

若患者声音粗哑且面部弥漫性肿胀，则疑似甲状腺功能减退，应立即进行检查。

请勿过度诊断儿童流行性腮腺炎——自从麻风腮（measles，mumps，rubella，MMR）疫苗问世以来，这种情况越来越少见；而患有颈淋巴结炎的可能性更大。

尽可能将有牙科问题的患者直接交给牙医诊治，牙医可开出任何需要的抗生素和止痛药。

六、危险信号

尤痛、渐进性面部肿块提示肿瘤或牙囊肿。需紧急转诊至口腔外科。

伴有单侧面部肿块且鼻部出现带血分泌物，即为不祥迹象，提示恶性肿瘤。

严重的血管性水肿可引起呼吸道阻塞——如变应性休克，应大力开展治疗。

眼眶蜂窝织炎需要紧急评估和静脉注射抗生素。

面瘫且腮腺肿胀提示腮腺肿瘤已累及面神经。

若患者的三叉神经眼部分支中疑似患带状疱疹，

请进行紧急抗病毒治疗并转诊至眼科。

笔记：

第四节 面部溃疡和水疱

一、GP 概述

由于化妆品的影响，面部溃疡和水疱比身体其他部位的类似病变出现得要早得多。较小的病变，特别是基底细胞癌，通常是在患者进行非相关检查时被医生偶然发现的。（注：对于局限于或大部分局限于面部的皮疹，详情见本章第二节"面部皮疹"）。

二、鉴别诊断

（一）常见

- 脓疱病。
- 单纯疱疹病毒（herpes simplex virus，HSV）。
- 带状疱疹。
- 基底细胞癌（basal cell carcinoma，BCC）。
- 角化棘皮瘤。

（二）偶发

- 鳞状细胞癌（squamous cell carcinoma，SCC）。
- 溃疡性恶性黑色素瘤和恶性雀斑样痣（哈钦森雀斑）。

- 药物（如巴比妥类药物）。
- 剥脱性痤疮。
- 溃疡性牙齿窦道。

（三）罕见

- 人工性皮炎。
- 肺结核。
- 天疱疮。
- 放线菌。
- 原发梅毒性下疳或三发性梅毒性树胶肿。
- 皮肤利什曼病。
- 坏疽性口炎。

三、速查表 8-4

	脓疱病	单纯疱疹病毒	带状疱疹	基底细胞癌	角化棘皮瘤
发烧和不适	无	可能	有	无	无
快速发展	有	有	有	无	有
复发性	可能	有	无	可能	无
发生于儿童群体	有	有	可能	无	无
多发性病灶	有	有	有	无	无

四、可能进行的检查

急性病变极少需要进行检查；而慢性病变需要注意的是诊断问题。此情况下，活检或切除活检是一项黄金标准试验。用手术刀刮除病灶后进行细胞学检查，可能有助于诊断基底细胞癌。如果怀疑原发性或三发性梅毒，梅毒血清学检测可能帮助不大。

五、重要提示

▧ 记住单纯疱疹可见于除嘴唇以外的面部部位。病灶的外观及其复发性质可为诊断提供一定的信息。

▧ "侵蚀性溃疡"是一个比基底细胞癌更委婉的术语，特别是针对小的病变，因为该术语不太容易引起患者不必要的焦虑。尽管如此，还是要让患者意识到预约专科医生就诊的重要性。

▧ 由于存在着各种各样关于带状疱疹的无稽之谈，带状疱疹患者可能十分焦虑。尽力帮助患者消除恐惧感，并花时间解释该疾病的自然史，包括疱疹后神经痛的可能性。

▧ 对于儿童患者的复发性脓疱病，考虑潜在疾病——尤其是湿疹。

六、危险信号

▧ 如果对诊断有任何疑问，请紧急转诊至皮肤科以进行皮肤活检。记住面部慢性溃疡少见良性。

▧ 先前皮肤色素异常的区域出现溃疡，提示局部恶性肿瘤晚期。

▧ 若没有经过专门训练，那么在尝试切除面部病变活检时要小心。重要整容区域是医学和法律的雷区。

▨　询问有关国外旅居史——利什曼病就是由地中海或南美的沙蝇叮咬引起的。

▨　注意眼周带状疱疹或单纯疱疹的发展——也许存在严重的并发症，故谨慎治疗并随访，必要时要寻求眼科的意见。

笔记：

第九章　全身生理状况（GENERAL PHYSICAL）

第一节　成人步态异常

一、GP 概述

很少有患者出现步态异常。GP 更容易注意到步态异常的症状，而患者的主诉通常是因其他疾病导致的步态不稳（如帕金森病导致的姿态不稳）或其他病因（如关节炎造成的疼痛）。在本节中，对先天性病因不加以考虑，因为患者向 GP 告知此类病因的可能性极低。

二、鉴别诊断

（一）常见

- 外伤（背部和腿部）。
- 骨关节炎（osteoarthritis，OA）或其他关节痛。
- 前庭性共济失调（前庭神经炎、梅尼埃病、CVA）。
- 帕金森病。
- 间歇性跛行（intermittent claudication，IC）。

（二）偶发

- 足下垂（腓神经萎缩）。
- 多发性硬化症。
- 脊神经根痛（特别是 L5 和 S1）。
- 马尾神经损伤。
- 重症肌无力。

（三）罕见

- 脊髓痨（梅毒）。
- 营养不良性肌强直。
- 运动神经元疾病。
- 小脑性共济失调。
- 癔症。

三、速查表 9-1

	外伤	OA/ 其他	前庭性	帕金森病	IC
突然发作	有	可能	有	无	可能
单侧跛行时疼痛	有	有	无	无	有
锻炼时加重	有	有	无	无	有
曳行步态	无	可能	无	有	无
蹒跚步态	无	无	有	无	无

四、可能进行的检查

大多数需要进行检查的病例都需要转诊到专科部门。因此，GP 在检查方面的作用非常有限。

大概率进行：无。

可能进行：X 线检查、FBC、ESR/CRP、RA 因子 / 抗环瓜氨酸肽抗体（anti-cyclic citrullinated peptide，anti-CCP），尿酸检查。

附加检查：梅毒血清学检测、扫描、腰椎穿刺、血管造影术。

◢ FBC、ESR/CRP、RA 因子 / 抗 CCP、尿酸：有些类型的关节炎会导致慢性病贫血。ESR/CRP 也可能升高。根据关节痛的类型，RA 因子 / 抗 CCP 和尿酸检查可能为类风湿性关节炎和痛风的诊断提供有用的信息。

◢ X 线检查有助于诊断骨外伤。除其他骨性病变外，其对 OA 的诊断价值有限。

◢ 梅毒血清学检测：当怀疑为梅毒时。

◢ 如果出现不协调的神经系统体征，可以考虑进行 CT/MRI 扫描和腰椎穿刺——通常由专科医生安排。

◢ 血管造影术：如果计划手术治疗跛行，则由血管外科医生安排该项检查。

五、重要提示

◢ 当患者走进门时，不要盯着笔记或电脑，应抬头观察患者——否则你可能会错过患者步态相关的有用线索。

◢ 如果患者真的主诉行走存在困难，要花时间评定症状——尤其是让患者在走廊里来回走动以展示步态。

◢ 如果不能从病史中立即发现明显病因，那么应仔细进行神经系统检查——也许会发现十分有助于诊断的实证体征。

六、危险信号

◢ 前庭神经炎通常会在几天内消退。如果患者仍处于共济失调状态，特别是伴持续性眼球震颤，应考虑中枢病变的可能，并紧急转诊。

▨ 双腿麻木（鞍区）伴背痛和失禁提示马尾神经损伤。应紧急入院。

▨ 如果患者共济失调，且有神经系统疾病的既往病史（如感觉异常或视神经炎），考虑多发性硬化症。

▨ 注意不要给患者贴上患癔症的标签——明显怪异的步态可能指向未被查实且严重的神经系统疾病。

笔记：

第二节　不自主运动

一、GP 概述

尽管公众愈加意识到不自主运动表明有患下肢不宁综合征（restless legs syndrome，RLS）和抽动秽语综合征的可能，但这并不是常见的就诊原因。本节对明显的全面性癫痫和震颤不加以讨论，但在其他章节中会有所涉及。

二、鉴别诊断

（一）常见

▨ RLS。

▨ 肌纤维颤搐（侵袭眼轮匝肌）。

▨ 药物诱发：包括舞蹈徐动症、肌张力障碍、迟发性运动障碍和静坐不能（药物包括左旋多巴、三环类抗抑郁药（tricyclic antidepressant，TCA）、甲氧氯普胺、抗精神病药）。

- 抽动秽语综合征。
- 简单部分性发作。

（二）偶发

- 焦虑/神经性抽搐（常见症状，但 GP 对此少见）。
- 肌肉自发性收缩（如良性收缩、运动神经元疾病）。
- 童年期简单抽搐（常见症状，但发作不频繁）。
- 肌张力障碍（如书写痉挛、眼睑痉挛、痉挛性斜颈）。
- 睡眠时腿部周期性运动。

（三）罕见

- 半面痉挛。
- 肌阵挛。
- 舞蹈症（小舞蹈症、亨廷顿病）。
- 威尔逊病。
- 偏瘫（如脑卒中后）。
- 癔症。

三、速查表 9-2

	RLS	肌纤维颤搐	药物诱发	抽动秽语综合征	简单部分性发作
静息时加重	有	可能	无	无	无
患者在用药	可能	可能	有	可能	可能

续表

	RLS	肌纤维颤搐	药物诱发	抽动秽语综合征	简单部分性发作
整个肢体受侵袭	有	无	可能	可能	可能
其他神经系统体征	无	无	无	无	可能
童年期发作	无	无	可能	有	可能

四、可能进行的检查

大概率进行：FBC、U&E、铁蛋白、维生素 B_{12}、叶酸、TFT、空腹血糖或糖化血红蛋白、钙。

可能进行：大脑或脊髓的 CT/MRI 扫描、脑电图（electroencephalogram，EEG）、EMG、神经传导研究。

附加检查：其他专科测试（用于诊断肌阵挛和亨廷顿病等）。

☑ FBC、铁蛋白：用于评估 RLS 患者是否缺铁。

☑ U&E：肾衰竭是 RLS 的潜在病因且与部分性发作有关。

☑ 维生素 B_{12}、叶酸：缺乏维生素 B_{12} 和叶酸可导致 RLS 或表现出与 RLS 类似的症状。

☑ TFT：甲状腺功能减退可引起 RLS。

☑ 空腹血糖或 HbA1c：糖尿病可引起 RLS 或部分性发作。

☑ 钙：低钙血症可能与癫痫有关。

☑ 大脑或脊髓的 CT/MRI 扫描：可能需要用于检查

肌束震颤和癫痫（通常在转诊到专科后安排进行）。

　　▪ EEG：用于癫痫的检查。

　　▪ 其他专科测试：通常由神经科专科医生安排，以探究更难以确定的诊断，如亨廷顿病和威尔逊病。

五、重要提示

　　▪ 当患者最近出现反常且无法解释的动作时，询问患者的药物史。

　　▪ 请记住，患者服用一段时间的药物后可能会出现运动异常（如迟发性运动障碍）。

　　▪ 肌纤维颤搐的患者有时会感到过度焦虑，并猜测自己可能患各种可能的严重神经系统疾病——他们需要得到一定的安慰。

六、危险信号

　　▪ 童年期抽搐部位倾向于比较单一；有极其严重的抽动秽语综合征的患者可能会出现多部位抽搐。

　　▪ 药物引起的肌张力障碍可能引发反常的姿态，需要及时治疗。这种诊断很容易被忽视——抗精神病药物是常见病因，因此很容易将肌张力障碍错误地归因于精神疾病。

　　▪ 要注意患者的性格变化和反常动作，比如奇怪的面部表情——这可能是亨廷顿病。此外，不要被无阳性家族病史所误导——患者可能对此有所隐瞒。

　　笔记：

第三节　背痛

一、GP 概述

对 GP 来说，持续性背痛是常见症状之一，急性背痛是基层医疗急诊部门最常见的就诊原因之一。一般说来，GP 每年大约会有 120 次关于此问题的会诊。80% 的西方人曾遭受背痛的折磨：体力劳动者和久坐劳动者工作时间过长是导致背痛的唯一重要病因；对于体力劳动者，背痛是导致残疾的重要原因之一。记住，也存在许多非骨科原因的背痛，所以要系统全面地看待该症状。

二、鉴别诊断

（一）常见

- 机械性（肌肉性）背痛。
- 腰椎间盘突出症：神经根疼痛。
- 脊椎关节病（恶化）。
- 肾盂肾炎 / 肾结石。
- 盆腔炎。

（二）偶发

- 脊柱关节炎（如强直性脊柱炎、莱特尔综合征）。
- 脊柱肿瘤疾病（通常是继发性的）、骨髓瘤。
- 十二指肠溃疡 / 急性胰腺炎。
- 抑郁和焦虑状态。
- 椎体骨折（常为压缩性骨折伴骨质疏松症）。

（三）罕见

- ☑ 椎管狭窄。
- ☑ 骨质软化。
- ☑ 主动脉瘤。
- ☑ 胰腺癌。
- ☑ 脊椎前移。
- ☑ 骨髓炎。
- ☑ 诈病。

三、速查表 9-3

	机械性背痛	腰椎间盘突出症	脊椎关节病	肾盂肾炎 /肾结石	盆腔炎
腿部疼痛或麻木	可能	有	可能	无	无
单侧症状	可能	有	可能	有	可能
抑郁反应	无	可能	可能	无	无
腹部压痛	无	无	无	可能	有
发热	无	无	无	可能	有

四、可能进行的检查

大概率进行： 无。

可能进行： 尿液分析、MSU、FBC、ESR/CRP、血浆电泳、血钙、前列腺特异性抗原（prostate-specific antigen，PSA）。

附加检查：腰椎 X 线检查、肾脏检查、HLA-B27、CT 或 MRI 扫描、骨扫描、GI 病因检查、超声检查、双能 X 线吸收法（dual energy X-ray absorptiometry, DXA）扫描。

- 如果怀疑存在尿路感染，请进行尿液分析：寻找感染的标志即血液、脓液和亚硝酸盐；对 MSU 进行确认；仅仅血液检查就可表明结石的可能。

- 对于恶性病和炎症性疾病，ESR/CRP 上升。

- FBC：对于恶性病，Hb 可能降低；WCC 高含量增加表明有患骨髓炎的可能。

- 血浆电泳：对于骨髓瘤，存在副蛋白带。

- 血钙：在骨髓瘤和骨性继发症中升高；在骨软化中降低。

- PSA：如果疑似播散性前列腺癌。

- 对于机械性疼痛，腰椎 X 线检查通常起不到帮助。如果在 6 周内没有确诊，那么要考虑检查可能的潜在病因。对于年轻患者，X 线检查可能有助于诊断骶髂关节炎或脊椎前移；对于老年患者，可检查椎体塌陷。通常，如果需要进行影像学检查，那么 CT 或 MRI 扫描可能更有帮助。

- 骨扫描：可检测出骨继发症和骨感染。

- 通常由专科医生安排 CT 或 MRI 扫描：有利于发现椎管狭窄、明显的腰椎间盘突出和离散性骨病变。

- GI 病因的检查可能包括内窥镜检查（DU）、血清淀粉酶（胰腺炎）和 CT 扫描（胰腺癌）。

- 超声：用于主动脉瘤。

- 肾脏检查：用于复发性肾盂肾炎及可能的肾结石

或输尿管结石。

☑ DEXA 扫描：可能需要用于确诊骨质疏松症。

五、重要提示

☑ 绝大多数背痛是"机械性"疼痛，无论采用何种治疗方式，大多数患者都会在 6 ~ 8 周内康复；积极乐观的态度十分重要。

☑ 患者通常希望能够进行 X 线检查或扫描。除非患者的要求合理，否则拒绝该请求，并解释原因。即使患者没有提出这样的要求，也可以考虑主动向患者解释不需要进行检查的原因，因为这有助于维持医患之间的信任，尤其是在疼痛需要些一段时间才能缓解的情况下。

☑ 如果病情复发，那么要排除显然不可能的病因，然后询问患者的担忧之处。对于简单的机械性背痛复发，值得与患者讨论其预防措施并教授患者如何在后期病情发作的时候进行自我治疗。

☑ 真正的诈病并不常见，但背痛是诈病的首要症状，因为其具有主观性。要留意明显不能直腿抬高却能端坐在沙发上的患者。

六、危险信号

☑ 因为用于背痛的传统"危险信号"的特异性和敏感性较差，所以它的作用非常有限。但对于有脊柱骨折、老年、创伤、有挫伤或擦伤、使用类固醇和既往脊柱恶性肿瘤病史的患者来说，危险信号确实有用。当前共识是，虽然 ESR/CRP 检查可能有助于排除严重疾病，但不应盲目遵从危险信号，而是应评估患者的整体临床表现和病情进展情况。

☑ 双侧坐骨神经痛、鞍区感觉缺失、肠和 / 或膀胱功能障碍表明中央型椎间盘突出——这是一种神经外科急症。

☑ 有非典型性下腰痛的 55 岁以上男性可能患前列腺癌。进行 PR 检查，同时进行 PSA 检查和骨分析。

☑ 如果背痛不受脊椎活动限制或不因背部活动而加重，考虑其他病因——肾脏、主动脉或胃肠道疾病，或者女性盆腔病变。

☑ 肩胛间撕裂或已知动脉路径的较低部位的疼痛表明主动脉夹层动脉瘤——请立即入院。

笔记：

第四节 哭泣的婴儿

一、GP 概述

这是在医生下班后，家长来电咨询的常见原因之一。父母几乎不可能忽视婴儿的哭声。尽管父母想尽办法安抚婴儿，但哭泣声仍持续不减，家长就会感到焦虑并向你咨询原因和解决方法。

二、鉴别诊断

（一）常见

☑ 正常现象。

☑ 绞痛。

☑ 便秘。

☑ 出乳牙。

☑ 病毒性疾病。

（二）偶发

☑ 中耳炎或外耳炎。

☑ 严重尿布疹和／或包皮发炎。

☑ 肠胃炎。

☑ UTI。

☑ 免疫接种后。

☑ 呼吸窘迫：严重细支气管炎、胸部感染、哮吼性咳嗽。

☑ GORD。

☑ CMPI。

（三）罕见

☑ 非意外性损伤。

☑ 乳突炎。

☑ 脑膜炎、脑炎。

☑ 败血症。

☑ 肠梗阻，其中包括肠套叠和绞窄性疝。

☑ 阑尾炎。

- 骨髓炎。
- 睾丸扭转。
- 未诊断出的出生创伤，例如锁骨骨折。
- 先天性疾病，如先天性巨结肠病、幽门狭窄。

三、速查表 9-4

	正常现象	绞痛	便秘	出乳牙	病毒性疾病
进食量减少	无	可能	可能	可能	有
流口水	无	无	无	有	可能
排便费力	无	无	有	无	无
发热	无	无	无	可能	有
周期性哭泣	可能	有	可能	可能	无

四、可能进行的检查

大概率进行：入院后进行。

可能进行：任何明显分泌物的拭子采集。

附加检查：视医院检查而定。

- 除明显分泌物的拭子采集（例如用于外耳炎）外，在全科医学中不适宜进行任何拭子采集检查——如果没有发现明显病因，但婴儿仍旧哭泣的话，请强制患者入院以进行观察和检查。

- 二级医疗检查可能包括尿液分析、MSU 细菌学检查、FBC 血液检查、ESR、葡萄糖、U&E 检查，以及许多其他依据指征的检查（如 CXR、AXR、腰椎穿刺、血气）。

五、重要提示

　　▣　婴儿平均每天哭泣 1.5～2.0 小时。一些正常婴儿无明显原因的哭泣时间比平均值还要长。

　　▣　保持冷静谨慎。婴儿哭闹通常会使家长心烦意乱，无论你对病情的严重性有何看法，都要进行全面的评估，并确保家长了解你的重视态度。

　　▣　向家长清楚地解释检查发现和治疗建议，并确保他们可以理解。如果有必要的话，帮他们记录下来。婴儿哭泣能否得到解决如何完全取决于你的沟通技巧。

　　▣　记住显而易见的事实——婴儿可能会因疲劳、饥饿、进食后肠胃胀气、无聊和尿布太满导致不适而哭泣。永远不要想当然地认为家长完全掌握了的育儿技巧，一定要检查那些看起来显而易见而不太可能被怀疑的婴儿护理问题。

　　▣　接种疫苗后一或两天，婴儿可能会身体不适，啼哭不止。如果在免疫接种后婴儿过度哭泣超过 48 小时，在没有做出相应临床评估的情况下，直接诊断病因是免疫接种是不可靠的。

　　▣　在没有迅速解决婴儿哭泣的情况下，倘若家长总是打电话或寻求进一步建议，可以启用备用计划，即通过仔细分类和单独建议来处理电话会诊。没有比亲自会诊进行临床评估更好的方法了，要是有丝毫的怀疑，就尽可能亲自查看婴儿状况。

　　▣　在检查时，以最常规的方式观察家长护理婴儿的方法。婴儿在触诊时易怒是非常重要的常见体征。无论其他检查结果如何，这可以单独作为一个原因，以转诊儿科部门进行评估。

尽管与传统医学教学相反，在全科医学中，婴儿出牙期发热的生理原因尚不清楚，但毫无疑问的是出牙期发热确实会发生在一些婴儿身上。如果仅仅因为出牙，发热温度是不会很高的。因出牙引起的发热通常很短暂——不到24小时——然而因病毒感染引起的发热会持续数日。

婴儿无法告诉我们具体哪里不舒服，但他们可以提醒我们确实有异常。如果对诊断有任何疑问，就寻求第二意见或进行儿科评估。要相信你的第六感、直觉或个人警钟。如果你无法以教科书的临床标准合理解释你的转诊要求，请不要担忧，考虑周到且经验丰富的儿科医生会重视你的想法。

六、危险信号

考虑非意外性损伤导致婴儿哭闹的可能。如果在电话咨询中察觉到家长的异常焦虑或者不寻常的冷漠，确保亲自面诊婴儿并对其进行全面的检查。

如果婴儿过度哭泣后逐渐昏昏欲睡（与正常平静状态相反），那么婴儿可能病得很重。即使你不确定该诊断，也要跟随自己的直观判断并咨询儿科意见。

如果囟门持续鼓起，请紧急转诊至儿科。

一定要观察并注意婴儿啼哭时的整体肌张力。持续僵硬或软弱无力是不祥之兆，应紧急转诊。

笔记：

第五节　偶发性意识丧失

一、GP 概述

这一领域的术语可能会非常容易让人混淆，比如"晕厥"和"昏厥"的不准确使用。尽管短暂性意识丧失常见于老年群体，但其可以发生在任何年龄群体中。对患者来说，这是一种可怕的经历，而且需要进行全面的检查、研究和降低转诊阈值。对于 GP 来说，患者的年龄越大，鉴别诊断差异就越大，此外，不应忽视老年群体的心脏病因。

二、鉴别诊断

（一）常见

▨ 血管迷走神经性发作（晕倒）。

▨ 阵发性心律失常（如阿 - 斯综合征发作、窦性心动过缓、SVT）。

▨ 癫痫（各种类型）。

▨ 低血糖。

▨ 直立性低血压。

（二）偶发

▨ 心脏结构性病变（如主动脉瓣狭窄、肥厚阻塞型心肌病、肺动脉瓣狭窄）。

▨ 排尿性晕厥和咳嗽性晕厥。

▨ 睡眠呼吸暂停。

▨ 瓦尔萨尔瓦动作诱发性晕厥（如举重时）。

◪ 假性发作。

（三）罕见

◪ 发作性睡病。

◪ 颈动脉窦性晕厥。

◪ 通气过度。

◪ 锁骨下动脉盗血综合征。

三、速查表 9-5

	血管迷走神经性发作	心律失常	癫痫	低血糖	直立性低血压
前驱症状	有	无	可能	可能	可能
出汗	有	无	无	有	可能
诱发因素	有	无	可能	有	有
恢复缓慢	无	无	有	有	无
静息 ECG 异常	无	可能	无	无	无

四、可能进行的检查

大概率进行：FBC；ECG（尤其是对于老年患者）；若疑似癫痫，还可以采用 EEG 和 CT 扫描。

可能进行：血糖仪、24 小时 ECG/ 事件监测。

附加检查：超声心动图、倾斜试验。

◪ 血糖仪"当场"就可给出低血糖的诊断结果。

◪ FBC：贫血会加剧任何类型的晕厥和 TIA。

◪ 标准 ECG 可能显示局部缺血和心脏传导阻滞的迹

象；24 小时 ECG/ 事件监测更有助于明确诊断心律失常。

■　如果怀疑先前未确诊的癫痫，那么必须进行 CT 扫描和 EEG 检查。

■　超声心动图：如果怀疑有结构性心脏问题。

■　倾斜台测试：用于不明原因的晕厥，以评估血管迷走神经性的易感性。

五、重要提示

■　诊断的关键在于详细的病史。可能无法从患者那里获得详细病史，因此请尽力获取目击者的描述。

■　在年轻患者中，诊断结果可能介于血管迷走神经性发作和痉挛两者之间；与其相比，中老年患者鉴别诊断的差异要大得多，如心律失常和直立性低血压。

■　认真评估短暂性意识丧失。诊断的准确性不仅会影响到患者的个人健康，也会影响到患者的正常就业和驾车机会。

■　请记住，血管迷走神经性发作时，保持患者直立（例如坐着或在人群中时），患者可能会出现类似强直 - 阵挛性发作的症状。

■　与晕厥或癫痫不同，假性发作时眼睛通常是闭着的。

六、危险信号

■　据目击者描述，患者看上去好像已经死亡，恢复时脸上有明显的潮红，这是阿 – 斯综合征发作的特征。该疾病可能是致命的，因此早期诊断至关重要。

▨　应将主动脉狭窄性杂音患者紧急转诊。严重的主动脉瓣狭窄会导致心脏猝死。

▨　暗示可能存在心脏病因的危险信号包括心脏猝死家族病史、运动期间晕厥和 ECG 异常。

▨　因颈部压力或头部运动引起的晕厥可能是颈动脉窦性晕厥——如果复发，用起搏器抢救。

笔记：

第六节　过度出汗

一、GP 概述

通常，每天会有 800 mL 的水分在不知不觉间流失，主要是通过汗水。出汗过多时，水分流失量至少会翻倍。出汗过多通常是其他疾病的症状之一——患者仅有出汗过多的症状并不常见。

二、鉴别诊断

（一）常见
▨　绝经。
▨　焦虑。
▨　感染（常见症状，如急性感染）。
▨　低血糖：可能是反应性的（即非糖尿病）。

☑ 甲状腺功能亢进。

（二）偶发

☑ 药物：酒精、三环类抗抑郁药、毛果芸香碱。

☑ 酒精戒断反应和药物戒断反应。

☑ 休克 / 晕厥。

☑ 剧痛。

☑ 多汗症。

☑ 其他传染病（如 TB、HIV、心内膜炎、布鲁氏菌病、莱姆病）。

（三）罕见

☑ 倾倒综合征（如胃手术后）。

☑ 恶性肿瘤（如淋巴瘤）。

☑ 器质性神经损伤：脑瘤、脊髓损伤（出汗局限于相关的皮肤部位）。

☑ 厚皮性骨膜病：局限于前额和四肢的皮肤皱褶处。

☑ 垂体功能亢进 / 肢端肥大症。

☑ 罕见血管活性肿瘤：嗜铬细胞瘤、类癌。

☑ 结缔组织疾病。

三、速查表 9-6

	绝经	焦虑	感染	低血糖	甲状腺功能亢进
病史短	无	无	有	有	无
皮肤血管收缩	无	可能	可能	有	可能
体温升高	无	无	有	无	无

续表

	绝经	焦虑	感染	低血糖	甲状腺功能亢进
意识错乱	无	无	可能	可能	无
全身不适	无	无	有	有	有

四、可能进行的检查

大概率进行：FBC、ESR/CRP、TFT。

可能进行：FSH/LH、LFT、葡萄糖。

附加检查：自身免疫性筛查、CXR、罕见传染病检测、24 小时尿 5-HIAA、24 小时尿游离儿茶酚胺和 VMA、CT/MRI 扫描。

▨　FBC/ESR/CRP：感染时 ESR/CRP 和 WCC 升高。在淋巴瘤和其他恶性肿瘤中可能存在 ESR/CRP 升高和贫血。

▨　TFT：可能表明甲状腺毒症是慢性出汗的病因。

▨　葡萄糖：只有出汗时进行葡萄糖检查才有助于诊断反应性低血糖症。

▨　FSH/LH：有助于确诊绝经。

▨　LFT：可能显示出酒精摄入量过高。

▨　CXR 可能显示隐匿性感染（尤其是结核病）或恶性肿瘤。

▨　罕见传染病检测（如 HIV 或莱姆病的血液检查、心内膜炎的超声心动图检测）。

▨　自体免疫病筛查：可能有助于确诊结缔组织疾病。

▨　24 小时尿 5-HIAA：如果疑似类癌综合征。

▨　24 小时尿游离儿茶酚胺和 VMA：如果疑似嗜铬

细胞瘤。

五、重要提示

▨ 病史长短有助于诊断——短期出汗极有可能表明可能有明显的急性病因；如果是长期出汗，那么更有可能是体质原因或是由焦虑引起的；如果是病史长度不长也不短，鉴别诊断的范围更广。

▨ 焦虑极少引起盗汗。

▨ 不要低估多汗症的潜在破坏性。

六、危险信号

▨ 未发热并不能排除传染病的可能。在某些传染病（如结核病、布鲁氏菌病）和淋巴瘤中，出汗可与发热不同步发生。

▨ 如果出汗过多的症状持续存在，建议进行全面检查，注意淋巴结、肝脏和脾脏疾病。如果没有明显病因，尤其是在患者身体不适或体重减轻的情况下，应降低检查或转诊的门槛。

▨ 如果患者刚旅行归来，考虑罕见传染病（例如结核病、伤寒）。

▨ 短暂性皮肤潮红伴腹泻和呼吸困难（尤其是由酒精引起的）很可能是由焦虑引起的——但别忘记类癌综合征也存在少见可能性。

笔记：

第七节　非意识丧失的跌倒

一、GP 概述

许多跌倒指的是绊倒——所以清除障碍物是 GP 能建议的最有用的方法之一。跌倒有很多可能的疾病诱因，也许对于反复跌倒的老年患者，诱因不止一种。

注意：文献中对"跌倒发作"一词的定义不一致，即"非意识丧失的跌倒""跌倒时意识丧失"，或者可能被视为个别疾病，而不是被视为一种症状。所以最好不要使用"跌倒发作"这一术语。

二、鉴别诊断

（一）常见

- 直立性低血压。
- 帕金森病。
- 医源性的（如吩噻嗪类、降血糖药、三环类和降血压类）。
- 姿势不稳（骨关节炎、肌无力和全身虚弱）。
- 任何急性疾病（如败血症、CVA）。

（二）偶发

- 周围神经病变（各种原因）。
- 注意力不集中（被垫子绊倒等）。
- 视觉障碍。
- 急性酒精中毒和长期酗酒。

◪　心律失常。

◪　各种原因的眩晕（如前庭神经炎、梅尼埃病）或非特异性头晕（如贫血）。

◪　低血糖发作。

◪　痴呆。

（三）罕见

◪　甲状腺功能减退。

◪　脑积水。

◪　第三脑室肿瘤。

◪　糖尿病自主神经病变。

◪　主动脉狭窄。

◪　无痛性（无症状）心肌梗死。

三、速查表 9-7

	直立性低血压	帕金森病	医源性的	姿势不稳	急性疾病
关节僵直	无	无	无	可能	无
站立	有	可能	可能	可能	有
意识错乱	无	无	可能	无	可能
多重用药	可能	可能	可能	无	无
转头	无	无	无	无	可能

四、可能进行的检查

大概率进行：尿液分析、FBC。

可能进行：TFT、U&E、维生素 B_{12} 和叶酸、空腹血糖或 HbA1c、血清电泳、维生素 D、LFT、ECG（或 24 小时 ECG/ 事件监测仪）。

附加检查：CT 扫描、超声心动图。

　　▣　尿液葡萄糖分析可能表明潜在的糖尿病：自主神经或周围神经病变的主要病因，或者 UTI 的证明。

　　▣　FBC：贫血会加剧各种原因引起的直立性低血压，或贫血本身就可能导致头晕。WCC 升高指示败血症。高 MCV 可能是提示酒精滥用、维生素 B_{12} 或叶酸缺乏症或甲状腺功能减退症的有用指标。

　　▣　TFT：甲状腺功能减退常见于老年群体，并可隐匿性发展。

　　▣　空腹血糖或 HbA1c：用于确诊或检测糖尿病。

　　▣　U&E、维生素 B_{12} 和叶酸、血清电泳：肾衰竭、维生素 B_{12}/ 叶酸缺乏或骨髓瘤可能导致周围神经病变。

　　▣　维生素 D：缺乏维生素 D 可能导致肌无力。

　　▣　LFT：证明酒精滥用（γGT）。

　　▣　ECG 或 24 小时 ECG/ 事件监测仪有助于识别心律失常、传导缺陷或 MI。

　　▣　转诊后，可由专科医生安排 CT 扫描（如用于肿瘤或脑积水）或超声心动图（用于主动脉狭窄）。

五、重要提示

　　▣　如果你未能观察到患者的步态，也许会错过重要的诊断信息，例如帕金森病。

　　▢　老年人反复跌倒往往是由多种因素共同造成的，如视力下降、照明不良，以及在家中有绊倒的危险。住宅评估可能会提供有价值的线索。

　　▢　在急性情况下，治疗可能更多地取决于患者安全居家的可能（例如社会支持），而不是诊断的准确性。

　　▢　不要低估所开处方致病的可能。尝试让患者减少多重用药和定期复查。

　　▢　令人担忧的是，老年体弱患者可能会因反复跌倒造成严重损伤和经常入院。明确病因和疾病治疗会存在极大困难——因此，如果有的话，可求助当地研究跌倒的多学科诊疗团队。

六、危险信号

　　▢　在治疗时，别忘记寻找因果关系——跌倒的病因和遭受的任何严重损伤。

　　▢　身体状况良好的老年患者突然跌倒可能指向急性疾病——降低门槛以使患者检查或入院。

　　▢　在老年患者中，反复性跌倒逐渐加重往往是由多因素造成；在年轻患者中，更可能存在特定的潜在疾病，因此转诊以进行检查。

　　▢　急诊（accident and emergency，A&E）科有关老年患者的跌倒损伤（如瘀伤或骨折）证明和多次就诊记录表明，老年患者可能是极其体弱或患有严重的潜在疾病。

　　笔记：

第八节　儿童发热

一、GP 概述

与其他症状相比，这种症状可能会引起更多的 GP 电话会诊及加重父母的焦虑。儿童发热几乎总是由某种传染病引起。儿童发热病因非常广泛，所以我们目前将注意力集中于英国全科医疗中的常见疾病和偶发疾病。

二、鉴别诊断

（一）常见

　　非特异性病毒性 URTI（如感冒、流感型疾病、咽炎、气管炎）。

　　胃肠炎。

　　中耳炎。

　　扁桃体炎。

　　胸部感染。

（二）偶发

　　尿路感染。

　　细支气管炎。

　　哮吼。

　　常见病毒性皮疹（如水痘、玫瑰疹、手足口病、传染性红斑）。

　　阑尾炎。

　　蜂窝织炎（尤其是眼眶）和其他严重的皮肤感染

（例如脓肿、皮肤烫伤）。

- ◪ 传染性单核细胞增多症。
- ◪ 免疫接种后。
- ◪ 贾第虫病。

（三）罕见

- ◪ 脑膜炎/脑膜炎球菌败血症。
- ◪ 脑炎。
- ◪ 肝炎。
- ◪ AIDS。
- ◪ 罕见皮疹（如麻疹、风疹）。
- ◪ 流行性腮腺炎。
- ◪ 急性会厌炎。
- ◪ 非典型感染（如布鲁氏菌病、李斯特菌病、莱姆病、猫抓病引起的发热）。
- ◪ 结核病。
- ◪ 原虫病（如隐孢子虫、利什曼病、弓形虫病、疟疾）。
- ◪ 化脓性关节炎、骨髓炎。
- ◪ 川崎病。

三、速查表 9-8

	URTI	胃肠炎	OM	扁桃体炎	胸部感染
颈部淋巴结突出	可能	无	可能	有	可能
剧痛	无	可能	有	有	可能
胸部局部体征	无	无	无	无	有

续表

	URTI	胃肠炎	OM	扁桃体炎	胸部感染
腹泻	可能	有	可能	可能	可能
咳嗽	有	无	可能	无	有

四、可能进行的检查

通常在临床中没有必要进行检查。如果儿童发热严重需要进行检查，这是十分紧急的情况，需要急诊入院进行治疗。作为 UTI 的指标（假设可以获取尿样），尿液分析有时有助于避免或促使入院。如有可能，提供 MSU 检查以进行细菌学分析。

五、重要提示

▪ 许多临床标记物（见速查表）都是非特异性的，可作为多种感染的标记物。它们成为特定病理学标志物的可能性有多大，通常是一个关乎程度的问题。例如，许多感染都会导致肠系膜腺炎伴腹痛，但在检查时阑尾炎的压痛感通常会加重。发热时呼吸频率会加快，随着其他胸部体征的出现，胸部问题会导致呼吸频率进一步加快。为了能够交叉引用更多的临床信息，尽可能追求全面的检查不失为一个好方法。

▪ 记住，不管这个常见疾病的治疗有多么简单，家长总是会担心自己的孩子。对父母来说，这可能是严重疾病的前兆。保持冷静、礼貌和同理心、体贴心。

　　▱　在电话会诊中，一定要做的三件事：第一，检查家长是否对你的建议感到满意；第二，为家长建立健全的安全网 / 计划 B，并提供易于理解的指导方针，例如"如果 X 小时内 Y 还没有发生，那么就回电"；第三，详细记录你的临床评估和计划 B。

　　▱　如果有疑问，一定要亲自面诊。保持敏锐的直觉。如果在会诊电话后有任何疑问，进行回电并安排患者就诊。因为这样做并不会显得你做事欠考虑——只会体现出你的细心。

　　▱　记得根据 NICE 指南对确诊为 UTI 的儿童进行随访，该指南建议根据儿童的年龄进行进一步检查。

　　▱　在写完电子版临床记录后可以立即将其打印出来。如果在你晚上下班后，患者出现发热症状，但是这时的临床记录往往不能使用，那么把提前打印好的会诊报告交给家长（和临床医生）可以起到极大的帮助。而且当天早些时候的基础检查结果可以为晚上的诊断和治疗提供宝贵的信息。

　　▱　花时间向患儿家长解释发热的本质，关键的不是解释发热的定义，而是发热的病因——许多父母都有"发热恐惧症"。

　　▱　比起敏捷、正确的诊断，能够区分"健康"和"生病"的患儿往往更重要——NICE 的"红绿灯"系统和败血症指导可能对此有所帮助。

　　▱　在这个问题的电话或会诊处理中，人们很容易自满——发热只是个常见症状。永远不要忘记，罕见的严重疾病都可能始于发热。在冬季，无论你的电话会诊有多忙，都要对患者进行细致系统的评估。

六、危险信号

☑ 脱水会导致婴儿的快速死亡。确保孩子的水合状态达到要求。尿液的颜色和数量、尿布更换的频率、孩子的整体"外观"和毛细血管再充盈时间，都是有帮助的实用指南。

☑ 婴儿或儿童发热伴昏昏欲睡时，应急诊入院。

☑ 留意易怒、极度哭泣的婴儿。即使没有其他确凿证据，也要怀疑其是否存在严重疾病，并安排儿科急诊评估。

☑ 脑膜炎球菌败血症出现瘀点状皮疹是疾病晚期现象。不要因为没有出现此症状而感到安心。一旦发现，就要立刻拨打急救电话，并根据当地医疗方案立即注射肠外抗生素。

☑ 在大多数情况下，发热的度数并不能反映疾病的严重程度——但婴儿例外，依据 NICE 的"红绿灯"系统，3 个月以下的婴儿体温在 38 ℃或以上被视为"红灯"，而 3 ～ 6 个月的婴儿体温在 39 ℃或以上时被视为"黄灯"。

☑ 不要忘记疟疾的可能，尤其是当没有其他明确病因时——询问患者近期国外旅居史。

笔记：

第九节　感到紧张和焦虑

一、GP 概述

患者主诉感到紧张焦虑时，可能会引起 GP 的紧张焦虑——因为可能有许多潜在的连带病因，会诊可能会花费很长时间，如果治疗不及时，患者很可能会出现危险。沉着冷静且有条不紊的态度有利于做出诊断，不过可能需要进行多次会诊。

二、鉴别诊断

（一）常见

- 生活事件（患者可能是潜在的"焦虑性格"）。
- 经前紧张综合征。
- 广泛性焦虑症。
- 惊恐障碍。
- 抑郁症。

（二）偶发

- 强迫症。
- 恐惧症。
- 药物不良反应（例如在 SSRI 治疗的早期阶段）。
- 甲状腺功能亢进。
- 药物 / 酒精使用或戒断。
- 躯体化障碍。
- 创伤后应激障碍。

（三）罕见

☑ 精神病。

☑ 各种原因引起的心悸（可能被患者或其他人"曲解"为焦虑）。

☑ 器质性脑疾病（如肿瘤）。

三、速查表 9-9

	生活事件	PMT	GAD	惊恐障碍	抑郁症
明确原因的事件	有	无	无	无	可能
与月经周期有关	无	有	可能	无	可能
情绪持续性低落	可能	无	无	无	有
短暂性紧张	可能	可能	无	有	可能
睡眠障碍	有	可能	可能	无	有

注：经前紧张综合征（pre-menstrual tension，PMT）；广泛性焦虑症（generalised anxiety disorder，GAD）。

四、可能进行的检查

在对该症状进行治疗时，GP极少要求进行任何检查。对疑似甲状腺功能亢进患者进行甲状腺功能测试。如果认为酒精是甲状腺功能亢进的重要因素，那么要进行血液筛查和LFT。疑似器质性脑疾病的罕见检查，通常由专科医生安排。

五、重要提示

◨　人们容易把许多事情笼统地归于"紧张"或"焦虑"的诱因。但是努力做出更确切的诊断才是更重要的，因为这可能会明显改变治疗方式。

◨　不要忽视饮酒史或吸毒史——酒精和毒品的滥用或戒断可能会导致紧张和焦虑，也可能是紧张焦虑的主要诱因。

◨　仔细检查患者的既往就诊记录以确定症状或就诊模式很重要，并查看之前的治疗效果。

◨　只要有可能，生活事件不应该被"医疗化"——否则这可能会促进患者的再次就诊并导致对治疗的依赖性。

◨　明显的经前紧张征可能是其他潜在疾病的征兆——例如，患者可能患有广泛性焦虑症，且最严重的焦虑发作倾向于经期前一段时间。

◨　不要从字面上理解患者"恐惧症发作"的自我诊断——实际上，患者可能指的是恐惧症多种可能症状中的一种。

六、危险信号

◨　如果潜在的诊断结果是抑郁症，那么要评估患者是否有自杀的想法或意图。

◨　检查患者是否有精神病特征——焦虑偶尔是严重精神病的表现特征。

◨　在没有任何明显解释的情况下，尤其是在人格变化、神经疾病特征或新发作头痛时，新发作的紧张或焦虑极少反映器质性脑疾病。

> 一定要在确保结果正确的情况下，做出诸如躯体化障碍之类的诊断——否则患者可能会因诊断错误而长期接受不必要的检查和治疗。

笔记：

第十节　脸红

一、GP 概述

不仅仅是因为脸红在美容方面的重要性，还因为绝经期会导致大多数女性出现脸红，所以该症状更常见于女性。在环境、严重程度、持续时间和范围方面，它都不同于情绪性脸红。

二、鉴别诊断

（一）常见

> 绝经。

> 长期酗酒。

> 酒渣鼻。

> 医源性（如钙拮抗剂）。

> 焦虑。

（二）偶发

▫ 真性红细胞增多症。

▫ 甲状腺功能亢进。

▫ 药物 / 酒精相互作用：甲硝唑、双硫仑。

▫ 二尖瓣疾病（颧颊潮红）。

▫ 高血糖和低血糖。

▫ 癫痫（发作前的预兆）。

▫ 倾倒综合征（如减重术后）。

（三）罕见

▫ 类癌。

▫ 嗜铬细胞瘤。

▫ 佐林格 - 埃利森综合征。

▫ 全身性肥大细胞增多症。

▫ 支气管癌伴促肾上腺皮质激素（adrenoco-rticotrophic hormone，ACTH）- 分泌与库欣综合征。

三、速查表 9-10

	绝经	酗酒	酒渣鼻	医源性	焦虑
持续性	无	可能	可能	可能	无
体重减轻	无	可能	无	无	可能
面部丘疹	无	无	有	无	无
震颤	无	可能	无	无	有
病史长	可能	有	可能	无	可能

四、可能进行的检查

大概率进行：无。

可能进行：FBC、LFT、TFT、血糖、FSH/LH。

附加检查：超声心动图、EEG、尿 5-HIAA 和 VMA、胃泌素水平、进一步专科内分泌测试。

　　▨　FBC：对于红细胞增多症患者，Hb 和 PCV 升高（血小板和 WCC 也可能升高）；对于长期酗酒者，MCV 升高。

　　▨　生物化学：酒精滥用导致 LFT 和 γGT 异常。TFT 表明甲状腺功能亢进。

　　▨　血糖：显示为低血糖或高血糖。

　　▨　限制 FSH/LH 的使用与症状治疗相关性差（只有在怀疑过早绝经时才有用）。

　　▨　超声心动图：如果怀疑二尖瓣狭窄。

　　▨　EEG：用于可能存在的癫痫。

　　▨　如果怀疑为类癌综合征，那么专科检查可能包括 24 小时尿 5-HIAA。如果怀疑为嗜铬细胞瘤，那么可能包括 24 小时尿游离儿茶酚胺和 VMA，此外，还需要安排进一步的内分泌检查（例如库欣综合征）。

五、重要提示

　　▨　许多主诉脸红的女性患者会主观地认为病因是绝经。在会诊中与患者，尤其是担心"提前绝经"的年轻女性患者，探讨该种可能。

▨ 老年男性患者经常性脸红的原因可能是酒精、红细胞增多症或酒渣鼻。

▨ 如果恰逢某些情况，患者很可能会焦虑——但请记住，甲状腺功能亢进症会造成极其相似的临床症状。

▨ 区分绝经期女性患者的焦虑与绝经是十分困难的。如果女性患者脸红伴夜间出汗惊醒，则绝经更可能是病因——治疗试验是酸性测试（要留意无效对照剂的初始反应）。

六、危险信号

▨ 在饮酒、饮食和运动之后，出现腹泻和呼吸困难伴脸红，表明可能存在类癌综合征。

▨ 脸红后伴意识改变指示明显病因，如周期性低血糖或癫痫。

▨ 不要把脸红与情绪性脸红混淆。虽然这种状况很常见，但在日常临床中不太可能出现这种错误。

▨ 近期发作的严重脸红明显不是由绝经或焦虑造成的，可能存在其他严重病因，尤其是存在其他症状时。在这样的情况下，降低患者检查或转诊的门槛。

笔记：

第十一节　不孕症

一、GP 概述

大约 80% 的女性会在结婚的第一年内成功妊娠，此外，5% ～ 10% 的女性会在第二年受孕。如今，与其说不孕症的实际定义是任意妊娠阶段的失败，不如说是何时适合进行干预——反过来，何时进行干预又取决于各种因素，如年龄、任何明显的根本病因和患者意愿等。地方和国家的现行医疗方案和指南是影响检查和转诊的最大因素。

二、鉴别诊断

（一）常见

- 原因不明的症状（27%）。
- 精子存在缺陷（24%——可能有各种潜在病因）。
- 无排卵周期 / 排卵存在缺陷（21%）。
- 输卵管阻塞（14%）。
- 子宫内膜异位症（6%）。

（二）偶发

- 宫颈黏液异常。
- 多囊卵巢综合征（polycystic ovary syndrome，PCOS）。
- 闭经或月经过少的其他病因（见闭经，第十七章第一节）。

- 子宫肌瘤、息肉。
- 宫颈疾病：炎症、息肉、狭窄。
- 系统性疾病，如贫血、甲状腺疾病。

（三）罕见

- 子宫、阴道、输卵管或卵巢的先天性畸形或缺失。
- 性功能障碍。
- 肾上腺皮质肿瘤。
- 染色体异常：特纳综合征（染色体为 XO）、超雌（有三个 X 染色体）。
- 子宫内膜结核。

三、速查表 9-11

	原因不明	精子存在缺陷	无排卵周期/排卵存在缺陷	输卵管阻塞	子宫内膜异位症
痛经	无	无	无	无	有
STD 病史	无	可能	无	有	无
月经过多	无	无	可能	可能	可能
盆腔检查异常	无	无	无	可能	可能
周期正常	有	有	可能	有	有

注：性传播疾病（sexually transmitted disease，STD）。

四、可能进行的检查

注意：闭经需要进行独立检查——见闭经，第十七章第一节。检查到不孕症概率在很大程度上取决于特定情况和当地指南。

大概率进行：精液分析、月经前 7 天检查血清孕酮。

可能进行：如果月经不规律 / 闭经 / 身体不适——
FBC、FSH、LH、催乳素、TFT、U&E、睾酮、血清激素
结合球蛋白（serum hormone binding globulin，SHBG）。
二级医疗：卵巢 / 子宫超声检查。

附加检查：腹腔镜检查和染色体染色、子宫输卵管造
影。对于男性：进一步检查精子问题，例如 FSH、LH、睾酮、
睾丸超声。

◢ 精液分析：如果第一次检查效果不佳，可能需要
再次进行。

◢ 月经前 7 天检查血清孕酮：检查排卵情况。

◢ FBC、FSH、LH、催乳素、TFT、U&E、睾酮、
SHBG：如果女性患者身体不适或月经异常，检查潜在
病因。

◢ 卵巢和子宫超声：以排除结构异常。可以进行卵
泡发育和排卵的可视化检查。

◢ 腹腔镜检查、染色、子宫输卵管造影：检查输卵
管通畅情况。

◢ FSH、LH 和睾酮（对于男性）：检查导致精子分
泌失败的内分泌病因。

◢ 睾丸超声检查：检查中是否发现解剖学异常，例
如精索静脉曲张。

五、重要提示

▨ 尽可能保持乐观的态度。初次检查伊始，就有惊人数量的夫妇成功实现妊娠！

▨ 不要忽视健康促进的因素——尤其是女性接种麻疹疫苗状况和建议服用叶酸。

▨ 确保你的治疗对象是夫妻双方而不是单独个人。不孕症的治疗需要夫妻双方的共同合作和努力。

▨ 在基层医疗中，如果女性患者经期正常，则无须进行激素测试（黄体酮除外）。

六、危险信号

不孕症极少是严重疾病的主要症状。然而，在某些情况下，必须进行紧急检查和紧急转诊，例如：

（一）对于女性

▨ 35 岁以上。

▨ 闭经。

▨ 存在既往盆腔手术史或 PID 病史。

▨ 盆腔检查存在异常。

（二）对于男性

▨ 存在泌尿生殖器疾病或性传播疾病（STD）病史。

▨ 患精索静脉曲张。

笔记：

第十二节 瘙痒

一、GP 概述

瘙痒是最常见的皮肤病症状。它常常使患者感到心烦意乱，并且可能会打扰患者的正常生活——例如，影响正常睡眠。因此，我们应该重视此类症状。仅通过相关病史就能诊断大多数病例。其余患者需接受彻底的检查。如果最后依旧无法做出诊断，请转诊至皮肤科。

二、鉴别诊断

（一）常见

- 接触性变态反应（接触性皮炎）。
- 疥疮（和其他虱病）。
- 特应性皮炎。
- 玫瑰糠疹。
- 银屑病。

（二）偶发

- 荨麻疹（各种病因）。
- 肝病。
- 缺铁，伴或不伴贫血。
- 内分泌：糖尿病、甲状腺功能减退和甲状腺功能亢进。
- 肾衰竭（尿毒症）。
- 扁平苔藓。

☑　痱子。

☑　药物不良反应（伴或不伴皮疹）。

☑　单纯性瘙痒：未发现病因（尤其对于老年患者，病因可能只是皮肤干燥）。

（三）罕见

☑　妊娠疱疹。

☑　疱疹样皮炎。

☑　心因性（包括人为性皮炎）。

☑　白血病和骨髓增生性疾病。

三、速查表 9-12

	接触性变态反应	疥疮	特应性皮炎	玫瑰糠疹	银屑病
化学品接触史	有	无	可能	无	无
广泛性瘙痒	可能	有	可能	有	无
夜间加重	无	有	可能	无	无
主要位于折褶处	无	无	有	无	无
主要在伸肌表面	可能	无	无	无	有

四、可能进行的检查

大概率进行：无。

可能进行：尿液分析、血糖或 HbA1c、FBC、铁蛋白、ESR、U&E、LFT、TFT。

附加检查：无。

- 尿液：糖尿试纸（血糖或 HbA1c 呈阳性）。

- FBC、铁蛋白：可表明缺铁性贫血和红细胞增多症；对于变态反应患者，嗜酸性粒细胞计数可能升高；对于白血病，WCC 可能非常高；对于淋巴瘤，ESR 可能升高；低铁蛋白可证实缺铁。

- U&E：可表明尿毒症。

- LFT：肝病中肝酶紊乱和胆红素升高。异常情况需要安排进一步的检查或转诊。

- TFT：甲状腺功能减退和甲状腺功能亢进均可导致引起瘙痒的皮肤病变。

五、重要提示

- 治疗瘙痒的关键在于确定是否存在潜在皮疹。瘙痒伴皮疹取决于识别皮疹的存在；瘙痒不伴皮疹（抓挠引起的除外）取决于识别任何系统性病因的存在。

- 夜间瘙痒加重且无法鉴别的皮疹极可能是疥疮，尤其是在与疥疮患者接触的情况下。

- 提醒患者可能在接受一到两周的疥疮治疗后，瘙痒才会完全缓解——否则，患者可能需要接受多次治疗，进而导致化学品刺激和诊断不明确。

- 许多书中认为银屑病不会导致瘙痒——但并非如此，不要忽略银屑病的可能，否则你会因此做出错误的诊断。

- 通常很难在荨麻疹仅发作一次的情况下就识别出过敏原（事实上，病因可能根本不是过敏）。叮嘱患者坚持记录疾病发作前摄入的食物或药物，以便在复发时确定过敏原。

六、危险信号

☑ 如果没有明显病因，一定要检查腹部和淋巴结——不要遗漏淋巴结病，或肝脏、脾脏和肾脏体积增大的可能。

☑ 检查瘙痒发臭且不注重个人卫生的患者——不良的个人卫生习惯可能会掩盖一些本来可识别的根本病因。

☑ 留意老年患者首次出现的明显的鲜红色湿疹——这可能是存在严重潜在疾病的表现。

☑ 不要忘记医源性原因——询问患者最近服用的所有药物。

笔记：

第十三节　成人黄疸

一、GP 概述

极少见患者主诉"变黄"；更常见的是——尽管仍然不是很常见——GP 在为患者检查时会发现黄疸。系统的临床评估和相关的实验室研究有助于查明病因。

二、鉴别诊断

（一）常见

- 胆总管结石。
- 病毒性肝炎（如传染性单核细胞增多症、甲型肝炎、乙型肝炎和丙型肝炎）。
- 胰头癌。
- 肝癌（通常会转移）。
- 酒精性肝硬化。

（二）偶发

- 酒精性肝炎。
- 原发性胆汁性肝硬化。
- 药物：氯丙嗪、异烟肼、合成代谢类固醇、甲基多巴、过量对乙酰氨基酚。
- 溶血性贫血（多种病因，如自身免疫、疟疾、毒品）。
- 静脉充血：心力衰竭、缩窄性心包炎。
- 胆管炎（以及术后胆总管狭窄）。
- 胰腺炎。

（三）罕见

- 胆管癌。
- 钩端螺旋体病。
- 罗托综合征、杜宾-约翰逊综合征和米里齐综合征。
- 胆汁淤积或妊娠期脂肪肝。
- 遗传：吉尔伯特综合征、威尔逊病、α_1-抗胰蛋白酶缺乏症、半乳糖血症、糖原贮积症、血色素沉着症。

☑ 淀粉样变性。

三、速查表 9-13

	胆总管结石	肝炎	胰头癌	肝癌转移	酒精性肝硬化
发热	可能	有	无	无	无
RUQ 绞痛	有	无	无	无	无
体重迅速减轻	无	可能	有	有	无
粪便色淡/尿色深	有	可能	有	无	无
上腹部肿块	无	无	有	可能	无

注：右上腹（right upper quadrant，RUQ）。

四、可能进行的检查

大概率进行：尿液分析、FBC、LFT、肝炎血清学检测。

可能进行：超声检查、抗线粒体抗体检查。

附加检查：血清淀粉酶、二级医疗检查［如内镜逆行胰胆管造影术（endoscopic retrograde cholangiopancreaticogram，ERCP）、肝活体组织检查］。

☑ 尿液分析：如果尿液中存在胆红素，则为胆汁淤积性黄疸。如果存在尿胆素原，则为肝细胞性黄疸。如果不是，那就是阻塞性黄疸。

☑ LFT：对于胆道梗阻，胆红素极高。对于肝脏疾病，天冬氨酸转氨酶（aspartate-amino transferase，AST）和谷氨酸-丙氨酸转氨酶（alanine-amino transferase，ALT）增加。对于肝脏疾病，碱性磷酸酶中等程度地增加，而对于胆道梗阻和原发性胆汁性肝硬化，碱性磷酸酶显著增加。

▧ FBC：慢性疾病，会显示贫血。肝炎，则 WCC 升高。溶血性贫血，可能显示大红细胞症、网织红细胞增生症和其他红细胞异常疾病。酒精可引起 MCV 升高。

▧ 肝炎血清学：可以显示病毒性肝炎的病因。

▧ 血清淀粉酶：对于胰腺炎升高。

▧ 抗线粒体抗体检测：95% 以上的原发性胆汁性肝硬化患者呈阳性。

▧ 超声检查有助于评估肝脏、胰腺和胆囊：可能会发现结石、原发性肿瘤和（瘤）转移。

▧ 转诊后可能需要进行多项其他专科检查，包括 ERCP 和肝活体组织检查，以确定潜在病因。

五、重要提示

▧ 记得观察患者——如果黄疸症状明显，你很可能会在第一眼就对患者感到印象深刻。

▧ 较年轻患者被诊断为病毒性肝炎的可能性极大。与其相比，年龄较大患者的诊断差别要大得多。

▧ 别忘记医源性病因。还要记住，黄疸表明肝功能障碍，所以开药时要多加谨慎。

▧ 如果患者身体状况良好，且无疼痛发热症状，可安排初步检查，特别是进行 LFT，并安排患者在一两天内复查。而大多数其他病例都需要入院。

▧ 对于突发黄疸伴发热患者，如有必要的话，记得询问患者国外旅居史、同行接触人员、药物滥用史和性接触史等相关情况。

六、危险信号

◪　无痛性进行性黄疸表明胰腺癌。请紧急转诊。

◪　肝大、肝脏结节和肝质硬几乎都是由转移瘤引起。

◪　注意烦躁不安、注意力不集中和嗜睡的症状。这可表明暴发性肝功能衰竭。

笔记：

第十四节　麻木和感觉异常

一、GP 概述

本节中的感觉异常和麻木指的是麻刺感、四肢发麻、主观麻木和冷热感觉。它们可能是自发的，也可能是由触摸相关皮肤区域导致。患者经常因此感到惊慌，并可能会立即联想到某些严重疾病。病因差别极大，但在基层医疗中的大多数病例均涉及焦虑、神经卡压或脑血管疾病。

二、鉴别诊断

（一）常见

◪　焦虑伴通气过度。

◪　腕管（carpal tunnel，CT）综合征。

◪　坐骨神经痛。

- 糖尿病神经病变。
- 颈椎病。

（二）偶发

- 多发性硬化和脊椎病。
- 多发性周围神经病（尤其是酒精；也包括维生素 B_{12} 和叶酸缺乏、医源性疾病、代谢性疾病、结缔组织疾病、恶性肿瘤和罕见疾病，如吉兰 - 巴雷综合征、麻风）。
- 脑卒中和 TIA。
- 涉及周围神经或脊髓的创伤 / 压迫。
- 偏头痛伴局灶性神经系统体征。

（三）罕见

- 脊髓髓内肿瘤。
- 脊髓空洞症。
- 创伤、脑瘤和侵袭感觉皮层的癫痫。
- 癔症。
- 血管性：缺血性心脏病、周围血管疾病。

三、速查表 9-14

	焦虑	CT 综合征	坐骨神经痛	糖尿病	颈椎病
伴发性头晕	有	无	无	无	无
偶发性	有	可能	可能	可能	可能
伴发性疼痛	无	有	有	可能	有
夜间加重	无	有	无	可能	可能
伴发性虚弱	无	可能	可能	无	可能

四、可能进行的检查

大概率进行：尿液分析、血糖或 HbA1c。

可能进行：FBC、LFT、γGT、U&E、血钙、维生素 B$_{12}$ 和叶酸、TFT、血清电泳、神经传导研究。

附加检查：自身免疫性筛查、颈椎 X 线检查、二级医疗检查（MRI/CT 扫描、腰椎穿刺、颈动脉成像、血管造影术、脊髓造影）。

▧　尿液分析：继续检测未确诊糖尿病患者的糖尿。

▧　血糖或 HbA1c：用于确切诊断糖尿病。

▧　FBC：用于大红细胞症（乙醇过量或维生素 B$_{12}$/叶酸缺乏的迹象）。可能是由慢性疾病或恶性肿瘤引起的贫血。

▧　如果怀疑有酒精性神经病，则进行 LFT 和 γGT 检查。

▧　代谢筛查(包括 U&E、钙、LFT、维生素 B$_{12}$ 和叶酸)。

▧　TFT：甲状腺功能减退可引起多发性神经病或诱发腕管综合征发作。

▧　血清电泳：以排除骨髓瘤。

▧　自身免疫性筛查：有助于诊断结缔组织疾病。

▧　神经传导研究：在手术治疗前确诊神经压迫。

▧　颈椎 X 线检查：用于证实颈椎病的临床诊断，但由于检查结果普遍为阳性、与症状无相关性且不可能改变治疗方法，因此不能起到实质性的帮助。

▧　二级医疗检查可能包括：腰椎穿刺（MS、吉兰-

巴雷综合征）、颈动脉成像（TIA）、CT 或 MRI 扫描（脊柱病理或压迫、MS、脑肿瘤、脊髓空洞症）、血管造影术（血管病因）、脊髓造影（脊髓压迫）。

五、重要提示

▨　间歇性口周感觉异常是通气过度的病理症状。

▨　使用合乎逻辑的方法：详细病史往往会表明极可能的潜在疾病。例如：在解剖学解释区域分布中，界限清晰的区域——周围神经卡压；面积更大且涉及单肢——神经根受压；身体单侧——大脑损伤；手和脚——周围神经病变；仅腿部——可能是脊髓损伤。

▨　大鱼际肌萎缩提示明显 CT 综合征，需要减压。

▨　记得叮嘱服用联合口服避孕药的女性患者，如果出现偏头痛伴局部症状，使用其他避孕方法。

六、危险信号

▨　突发进行性双腿症状伴括约肌紊乱，表明脊髓受压——立即入院。

▨　不同区域的间歇性感觉异常——尤其是伴其他特征，如眩晕或视神经炎——表明患 MS。

▨　前一周内出现 TIA 的患者应立即服用 300 mg 阿司匹林，并在 24 小时内转诊以进行专科评估。

▨　癔症中感觉丧失的界定通常是明确的，但并不符合解剖学模式。

▨　持续进行性感觉异常，尤其是伴其他神经系统症状或体征时，表明存在严重疾病。请紧急转诊。

笔记：

第十五节　长期发热

一、GP 概述

GP 每天都在处理发热问题——绝大多数发热是由病毒引起的，并且具有疾病自限性。本节讨论的是一种不同的且不常见的情况：发热持续三周或更长时间。可以表现为持续性发热或间断性发热。相关病因比本节所提及的要多得多，但本节所提及的是全科医疗中可能性最大的病因。

二、鉴别诊断

（一）常见

▱　传染性单核细胞增多症［俗称腺热（glandular fever, GF）］。

▱　脓肿（任何地方）。

▱　慢性肾盂肾炎（复发性 UTI）。

▱　癌（特别是支气管部位的癌变）。

▱　RA。

（二）偶发

▱　淋巴瘤和白血病。

▱　系统性红斑狼疮、结节性多动脉炎、多发性肌炎。

▫ 克罗恩病和溃疡性结肠炎。

▫ 对药物的特异反应。

（三）罕见

▫ 疟疾和其他热带疾病。

▫ 莱姆病。

▫ 结核病、梅毒。

▫ 放线菌病。

▫ HIV 感染：AIDS。

▫ 感染性心内膜炎。

▫ 人为的。

三、速查表 9-15

	GF	脓肿	UTI	癌	RA
全身性淋巴结病	可能	无	无	可能	可能
局部淋巴结病	可能	有	无	可能	无
排尿频繁	无	无	有	无	无
体重迅速减轻	可能	可能	无	有	可能
关节肿胀	无	无	无	可能	有

四、可能进行的检查

大概率进行：FBC、ESR/CRP、LFT、U&E、嗜异性凝集试验、尿液分析、MSU。

可能进行：CXR，自身免疫性筛查。

附加检查：粪便钙卫蛋白、血培养、疟疾薄膜血涂片、梅毒血清学、HIV 检测和各种其他以二级医疗为基础的检测。

▨ FBC、ESR/CRP、U&E、LFT：多种疾病（如恶性肿瘤、结缔组织疾病）表现为贫血；在多种炎症、感染过程和某些血液恶质病中，WCC 升高。在许多列出的疾病中，ESR/CRP 升高是一种非特异性的发现。U&E 或 LFT 异常可能表明潜在的肾脏疾病或肝脏疾病。

▨ 嗜异性凝集试验：如患有腺热，检查结果可能呈阳性。

▨ 尿液分析、MSU：对于慢性肾盂肾炎患者，尿液分析可能发现蛋白尿、血尿和感染的迹象。

▨ CXR：可显示恶性肿瘤（如肺肿瘤、淋巴瘤）、隐匿性感染和 TB 的迹象。

▨ 自身免疫性筛查：可能提示结缔组织疾病。

▨ 粪便钙卫蛋白：如果症状指向可能的 IBD。

▨ 二级医疗检查：如果在进行初步评估和检查后仍不清楚病因，请转诊至专科，可能需要进行大量检查。包括进一步的微生物检测（例如粪便、血培养）、血液检查（例如，用于疟疾、梅毒和 HIV）、同位素扫描、超声检查和 CT 扫描（用于检测隐匿性感染或恶性肿瘤）、结核菌素测验（用于检测可能的 TB）及热带病的专业检测。

五、重要提示

▨ 长期发热通常是常见疾病的异常表现（除非患者有近期外出旅行的经历），所以需要定期回访并鼓励患者报告新发症状，这可能有助于做出诊断。

◢ 如果患者出现身体不适或体重减轻，请尽早转诊；如果没有上述症状，则自行安排初步检查。

◢ 不要总是从字面上接受患者对症状的自述。脸红或出汗可能会被患者误报为"发热"。如果有疑问，可以让患者自行记录一段时间的体温。

◢ 一定要关注患者的旅居史，特意询问患者是否有昆虫叮咬经历和对抗疟疾治疗的依从性。还要记住询问患者的职业和近期是否接触过传染病患者。

六、危险信号

◢ 结核病很少见，但在英国，其患病率正在增长。考虑结核病的可能，特别是对于亚洲移民和流浪汉。

◢ 瘙痒伴长期发热表明白血病或淋巴瘤。

◢ 依据一家热带医学中心的病例，患有不明原因发热（pyrexia of unknown origin：PUO）的患者近期曾出国去过某个热带国家——在这种情况下，鉴别诊断的差异比常见疾病要大得多，因此患不明疾病的可能性也大得多。

◢ 罕见人为性长期发热，但在卫生工作者中可能更为常见；注意存在明显发热症状但从未感到发热和不适的卫生工作者，特别是在基本检查都正常的情况下。

◢ 如果患者存在心脏杂音，不要忘记患感染心内膜炎的可能。

笔记：

第十六节　腺体肿大

一、GP 概述

腺体肿大（淋巴结病）的病因有很多，但一般来说，通过详细病史和检查，能够将病因的范围缩小到可控制的几个。年龄、居住环境（或旅居史）和腺体肿胀的分布对鉴别诊断的结果影响极大。

二、鉴别诊断

（一）常见

☑ 局部感染（如 URTI、扁桃体炎）。

☑ 全身病毒性感染（如腺热、风疹）。

☑ 恶性肿瘤：继发性转移。

☑ 白细胞恶性肿瘤：淋巴瘤、白血病、骨髓瘤。

☑ 败血病。

（二）偶发

☑ 结节病。

☑ 猫抓热（尤其是儿童）。

☑ 风疹 / 麻疹。

☑ SLE。

☑ 类风湿性关节炎。

☑ 热带 / 亚热带性传播感染：性病淋巴肉芽肿（lymphogranuloma venereum，LGV）、腹股沟肉芽肿（granuloma inguinale，GI）。

（三）罕见

▨　梅毒（原发性或继发性）。

▨　HIV：相关综合征（AIDS-related complex，ARC）。

▨　结核病。

▨　热带传染病：麻风病、丝虫病、椎体虫病、土拉菌病。

▨　药物反应（如苯妥英、青霉素、磺胺类）。

▨　莱姆病。

三、速查表 9-16

	局部感染	全身病毒性感染	继发性转移	白细胞恶性肿瘤	败血症
淋巴结触痛	有	有	无	可能	可能
持续（＞6 周）	无	无	有	有	无
仅局部淋巴结	有	无	有	可能	无
硬性脾大	无	可能	无	可能	无
夜间盗汗	无	可能	可能	有	可能

四、可能进行的检查

大概率进行：如果是局部性腺体肿胀，那么不用进行检查；如果是全身性腺体肿胀，则进行 FBC 和 ESR/CRP。

可能进行：嗜异性凝集试验、CXR、急性期血清检查和恢复期血清检查、HIV 检测、淋巴结活检。

附加检查：自体免疫性血液检查、梅毒和莱姆病的血清学检测、LGV 和 GI 的培养物和刮片、支气管镜活检或结节吸引术、CT 扫描、汉赛巴尔通体的间接荧光抗体血检。

- **FBC**：异型淋巴细胞反映急性病毒感染；所列的多种病因会导致 WCC 和 ESR/CRP 反应蛋白升高。Hb 升高可能是低度恶性肿瘤和结缔组织疾病；WCC 和薄膜涂片可能显示淋巴瘤或白血病。

- **嗜异性凝集试验**：用于确切诊断腺热。

- **CXR**：可表明癌症、结核、淋巴瘤、结节瘤及败血症的病因。

- **血清学检查**：急性期和恢复期血清可确诊特定病毒感染。

- **支气管镜活检或结节抽吸**：用于疑似结节病。

- **腹部和胸部 CT 扫描**是发现盆腔、主动脉旁、肠系膜、肺门或气管旁淋巴结肿大（如淋巴瘤）的敏感检验。

- **自体免疫性血液检查**：可能有助于诊断结缔组织疾病。

- **培养物 / 刮片（GUM 科）**：用于 LGV 和 GI。

- **梅毒和莱姆病血清学检测、HIV 检测**：用于梅毒，莱姆病和 AIDS。

- **汉赛巴尔通体的间接荧光抗体试验**：这是猫抓病的致病微生物。

- **淋巴结活检**可能是最终确诊所必需的检查。

五、重要提示

▨　通常情况下可触及儿童正常颈部淋巴结；淋巴结会随着 URTI 而肿大，父母可能会因此担心孩子患严重疾病。

▨　居住环境：一名来自英国的患有持续性宫颈结节的年轻人很可能感染上 EB 病毒（Epstein-Barr virus，EBV）。而在非洲，这位年轻人最有可能感染结核病。后者出现的腹股沟腺体肿胀可能是由 LGV 或 GI 引起的。

▨　患者往往非常重视腺体肿胀。需要解释的是，淋巴结病通常是免疫系统抵御感染的正常表现，本身不值得医生注意，除非存在反常症状。

六、危险信号

▨　如果中老年患者存在原因不明的持续性颈部淋巴结病变，应紧急转诊至 ENT 检查，以排除鼻咽癌。

▨　患者左锁骨上淋巴结（特鲁瓦西埃氏结）增大伴体重减轻，表明为胃肠道癌。

▨　年轻患者全身性持续性淋巴结伴体重减轻和出汗，表明可能是腺热、淋巴瘤或 AIDS。

▨　若位于罕见部位的颈部淋巴结缓慢增大且无触痛感，则为恶性肿瘤的可能性极大。

笔记：

第十七节　口渴或口干

一、GP 概述

口渴的主诉敲响了医生和患者的警钟。显然需要排除糖尿病，但鉴于初步检测结果为阴性，鉴别诊断可能需要扩大到更大的范围。口干往往不会引起太大的担忧，但有时能够预示严重疾病，而且可能会对患者的正常生活造成严重困扰。

二、鉴别诊断

（一）常见

- ◪　糖尿病。
- ◪　脱水。
- ◪　药物（如三环类抗抑郁药、抗组胺药）。
- ◪　口呼吸（通常伴鼻塞）。
- ◪　焦虑。

（二）偶发

- ◪　正常情况（儿童有时会出现口干症状，因为"他们总是口渴"）。
- ◪　吸烟。
- ◪　过量饮酒。
- ◪　干燥综合征。
- ◪　高钙血症。
- ◪　慢性肾脏病（chronic kidney disease，CKD）。

（三）罕见

- ▨ 尿崩症。

- ▨ 妊娠（常见情况，但很少引起严重口渴）。

- ▨ 强迫饮水。

- ▨ 镰状细胞病。

- ▨ 既往头部 / 颈部辐射病史。

三、速查表 9-17

	糖尿病	脱水	药物	口呼吸	焦虑
多尿症 / 尿频	有	无	无	无	可能
全身不适	可能	有	可能	无	可能
鼻呼吸困难	无	无	无	有	无
间歇性症状	无	无	可能	可能	可能
临床性脱水	可能	有	无	无	无

四、可能进行的检查

大概率进行：尿液分析、空腹血糖或 HbA1c。

可能进行：FBC、ESR/CRP、U&E、钙、RA 因子 / 抗 CCP 和其他自身抗体筛查。

附加检查：血清和尿液渗透压测定、镰状细胞筛查。

▨ 尿液分析：对于糖尿病患者，脱水引起的尿糖比重升高；对于尿崩症和强迫性饮水患者，脱水引起的尿糖比重降低。对于 CKD 患者，尿液分析可能发现蛋白尿和 / 或显微镜下血尿。

- ◪ 空腹血糖或 HbA1c：用于确诊糖尿病。
- ◪ FBC/ESR：对于干燥综合征患者，Hb 降低和 ESR 升高与结缔组织疾病有关；对于 CKD 患者，Hb 可能降低。
- ◪ U&E：可能提示脱水或 CKD。
- ◪ 钙：在高钙血症中升高。
- ◪ RA 因子 / 抗 CCP 和其他自身抗体筛查：干燥综合征可能与类风湿性关节炎、SLE 或其他结缔组织疾病有关。
- ◪ 血清和尿液的渗透压测定：对于尿崩症患者，血清渗透压升高且尿液渗透压降低；对于强迫性饮水患者，血清渗透压降低。
- ◪ 镰状细胞筛查：用于检测镰状细胞贫血。

五、重要提示

- ◪ 对口渴的评估并不仅限于排除糖尿病——要考虑其他病因。
- ◪ 焦虑症患者的间歇性口干可能是由焦虑引起的短暂性口周感觉异常——也许会由于服用某些药物而加重口干症状。
- ◪ 不要低估患者口干的主诉，尤其是对于老年患者——它可能会引起患者严重的焦虑。
- ◪ 记住高钙血症的可能，尤其是对于正在接受姑息治疗的患者——这是一种引起口渴的可治愈性病因。
- ◪ 在家长记忆中，孩子"总是口渴"。而且孩子身体健康，无患糖尿病的可能——不过如果不进行糖尿病检测的话，家长可能不会感到安心。

六、危险信号

　　◼　在急性口渴症状中，必须立即排除糖尿病——血糖水平极高伴酮尿症需要入院治疗。

　　◼　注意急性病且口渴的老年患者，尤其是患者正在服用 ACE 抑制剂的情况下——他或她可能会严重脱水并发展为肾衰竭。

　　◼　干眼症和关节肿胀与口干有关，表明干燥综合征。

　　◼　注意有糖尿病的老年患者可能会主诉口干，而不是口渴。

　　笔记：

第十八节　疲劳

一、GP 概述

　　持续感到疲劳是一种十分常见的症状表现，以至于疲备状态（Tired All The Time，TATT）已经成为全球 GP 的通用缩写词表达。在大约 85% 的初次会诊中，病因都是显而易见的。尽管绝大多数最终都被诊断为非器质性病因，但更重要的是，不要因此而忽视重大生理疾病的可能。使用结构化方法可以给多次就医无果的患者带来有益而成功的会诊。

二、鉴别诊断

（一）常见

- ☑ 抑郁症。
- ☑ 压力（劳累过度、照顾幼儿、无聊等）。
- ☑ 贫血。
- ☑ 急性病毒感染后疲劳。
- ☑ 甲状腺功能减退。

（二）偶发

- ☑ 糖尿病。
- ☑ 睡眠呼吸暂停（虽然通常表现为困倦而非疲劳）。
- ☑ 缺铁（非贫血情况下）。
- ☑ 腹腔疾病。
- ☑ 失眠的任何原因（见第四章第五节）。
- ☑ 慢性病毒感染后疲劳综合征（"ME"）。
- ☑ 重要器官衰竭（心脏、肝脏、肾脏）。
- ☑ 甲状腺功能亢进。
- ☑ 药物滥用。
- ☑ 药物治疗（β 受体阻滞剂、利尿剂）。

（三）罕见

- ☑ 恶性疾病。
- ☑ 慢性传染病（如 TB、肝炎、HIV、莱姆病）。
- ☑ 慢性神经系统疾病（帕金森病、重症肌无力、MS、运动神经元疾病）。
- ☑ 其他内分泌紊乱和缺乏状态（如艾迪生病、低钙血症或高钙血症、低钠血症、低钾血症）。

☑ 结缔组织疾病 [RA、风湿性多肌痛（polymyalgia rheumatica，PMR）、SLE]。

☑ 一氧化碳中毒。

三、速查表 9-18

	抑郁症	压力	贫血	病毒感染后	甲状腺功能减退
日变化	有	可能	无	无	无
可识别的生活事件触发因素	可能	有	无	无	无
近期疾病	可能	可能	可能	有	无
黏膜/甲床苍白	无	无	有	无	可能
皮肤寒冷干燥	无	无	可能	无	有

四、可能进行的检查

大概率进行：尿液分析、FBC、血糖或 HbA1c、TFT。

可能进行：ESR/CRP、U&E、LFT、铁蛋白、钙、抗肌内膜抗体和抗醇溶蛋白抗体。

附加检查：CXR、自身抗体筛查、睡眠研究、按指示进行进一步的血液检查（如 HIV、腺热试验、肝炎或莱姆病血清学检测）。

☑ 尿液分析：糖尿病和肾脏疾病的简单筛查。

◾ 血糖或 HbA1c：用于糖尿病。

◾ TFT 治疗甲状腺功能减退或甲状腺功能亢进。

◾ FBC：贫血、感染和酗酒。

◾ ESR/CRP：多种病因引起；非诊断性，但表明可能存在潜在生理病因。

◾ U&E：易混淆肾衰竭、低钠血症、低钾血症和艾迪生病。

◾ LFT：用于肝脏疾病（恶性肿瘤、酗酒和肝炎）。

◾ 铁蛋白：非贫血性缺铁可能会导致疲劳。

◾ 钙：高钙血症或低钙血症可能导致疲劳。

◾ 抗肌内膜抗体和抗醇溶蛋白抗体：可提示腹腔疾病的诊断。

◾ 自身抗体筛查：用于结缔组织疾病。

◾ 睡眠研究：仔细检查睡眠呼吸暂停的可能性。

◾ 进一步的血液检查：血液检查视临床情况而定，可能包括 HIV、腺热、肝炎或莱姆病检测。

◾ CXR：可能显示恶性肿瘤、心力衰竭或 TB。

五、重要提示

◾ 除了疲劳，在没有其他明显症状时（尤其是体重减轻或增加），不太可能存在生理病因。

◾ 疲劳持续的时间越长，找到任何可治愈性病因的可能性就越小。

◾ 与患者进行眼神交流并握手——你对患者是否真的"生病"的第一印象很可能是正确的，并可能为如帕金森病等容易被忽视的病因提供早期线索。

　　▣　如果怀疑患者有抑郁症，直接询问相关症状——在做出推定诊断之前，不必"排除"生理疾病。

　　▣　经常安排治疗性的检查，而不是诊断性的检查。

　　▣　询问其他家庭成员的身心状态。一氧化碳中毒也可能会影响到他们。

　　▣　不要习惯于让患者进行常规"血液检查"。许多患者"承诺"如果一个月后不再有疲劳感，就不会再进行血液检查。此外，检查血液往往会发现与疾病无关的异常症状，从而使诊断复杂化。

六、危险信号

　　▣　重视与体重减轻有关的疲劳——这表明恶性疾病或甲状腺功能亢进。

　　▣　不要因为羞于询问或患者的否认而排除抑郁症的可能。

　　▣　当疑似生理疾病时，不要错过容易发现的体征——检查脉搏率、黏膜苍白、淋巴结、胸部和腹部。

　　▣　如果症状加重且患者表现不适，请考虑罕见病因。

　　▣　注意极为罕见的病例。仅疲劳且无其他明显症状的情况下，虽然严重生理疾病的总体发病率也较低，但这种说法并不适用于此处的罕见病例，无论症状有多么模糊，都应该认真对待。

　　笔记：

第十九节　震颤

一、GP 概述

震颤指的是身体各部分的节律性运动。临床上有三种类型：静止性震颤（静止时最严重）、姿势性震颤（固定姿势下最严重，如伸臂）和意向性震颤（随意运动时最严重）。在评估其他疾病时，GP 可能会注意到震颤的存在，震颤也可能是主要症状。在后一种情况下，患者可能会因缺乏"自我控制"而感到尴尬，因此请以同理心的态度进行会诊。

二、鉴别诊断

（一）常见

- ◪ 焦虑。
- ◪ 甲状腺功能亢进。
- ◪ 药物戒断（例如麻醉剂、苯二氮䓬类药物、乙醇）。
- ◪ 良性特发性震颤（家族性疾病）。
- ◪ 帕金森病。

（二）偶发

- ◪ 药物不良反应（如吩噻嗪类、β - 兴奋剂）。
- ◪ 二氧化碳潴留（如 COPD）。
- ◪ MS。
- ◪ 小脑共济失调：多种病因，包括肿瘤、听神经瘤、弗里德赖希共济失调、CVA、脓肿。

（三）罕见

- 暴发性肝衰竭。
- 威尔逊氏症。
- 三期梅毒。
- 患癔病的：通常只限于单肢的极其严重的震颤。
- 脑膜脑炎。

三、速查表 9-19

	焦虑	甲状腺功能亢进	药物戒断	良性特发性	帕金森病
静止性震颤	无	无	无	无	有
可用酒精抑制	可能	无	可能	有	无
其他方面健康	可能	无	无	有	无
心动过速	有	有	可能	无	无
运动徐缓	无	无	无	无	有

四、可能进行的检查

大概率进行：TFT。

可能进行：FBC、LFT。

附加检查：梅毒血清学检查、二级医疗中的 MRI 扫描、腰椎穿刺、视觉诱发电位、血清铜蓝蛋白／血铜、血气。

- FBC：长期酗酒引起的大红细胞症。
- LFT：证明酗酒或肝衰竭。
- TFT：如果怀疑甲状腺功能亢进。

◪　MRI 是检测 CNS 脱髓鞘和肿瘤（如小脑）的最敏感的检测方法。

◪　腰椎穿刺：CSF 电泳可能显示 MS 中的寡克隆带，或脑膜脑炎。

◪　视觉诱发电位：MS 延长。

◪　梅毒血清学检查：疑似梅毒。

◪　血气：可显示二氧化碳潴留。

◪　血清铜蓝蛋白／血铜：用于诊断威尔逊氏症。

五、重要提示

◪　震颤患者总是担心患严重疾病，尤其是帕金森病。确保在会诊期间消除患者的焦虑。

◪　特发性震颤的特征是可以通过小剂量的酒精抑制。可以从患者病史中获取该则有效信息。

◪　震颤的病因可能不止一个，不一定遵循所述的固定规律表现，尤其是对于老年患者。

◪　早期帕金森病的震颤通常不会给患者带来困扰。因此，当患者出现其他症状时，医生或亲属朋友才可能会注意到帕金森病。

六、危险信号

◪　降低门槛以安排 TFT 检查：焦虑与甲状腺功能亢进症状极其相似，反之亦然。

◪　帕金森病很可能表现为频繁跌倒。寻找其他体征，如面具脸、字迹小、动作迟缓、姿势步态障碍和难以站立。

　　▨　对于患姿势性震颤的中老年独身男性，考虑酗酒。

　　▨　意向性震颤伴眼球震颤或构音障碍提示明显的小脑病变。

笔记：

第二十节　体重增加

一、GP 概述

　　到目前为止，体重增加最常见的病因是单纯性肥胖。其在女性中的患病率达 50%，也更常见于女性。它可能是患者就诊的主要原因，也可能是"趁医生在这"（顺便提及）——不管怎样，它往往被视为"多次就医无果"的症状，因此这类患者可能对最终的治疗效果怀有不切实际的期望。

二、鉴别诊断

（一）常见

　　▨　单纯性肥胖（通常为遗传性肥胖伴饮食不良和缺乏运动）。

　　▨　甲状腺功能减退。

　　▨　妊娠。

　　▨　任何原因的水肿（如心力衰竭、肾衰竭、肝衰竭）。

☑ 过量饮酒。

（二）偶发

☑ 绝经。

☑ 医源性（如类固醇、胰岛素、磺脲类药物、雌激素、苯噻啶）。

☑ 多囊卵巢综合征。

☑ 单卵巢囊肿增大。

☑ 限制活动的身体残疾或精神残疾（如 CVA、唐氏综合征）。

（三）罕见

☑ 滥用合成代谢类固醇。

☑ 库欣综合征

☑ 下丘脑病变或垂体功能减退。

☑ 胰岛素瘤。

☑ 罕见的遗传综合征，如普拉德 – 威利综合征。

三、速查表 9-20

	单纯性肥胖	甲状腺功能减退	妊娠	水肿	过量饮酒
点状水肿	可能	无	可能	有	可能
只有腹围增加	无	无	有	无	可能
病史长	有	可能	无	可能	可能
可触及肝脏	无	无	无	可能	可能
在其他方面健康	有	可能	可能	无	无

四、可能进行的检查

大概率进行：TFT。

可能进行：尿液分析、FBC、LFT、U&E、妊娠试验、总睾酮、SHBG、盆腔超声检查，如果病因可能是心力衰竭则进行心脏检查。

附加检查：二级医疗检查用于内分泌功能障碍。

◪　尿液分析：对于由潜在肾脏疾病引起的水肿，尿液分析可能发现蛋白尿。

◪　FBC：贫血可能促使心力衰竭突然发作；对于甲状腺功能减退和过量饮酒，MCV 升高。

◪　TFT：可显示甲状腺功能减退。

◪　U&E：用于肾衰竭和库欣综合征。

◪　LFT：用于检查肝衰竭，提供酗酒和低蛋白血的证据。

◪　对于 PCOS 患者，总睾酮正常或适度升高，SHBG 正常或降低。

◪　MCV：排除妊娠的可能性。

◪　盆腔超声检查：可确认腹水、卵巢囊肿和妊娠。

◪　心脏检查：如果潜在病因可能是心力衰竭，则进行 CXR、ECG、BNP 和超声心动图显像。

◪　二级医疗检查用于内分泌功能障碍：胰岛素瘤、垂体功能减退、库欣综合征。

五、重要提示

◪ 体重增加的患者，尤其存在长期或波动性体重增加的患者，通常有明确的个人治疗意见——比如血液检查或药物治疗。患者可能不想接受早已耳闻的饮食运动建议，这会浪费诊疗时间。所以可在会诊早期确定患者的想法。

◪ 父母往往担心孩子的体重增加，只有孩子的"腺体"正常，他们才能安心。如果孩子的身高与体重成正常比例，或者与父母的相似，且孩子其他方面一切正常，那么几乎不可能存在潜在病因。

◪ 对于唐氏综合征患者，甲状腺功能减退的患病率较高——如果唐氏综合征患者存在原因不明的体重增加，考虑这种可能性。

◪ 通常无需进行临床检查，但临床检查可能有助于明确真正病因。

◪ 甲状腺功能减退的矫治可能无法解决体重增加的问题，而只是表明存在潜在性单纯性肥胖。不要妄加期望。

六、危险信号

◪ 确定体重增加是全身性的还是主要集中在腹部。后者可能表明妊娠、腹水或卵巢囊肿增大。

◪ 对于老年患者近期出现的体重增加，提示可能存在充血性心力衰竭或甲状腺功能减退。

◪ 年轻女性可能不会考虑或不会接受体重增加的病

因是妊娠。如果有任何疑问，请安排妊娠试验。

▨　血常规检查对诊断帮助不大——但是如果患者身体不适或病史不典型，考虑进行血常规检查。

笔记：

第二十一节　体重减轻

一、GP 概述

不应低估体重减轻的严重性：在大约 1/3 的患者中，体重减轻没有特定病因，但在其余患者中，可发现潜在严重疾病。其中少数人是精神病患者；90% 的人患有器质性疾病。惯常情况下，应从一开始就对患者进行全面评估。

二、鉴别诊断

（一）常见

▨　无精神疾病的"正常"压力性生活事件（例如换工作、离婚、裁员、丧亲、考试压力）。

▨　临床抑郁症。

▨　饮食障碍：神经性厌食症和神经性贪食症。

▨　甲状腺功能亢进：甲状腺毒症和医源性原因（过量的甲状腺替代药物）。

▨　任何部位的恶性肿瘤。

（二）偶发

☑　焦虑（无论什么原因）。

☑　任何晚期疾病（例如恶性肿瘤、运动神经元疾病）。

☑　药物滥用：乙醇、麻醉剂、安非他明类药物、轻泻药。

☑　器官衰竭：心脏、肾脏和肝脏。

☑　未确诊的糖尿病。

☑　慢性炎症（例如 RA、SLE）。

☑　胃肠道疾病（例如消化性溃疡、炎症性肠病、腹腔疾病、寄生虫）。

（三）罕见

☑　任何慢性传染病（尤其是结核病）。

☑　内分泌的：艾迪生病、嗜铬细胞瘤。

☑　AIDS。

☑　营养不良（少见于发达国家，全球普遍）。

三、速查表 9-21

	正常压力性事件	抑郁症	饮食障碍	甲状腺功能亢进	恶性肿瘤
轻度焦虑	无	可能	无	无	无
食欲不振	可能	有	无	无	有
体型异常	无	无	有	无	无
复发性	有	可能	可能	可能	无
严重身体不适	无	有	可能	可能	有

四、可能进行的检查

大概率进行：尿液分析、FBC、ESR/CRP、TFT、U&E、LFT、CXR、血糖或 HbA1c。

可能进行：自身免疫性筛查、HIV 检测、CA-125、肠道检查（例如 FIT、粪便钙卫蛋白或抗肌内膜抗体和抗醇溶蛋白抗体检查），以及院内其他检查。

附加检查：无。

▨ 尿液分析：用于可能的未诊断的糖尿病；对于肾衰竭，存在蛋白尿。

▨ FBC 和 ESR/CRP：在恶性肿瘤和任何慢性疾病中，Hb 可能减少，ESR/CRP 增加。血小板含量升高与食管癌或胃癌相关。

▨ U&E：肾衰竭时异常，有时出现进食障碍；在艾迪生病中钠减少，钾和尿素增加。

▨ TFT：可确诊甲状腺功能亢进。

▨ LFT：酒精中毒和肝病导致精神错乱。

▨ 血糖或 HbA1c：用于确诊糖尿病。

▨ 自身免疫性筛查：可能有助于确认疑似的结缔组织疾病。

▨ HIV 检测：如果怀疑 AIDS。

▨ CA-125：用于确诊卵巢癌。

▨ 肠道检查，例如 FIT、粪便钙卫蛋白或抗肌内膜和抗醇溶蛋白抗体：如果疑似癌、IBD 或腹腔疾病。

▨ CXR：可能显示癌、TB、淋巴结病或心力衰竭。

根据伴体重减轻的其他症状和初步检查结果，可能需要进行其他检查（通常为院内检查）。

五、重要提示

认真评估体重减轻，其评估可能既复杂又耗时。如果患者在其他疾病会诊结束时以"顺便说一句"的形式表述体重减轻的症状，（与平常的做法相反）医生应先安排基本血液检查和尿液分析，然后预约后续就诊并根据检查结果进行更全面的评估。

确定患者既往是否出现过体重减轻症状。例如，患者或其病史记录可能表明他们总是在有压力时出现体重减轻。

检查患者是否真的出现体重减轻。病史可能不详尽，通常可利用以前的体重记录（如患者最新检查或健康促进数据）。

观察患者。明显极其瘦弱者可患严重疾病，需要进行紧急全面的检查。

六、危险信号

体重快速减轻伴不适、呼吸系统疾病或胃肠道疾病明显表明生理病因。

考虑年轻女性群体的饮食失调——上齿腭面的酸性牙侵蚀症是经常性呕吐的表现。

儿童的体重减轻是由严重的器质性疾病或精神虐待引起的。在体检过程中要留意非意外伤害（non-accidental

injury，NAI）的体征。

抑郁症伴体重减轻是一个难题；对于某些身体疾病，这可能是主要病因，或者情绪的变化可能是次要病因。不管怎样，在安排检查时，不要忽视重度抑郁症；只要你向患者解释诊疗方案，可在排除生理病因的同时服用抗抑郁药。

笔记：

第十章 生殖器（GENITAL）

第一节　勃起功能障碍

一、GP 概述

勃起功能障碍指的是因局部勃起障碍或完全勃起障碍而不能达到令人满意的勃起。这里不讨论不射精（射精性勃起功能障碍）。勃起功能障碍在 GP 这里非常常见，而且随着新疗法的开发和推广，GP 可能会遇到得更频繁。

二、鉴别诊断

（一）常见

- 抑郁 / 焦虑。
- 过量饮酒。
- 性爱关系不协调。
- 血管的：动脉功能不全（动脉病）或静脉过度引流。
- 药物（如前列腺癌治疗药物、降压药、某些抗抑郁药）。

（二）偶发

- 睾酮缺乏症（可能是原发性或继发性）。
- 糖尿病自主神经病变。
- 创伤：骨盆或脊柱骨折、阴茎损伤、经尿道前列腺切除术（transurethral resection of prostate，TURP）术后。
- 解剖学：包茎、系带发紧。
- 过度吸烟。
- 佩伦涅病。

◪ 药物滥用（例如海洛因、安非他明）。

（三）罕见

◪ 恋物癖（只有在异常刺激下才能勃起）。

◪ 脊髓压迫：肿瘤。

◪ 阴茎海绵体血栓形成。

◪ 神经系统：脊髓痨、多发性硬化症。

三、速查表 10-1

	抑郁 / 焦虑	过量 饮酒	性爱关系 不协调	血管的	药物
TATT 或睡眠问题	有	可能	可能	无	无
偶尔发作	可能	无	有	无	无
晨勃无障碍	有	无	有	无	无
足部脉搏减缓	无	无	无	有	无
服药	可能	无	无	无	有

四、可能进行的检查

大概率进行：尿液分析。

可能进行：血糖或 HbA1c、FBC、LFT、内分泌检测（睾酮、催乳素、FSH/LH、TSH）、胆固醇、PSA。

附加检查：多普勒血流研究、血管造影术、体内前列腺素注射试验、MRI 扫描——上述检查可能由专科医生安排。

◪ 尿液分析：对未确诊糖尿病的做基本简单筛查。

◪ 血糖或 HbA1c：用于确诊糖尿病。

▨ FBC 和 LFT 可能有助于确认饮酒过量（MCV 升高和可能的 LFT 异常）。

▨ 对于原发性或继发性性腺功能减退症患者，睾酮水平降低。进行催乳素、FSH/LH 和 TSH 检查以查明垂体功能状态。勃起功能障碍可能是心血管疾病的体征之一——检查者的胆固醇水平。

▨ 前列腺癌和勃起功能障碍之间的联系尚不清楚。在这种情况下，一些指南建议使用 PSA 来评估可能的前列腺癌；根据每个病例的特点、其他症状和男性患者的意愿进行诊断。

▨ 以阴茎浅动脉和深动脉的多普勒血流图评估动脉功能。如果症状表明与阳痿相关的下肢动脉功能不全，则可能需要进行血管造影术。

▨ 体内前列腺素注射试验：即时反应和长期反应可表明神经系统问题。初始勃起反应良好但勃起快速失效表明静脉引流过多。

▨ 偶尔也需要进一步检查（如用于检查脊髓病变或 MS 的 MRI 扫描）可能的神经系统病因。

五、重要提示

▨ 确定患者是否能在任何时候（如清晨）勃起。如果可以的话，那么病因不太可能是器质性的。采取积极的态度——许多心理学病因都是暂时的。

▨ 不要太快将焦虑诊断为根本病因。焦虑可能是阳痿引起的，而不是病因。

▣　勃起功能障碍由患者以"顺便说一句"或"趁我在这"的方式提及。虽然可以征求患者在后期进行相关会诊，但请记住，这可能意味着失去了为患者提供诊疗的机会，因为他可能不会听从你后期会诊的要求。

▣　表明你对此疾病的重视态度——例如，进行适当的检查或邀请患者的伴侣在后期会诊。

六、危险信号

▣　勃起功能障碍伴鞍区感觉缺失和括约肌紊乱的突然发作表明马尾神经病变。请紧急转诊。

▣　若在可预见的时间段后无法勃起，则病因极可能是器质性的——也有可能是血管性的。

▣　不要忘记酗酒和药物滥用是可能的致病因。因为患者不大可能主动提供这些信息，所以可在就诊记录中寻找线索并进行具体询问。

▣　勃起功能障碍很可能是其他部位的血管疾病的标志。酌情扩展评估范围。

笔记：

第二节　血精症

一、GP 概述

对于 GP 来说，血精症是一种罕见症状——但随着男性患者就诊的意愿越来越强烈，我们可能会越来越常见这种症状。与任何涉及失血的症状一样，患者的焦虑水平往往很高。血精症罕见严重疾病，所以 GP 无需感到焦虑。

二、鉴别诊断

（一）常见

☑ 未知（至少 50%；大多数症状可能是继发于遗忘或未注意的创伤）。

☑ 前列腺炎。

☑ 术后（前列腺手术、活检或体外冲击波碎石术）。

☑ 泌尿生殖道感染（附睾睾丸炎、尿道炎、UTI）。

☑ 外伤（睾丸或会阴）。

（二）偶发

☑ 凝血障碍或抗凝。

☑ 前列腺结石。

☑ 癌：前列腺、睾丸、膀胱或精囊。

（三）罕见

☑ 结核病。

☑ 血吸虫病。

☑ 恶性高血压。

☑ 结构性疾病（如尿道狭窄或息肉）。

三、速查表 10-2

	未知	前列腺炎	术后	GU 感染	外伤
长期的	可能	可能	无	可能	无
近期外科手术	无	可能	有	可能	无
近期创伤	可能	无	无	无	有
尿路病症	无	可能	可能	有	无
经 PR 时前列腺明显触痛	无	有	可能	无	无

注：泌尿生殖道（genito-urinary，GU）。

四、可能进行的检查

大概率进行：尿分析、MSU。

可能进行：FBC、ESR/CRP、PSA、尿道拭子采集。

附加检查：INR、凝血筛查、精液培养、经直肠超声、前列腺活检、尿道镜检查。

▪ **尿液分析**：对于任何泌尿生殖道感染或前列腺炎，检查蛋白质、亚硝酸盐、白细胞和可能的血尿。对于恶性肿瘤和血吸虫病，检查可能发现血尿。

▪ **MSU**：确诊感染并鉴别病原体。

▪ **FBC 和 ESR/CRP**：感染时 WCC 可能升高，ESR/CRP 升高；对于恶性肿瘤患者，Hb 降低，ESR/CRP 升高。

▪ **PSA**：这项测试可以作为前列腺癌的指标加以探讨。

▪ **尿道拭子采集**：如果怀疑有尿道炎（最好在 GUM 科进行）。

◪ INR、凝血筛查：如果怀疑患者服用华法林或患出血性疾病。

◪ 其他检查（通常为院内检查）：这些检查可能包括精液培养（以检查深层感染）、经直肠超声和前列腺活检（对前列腺进行仔细检查）、尿道镜或膀胱镜检查（如果怀疑结构性尿道或膀胱问题）。

五、重要提示

◪ 直率开放的态度和通俗易懂的语言可以让患者心情舒适并自愿讲述详细病史。

◪ 不要低估患者的焦虑水平——并确保患者的焦虑得到适当缓解。大多数有血精症的男性会主观认为自己患上了严重疾病。

◪ 与确切诊断相比，治疗血精症应在决定进一步治疗方案方面投入更大的精力。这是因为基层医疗中的评估很少发现任何根本病因——治疗更容易受到患者年龄和病史的影响，而不是受临床发现的影响（见下文）。

◪ 40岁以下有短暂血精症的男性患者不需要转诊，因为患严重疾病的可能性很小。老年男性——以及患有持续性或复发性血精症或初步评估结果异常的男性——需要转诊进行进一步评估。

六、危险信号

◪ 少见严重病因，但对于40岁以上且发作不止一次的男性患者，应该考虑严重疾病。

◪　如果检查结果为显微镜下见血尿，那么患严重疾病的可能性增大——请转诊。

笔记：

第三节　性交痛

一、GP 概述

该词应用于女性患者。性交痛不仅会造成患者的痛苦，而且患者与医生讨论时，可能会感到尴尬。因此，患者可能"隐而不说"，而是将其描述为并不存在的"分泌物"或含糊地表述"下方疼痛"。或者，性交痛可能是不孕症或压力的根本病因。在上述情况下，医生对患者主诉的敏感度才是最有益于诊断和治疗的。

二、鉴别诊断

（一）常见

◪　单纯性阴道痉挛：心因性阴道痉挛和阴道干燥。

◪　外阴阴道炎（尤其是感染，如细菌或真菌性阴道病、溃疡、前庭大腺炎）。

◪　绝经期阴道干燥（萎缩性阴道炎）。

◪　子宫内膜异位症。

◪　PID 和宫颈炎。

（二）偶发

- 产后会阴修复术。
- 盆腔充血（盆腔疼痛综合征）。
- 子宫纤维瘤和子宫后倾，道格拉斯腔中的卵巢。
- 盆腔粘连（术后或 PID）。
- 膀胱炎、尿道炎。
- 心理问题或伴侣关系问题。

（三）罕见

- 先天性异常。
- 卵巢囊肿增大或肿瘤。
- 外阴发育不良。
- 尿道肉阜。
- 处女膜未破裂。
- 肛裂、血栓堆积、肛周脓肿。

三、速查表 10-3

	阴道痉挛	外阴阴道炎	萎缩性阴道炎	子宫内膜异位症	PID
分泌物异常	无	有	可能	无	可能
深部性交疼痛	无	无	无	有	有
剧痛期	无	无	无	有	可能
阴道干燥	有	无	有	无	无
O/E 阴道口过紧	有	无	无	无	无

注：检查中（on examination，O/E）。

四、可能进行的检查

大概率进行：阴道深处或宫颈的拭子采集。

可能进行：尿液分析、MSU、尿道拭子采集、超声检查、腹腔镜（二级医疗）。

附加检查：FBC、ESR/CRP、CA-125、外阴活检（二级医疗）。

◪ 尿液中亚硝酸盐、脓细胞和血液的分析有助于排除 UTI。

◪ MSU 可以帮助指导 UTI 的治疗。

◪ 如果出现异常分泌物，进行阴道深处和宫颈拭子采集以确定致病菌的性质。

如果疑似尿道炎，可进行尿道拭子采集（通常在 GUM 科）。

◪ 对于慢性 PID，FBC 可能显示 WCC 升高。

◪ 对于 PID，ESR/CRP 升高。

◪ 盆腔超声检查可以确定子宫和卵巢的位置及是否存在囊肿和子宫内膜异位症。

◪ CA-125：如果怀疑卵巢癌。

◪ 转诊后的检查可能包括腹腔镜检查（如用于检查子宫内膜异位症和 PID）和外阴活检（用于怀疑外阴发育不良）。

五、重要提示

◪ 浅表性交疼痛（阴道口疼痛）通常由感染、阴道痉挛或萎缩引起；深部性交疼痛（深部疼痛）可能由盆腔疾病引起。

▨ 如果病因可能是性传播感染，请转诊至 GUM 科——GUM 科最适合进行全面筛查、咨询和接触者追踪。

▨ 如果患者主诉 "感觉自己的阴道太小"，无法容纳伴侣的阴茎，则疑似阴道痉挛。

▨ 长期存在且位置性的深部性交疼痛是 "抵触性" 性交疼痛，不太可能存在严重病因。

▨ 深度性交疼痛通常会在停药后立即消失；如果在性交后，疼痛感持续一两天，很可能存在心理问题。

六、危险信号

▨ 伴侣关系问题可能会导致女性讨厌性交，因而表现为疼痛。不和谐的伴侣关系可能是性交痛的病因，而不是结果。

▨ 周期性性交疼痛伴全面性盆腔疼痛、心情积郁和痛经提示子宫内膜异位症或 PID——请咨询妇科意见。

▨ 罕见盆腔肿瘤，但若老年女性患者近期发作深部性交疼痛，考虑这种可能。

▨ 检查以持续性浅表性交疼痛为主诉的绝经期或围绝经期女性——病因可能是外阴发育不良，而不是萎缩性阴道炎。

笔记：

第四节　阴茎痛

一、GP 概述

阴茎痛不仅可由局部病因引起，还可由远端病变引起。患者通常会感到尴尬，患者也可能害怕患性传播疾病。通常，在仔细检查病史和进行适当检查后，可以做出明确诊断。

二、鉴别诊断

（一）常见

- 龟头炎（真菌性、细菌性或过敏性）。
- 急性尿道炎。
- 包茎（如闭塞性干燥性龟头炎）。
- 尿路结石（在输尿管或尿道的任何部位）。
- 前列腺炎或前列腺脓肿。

（二）偶发

- 单纯性疱疹（罕见带状疱疹）。
- 膀胱癌或前列腺癌。
- 外伤：系带撕裂、拉链造成的损伤、尿道损伤或异物。
- 急性膀胱炎。
- 佩罗尼氏病（通常在勃起时疼痛）。
- 嵌顿包茎。
- 系带发紧。

（三）罕见

- 肛裂或发炎性痔疮。
- 阴茎癌。
- 直肠癌或肛门癌。
- 尿路结核。
- 血吸虫病（埃及血吸虫）：常见于非洲和中东地区。

三、速查表 10-4

	龟头炎	尿道炎	包茎	结石	前列腺炎
排尿困难	可能	有	可能	可能	可能
分泌物	有	有	可能	无	可能
直肠疼痛	无	可能	无	可能	有
血尿	无	可能	无	有	可能
龟头刺痛	有	无	可能	无	无

四、可能进行的检查

大概率进行：尿液分析、MSU、拭子采集。

可能进行：FBC、ESR/CRP、PSA。

附加检查：肾路显像、膀胱镜检查、终末尿流。

- 尿液分析：如果发生感染，可能会在尿液分析检查中发现蛋白尿、血尿、脓细胞和亚硝酸盐，或血尿伴结石或肿瘤。还可显示先前未确诊的糖尿病患者的糖尿（可能伴念珠菌性龟头炎）。

☑ MSU〔适用于显微镜检查、培养和灵敏度（microscopy，culture and sensitivity，MC&S）〕：确立 UTI 中的致病菌（也可能表明前列腺炎的传染源）。

☑ 微生物拭子采集：如果极可能患尿道炎，则用尿道拭子采集（最好在 GUM 科进行）。对于龟头炎伴分泌物，拭子采集可能有助于指导治疗。

☑ FBC 和 ESR/CRP：对于严重感染和炎症（如前列腺炎或前列腺脓肿），WCC 和 ESR/CRP 升高。对于恶性肿瘤，ESR/CRP 可能升高。

☑ PSA：如果可能为前列腺癌，则考虑进行该测试。

☑ 如果怀疑结石或癌，或慢性 MUI，则进行肾路显像（通常为院内检查）检查尿路。

☑ 终末尿流：用于血吸虫病。

☑ 膀胱镜检查：可能用于二级医疗中结石或肿瘤的确诊和治疗。

五、重要提示

☑ 如果男性患者有提示膀胱炎的症状但 MSU 显示无菌性脓尿，那么他可能患尿道炎。

☑ 组织 GUM 科进行全面检查、咨询和接触者追踪。如果有 STD 的可能，进行转诊。

☑ 诊断时，通常会忽略前列腺炎的可能——但前列腺炎很难确诊，尤其是慢性前列腺炎。可延长抗生素疗程试验。

☑ 性交痛：通常表现为突然疼痛伴出血，表明系带撕裂。这通常会吓到年轻患者。向他解释这并不是严重疾病而且极易于治疗，以此消除患者疑虑。

六、危险信号

▨ 排尿后疼痛提示膀胱炎。排尿后疼痛在男性中并不常见，如果经常出现上述情况，则需要进行进一步检查。

▨ 间歇性疼痛伴血凝块流出和无痛性血尿，提示癌［膀胱癌、输尿管癌（罕见）或肾癌］。

▨ 记住，念珠菌性龟头炎可能是糖尿病的第一个症状表现。

▨ 如果患者为患包皮粘连或龟头炎的老年男性，请转诊。因为可能存在癌症。

笔记：

第五节 阴茎溃疡／疮

一、GP 概述

即便是老年人或没有任何性生活的男性，这类症状常伴随着对 STD 的恐惧出现。还有很多其他病因会造成这一症状，其中一些病因非常重要，需要筛查。

二、鉴别诊断

（一）常见

▨ 单纯疱疹病毒。

▫ 皮下脓肿或感染性皮脂腺囊肿。

▫ 龟头炎：细菌性或真菌性。

▫ 创伤：拉链造成的损伤最常见，还有系带撕裂、咬伤、自残。

▫ 干燥性闭塞性龟头炎（balanitis xerotica obliterans，BXO）。

（二）偶发

▫ 带状疱疹。

▫ 莱特尔综合征：环状龟头炎。

▫ 过敏性接触性湿疹。

▫ 软下疳（软疮：杜克雷嗜血杆菌）。

▫ 腹股沟肉芽肿（肉芽肿克雷伯菌：热带感染）。

▫ 性病淋巴肉芽肿（热带感染）。

（三）罕见

▫ 梅毒（下疳）。

▫ 阴茎癌。

▫ 肺结核。

▫ 皮肤病（如白塞综合征、扁平苔藓）。

▫ 固定疹型药物性皮炎。

三、速查表 10-5

	单纯疱疹	皮下脓肿	龟头炎	创伤	BXO
排尿困难	可能	无	可能	可能	可能
接触性症状	可能	无	可能	无	无

续表

	单纯疱疹	皮下脓肿	龟头炎	创伤	BXO
腹股沟淋巴结肿大	有	可能	可能	无	无
离散性单病灶	无	有	无	可能	无
全身不适	可能	无	无	无	无

四、可能进行的检查

大概率进行：拭子、梅毒血清学。

可能进行：尿液分析、FBC、ESR/CRP。

附加检查：斑贴试验、活检。

▨ 尿液分析：在龟头炎中，可能检测到尚未诊断的糖尿病。

▨ 拭子：可能会发现感染原因，例如单纯疱疹、念珠菌、软下疳、性病淋巴肉芽肿和腹股沟肉芽肿（如果怀疑有 STD，则在 GUM 科进行其他合适的拭子和共存疾病的血液检测）。

▨ FBC 和 ESR/CRP：严重感染或有炎症（如莱特尔综合征）时，WCC 和 ESR/CRP 升高。

▨ 梅毒血清学：怀疑是否有梅毒（注：初次感染后可能需要 3 个月才能呈阳性）。

▨ 斑贴试验：是否有可能是过敏性接触性湿疹。

▨ 活检（二级医疗）：确诊疑似恶性肿瘤或揭示潜在皮肤状况（如扁平苔藓）。

五、重要提示

■　即便是老年患者，也要记录完整的性史。如果怀疑有STD，请前往GUM科进行检查、咨询和追踪传染病接触者。

■　诊断出HSV可能会使患者感到担忧，其中一些诊断是有依据的，而另一些则没有。给患者充足的时间去讨论诊断结果及其意义。

■　不管是什么原因，患者都可能很害怕STD。确保消除这些不适当的焦虑。

■　在不明病例中询问共存的或之前存在的皮肤疾病——这可能会有助于诊断（例如扁平苔藓）。

六、危险信号

■　旅行者的旅行史和性接触史很重要———一些更为模糊的病因是"热带疾病"。

■　考虑性接触史-——虽然梅毒平时少见，但在同性恋者中却很常见。

■　龟头炎、尿道炎、关节炎和结膜炎构成莱特尔综合征的三联征。一定要做一个彻底的全面检查。

■　因为很可能会出现重症疾病（感染或恶性肿瘤），所以需要检查原因不明的持续性单一溃疡。

■　切记患严重或复发性念珠菌龟头炎的人可能患糖尿病。

笔记：

第六节　阴囊肿胀

一、GP 概述

任何年龄段都可能发生阴囊肿胀。它们最常见于睾丸及睾丸覆盖物、精索和阴囊皮肤。随着人们对睾丸癌认识的增加，越来越多的年轻男性会去看 GP，通常为良性肿块。

二、鉴别诊断

（一）常见

- 腹股沟疝。
- 皮脂腺囊肿。
- 阴囊淋巴积液。
- 附睾囊肿。
- 睾丸附睾炎（epididymo-orchitis，EO）。

（二）偶发

- 睾丸扭转。
- 医源性脓毒症：手术和插管。
- 血囊肿。
- 静脉曲张。
- 充血性心力衰竭。
- 输精管切除术后肿胀（无菌），包括血肿、溢出精子引起的炎症反应。
- 创伤：血肿。

（三）罕见

☐ 睾丸肿瘤（精原细胞瘤、畸胎瘤）。

☐ 腹水。

☐ 下腔静脉血栓形成。

☐ 肺结核和梅毒（国外并不罕见）。

☐ 象皮病（丝虫病）。

三、速查表 10-6

	疝	皮脂腺囊肿	阴囊淋巴积液	附睾囊肿	EO
可能有更严重的肿块	无	有	有	有	有
睾丸压痛	无	无	无	可能	有
皮肤肿胀	无	有	无	无	无
腹股沟结节触痛	无	可能	无	无	可能
透照	无	无	有	可能	无

四、可能进行的检查

大概率进行：超声检查。

可能进行：尿分析，MSU。

附加检查：FBC、U&E、LFT、CXR、尿道拭子、AFP 和 β-HCG。

☐ 超声检查有助于区分囊实性肿块。

☐ 尿液分析可提示 UTI 的迹象，但在附睾睾丸炎中可能呈阴性的，MSU 也是如此。

> 如果有尿道分泌物，用尿道拭子检查淋球菌和衣原体。

> 如果怀疑实体瘤，转诊后由专科医生安排 FBC、AFP 和 β-HCG 等基本基线检查。

> 如果癌细胞已经扩散，CXR 可能显示炮弹样病变。

> 如果怀疑潜在的病变（如腹水、心力衰竭、梅毒），可能需要进一步的检查，如 U&E、LFT、梅毒血清学。

五、重要提示

> 不要忘记，让患者的主要害怕的可能是癌症。即便肿块明显是良性的，也要点明这一点。

> 使患者呈站立位检查。通过这种方式能更容易感觉到肿块，有些肿块——尤其是静脉曲张——可能在躺下时消失。

> 有双侧肿块的老年患者，可能有一些潜在的疾病，如心力衰竭。

> 如果患者仍然对明显的囊性肿块感到非常焦虑，或者你对自己的诊断有任何怀疑，考虑安排超声检查——只要结果正常，双方的情绪都会得到缓和。

六、危险信号

> 精原细胞瘤可能通常摸起来很光滑，类似于大号的正常睾丸。不要依赖于临床上非恶性肿瘤的特征——如果患者感觉睾丸发生了变化，就转诊。

◪ 婴儿的疝气和积液难以区分。需要手术治疗疝气；鞘膜积液可能在出生一年内消退。如有疑问，请转诊。

◪ 记住，积液可能是由潜在的恶性肿瘤引起的；对于年轻患者，请务必转诊，而对于老年患者，在抽吸后仔细检查睾丸。

◪ 肿瘤扩散到主动脉旁淋巴结后，可能累及左锁骨上淋巴结（可能很大）。如果怀疑有恶性肿瘤，请检查腹部和胸部。

◪ 如果怀疑睾丸扭转，请立即入院。

笔记：

第七节   睾丸痛

一、GP 概述

在日常全科诊疗中，睾丸痛是一种罕见的症状。虽然其在年轻人中最常见，但睾丸痛会侵袭所有男性。急性睾丸痛会令人难以忍受并丧失能力。而慢性睾丸痛通常被描述为有钝痛或拖拽感。前者给 GP 带来了最大的诊断困难和焦虑。

二、鉴别诊断

（一）常见
◪ 急性睾丸炎（腮腺炎，猩红热和流感较少见）。
◪ 急性 EO（UTI 和性传播感染）。

- 睾丸扭转。
- 附睾囊肿。
- 输尿管结石。

（二）偶发

- 特发性慢性睾丸痛（占慢性病例的 25%）。
- 静脉曲张。
- 血肿腔。
- 阴囊血肿。
- 外伤（睾丸断裂）。
- 隐睾或睾丸脱位。
- 睾丸附件扭转。
- 输精管切除术后疼痛。

（三）罕见

- 睾丸癌（畸胎瘤和精原细胞瘤）。
- 嵌顿性或绞窄性腹股沟阴沟疝。
- 梅毒。
- 来自脊柱的肿瘤。
- 睾丸神经痛。
- 睾丸结核。

三、速查表 10-7

	睾丸炎	EO	睾丸扭转	附睾囊肿	输尿管结石
睾丸压痛	有	有	有	无	无
尿道分泌物	无	可能	无	无	无

续表

	睾丸炎	EO	睾丸扭转	附睾囊肿	输尿管结石
发热	有	可能	无	无	无
阴囊中的睾丸	无	无	有	无	无
透照性肿块	无	无	无	可能	无

四、可能进行的检查

大概率进行：尿分析、MSU。

可能进行：尿道拭子、超声检查。

附加检查：腰骶部脊柱平片和腹部 X 线、梅毒血清学。

▨　尿液分析：EO 会有蛋白尿、尿血和脓细胞。结石只有尿血。

▨　MSU：可识别 UTI。

▨　如果怀疑有 STD，需要做尿道拭子检测淋球菌和衣原体。

▨　腰骶部脊柱平片和腹部 X 线对研究睾丸痛（结石和脊柱病理）很有价值。

▨　超声检查能很好地"观察"睾丸肿块是否来自睾丸体或其覆盖物，以及是否为固体。

▨　梅毒血清学：如果怀疑有梅毒。

五、重要提示

▨　对成人来说，通过抬高睾丸来减轻疼痛提示有附睾炎。

☑　尿液分析呈阴性并不排除附睾炎。

☑　对于有轻度慢性睾丸痛的患者，要对他进行站立位检查，否则可能会遗漏精索静脉曲张。

六、危险信号

☑　突然出现与呕吐感相关的令人难以忍受的疼痛表明睾丸扭转——尤其是儿童和青少年。马上入院治疗。

☑　能自我缓解的疼痛的反复发作意味着出现了可自我纠正的复发性扭转。向患者提及会做睾丸固定术的可能，并警告患者如有严重且持续的疼痛，要紧急汇报。

☑　如果临床上怀疑非淋菌性或衣原体附睾炎，立即用广谱抗生素治疗。

☑　如果不能用抗生素治疗附睾炎，要考虑是否有脓肿形成——入院进行静脉抗生素治疗或手术引流。

笔记：

第八节　阴道分泌物

一、GP 概述

阴道分泌物一般来说是生育期症状，但也可以发生在其他年龄段。它可能受到月经周期、服用"避孕药"、年龄、怀孕和性行为的影响。治疗通常很简单，但如果治疗失败了，或者存在 STD 的危险因素，明智的做法是转诊至 GUM 科。

二、鉴别诊断

（一）常见

- 过量的正常分泌物。
- 念珠菌阴道炎。
- 细菌性阴道病（bacterial vaginosis，BV）。
- 滴虫性阴道病（trichomonal vaginosis，TV）。
- 宫颈炎（淋菌、衣原体、疱疹）。

（二）偶发

- 宫颈外翻。
- 宫颈息肉。
- 卫生棉条、宫托环或其他异物进入。
- 宫内节育器（intrauterine contraceptive device，IUCD）。
- 前庭炎。
- 输卵管炎。

（三）罕见

- 外阴阴道内瘤。
- 宫颈或子宫肿瘤。
- 脱落的子宫内纤维瘤。
- 子宫积脓。
- 盆腔瘘。

三、速查表 10-8

	过量的正常 分泌物	念珠菌 阴道炎	BV	TV	宫颈炎
强烈瘙痒	无	有	无	可能	可能
难闻的气味	无	无	有	有	可能
外阴疼痛	无	有	无	有	可能
黄色或绿色或灰 色（黏液脓性） 分泌物	无	无	有	有	有
宫颈发炎	无	无	无	有	有

四、可能进行的检查

大概率进行：高位阴道拭子（high vaginal swab，HVS）。

可能进行：宫颈拭子，尿道拭子，衣原体，血糖或糖化血红蛋白尿液检测。

附加检查：其他专科检查。

大多数 GP 会局限于 HVS、宫颈拭子和尿检。那些有特殊需要的人可自行显微镜检查。

▨ HVS 方法简单，易于检测念珠菌阴道炎、BV 和 TV。

▨ 湿盐水显微镜可检测出 BV 中的线索细胞和 TV 中的活动滴虫。

▨ 高达 85% 的淋菌感染中，宫颈或尿道分泌物的革兰氏染色试验显示双球菌呈阴性。

▨ 酶联免疫吸附测定（enzyme-linked immunosorbent

assay，ELISA）宫颈拭子是检测衣原体的黄金标准。

▨ 首次采集的尿液标本（非 MSU）进行的衣原体 DNA 扩增检测是无创的，患者较容易接受。

▨ 血糖或糖化血红蛋白：检测重度或复发性念珠菌阴道炎患者的糖尿病。

▨ 专科医生检查可能包括宫颈扩张及刮宫术（dilatation and carettage，D&C）或宫腔镜检查（针对可能的恶性肿瘤）和钡灌肠（针对盆腔瘘）。

五、重要提示

▨ 根据经验给有典型症状的女性（之前就有过这种问题）诊断和治疗念珠菌阴道炎是合理的——许多女性通过自行服药成功治疗，并且只通过处方便免费获得了治疗。但如果对诊断有任何疑问，请进行适当的试验和检查。

▨ 为确诊为反复发作的念珠菌阴道炎患者投入更多的时间——患者书写的补充信息或对未来减少问题提供了帮助。

▨ 确保你手上有合适的拭子（HVS、宫颈内拭子、尿道拭子）——你永远不知道什么时候可能需要这些拭子。

▨ 对正常分泌物的过度担忧可能会掩盖性问题或性忧虑——要仔细询问。

六、危险信号

▨ 复发性或发红的念珠菌阴道炎可能是未确诊的糖尿病表现。如果怀疑有潜在的糖尿病，或有糖尿病家族史，询问有无口渴、多尿和疲劳的情况，并查空腹血糖。

▨ 青春期前有阴道分泌物是一种罕见的症状。不要忽略虐待或存在异物的可能性。

▨ 对绝经后有阴道分泌物的女性进行全面的盆腔检查。恶性肿瘤是最可能的病因之一。

▨ 衣原体宫颈炎很可能会引起红肿性糜烂——取拭子并进行适当治疗。

▨ 如果你怀疑是 STD，请转诊至 GUM 科进行全面评估和接触追踪。如果出现全身性流感样症状、发热伴有盆腔疼痛和阴道分泌物，请立即向 GUM 科或值班的妇科医生咨询。

笔记：

第九节　外阴刺痛

一、GP 概述

外阴刺痛包括疼痛和瘙痒，常见于基层医疗。首先出现的"标志性"症状可能是窘迫。有时外阴刺痛本身就是一种"标志性"症状，比起性心理问题，人们更容易谈论外阴刺痛。保持敏感性，争取在就诊的时候就发现问题所在。

二、鉴别诊断

（一）常见

▨ 念珠菌阴道炎：念珠菌感染。

- 阴道毛滴虫。
- 化学制剂：泡泡浴、洗涤剂、"女性卫生"冲洗液。
- 创伤：性交时润滑不足。
- 萎缩性阴道炎。

（二）偶发

- 尿失禁引起的外阴炎。
- 皮肤疾病（如湿疹、牛皮癣、扁平苔藓）。
- 侵袭：丝虫、阴虱。
- 性心理问题。
- 其他感染（如生殖器疣或疱疹）。

（三）罕见

- 糖尿病（无念珠菌感染）。
- 外阴发育不良（其他各种术语包括硬化性萎缩性苔藓、白斑）。
- 外阴癌。
- 引起瘙痒的一般性疾病（如黄疸、白血病、慢性肾功能衰竭、淋巴瘤）。
- 心因性（无器质性或性心理问题）。

三、速查表 10-9

	念珠菌阴道炎	阴道毛滴虫	化学制剂	创伤	萎缩性阴道炎
显著瘙痒	有	可能	有	可能	无
显著疼痛	可能	有	有	有	有

续表

	念珠菌阴道炎	阴道毛滴虫	化学制剂	创伤	萎缩性阴道炎
白色分泌物	有	无	无	无	无
鱼腥味分泌物	无	有	无	无	无
薄的、干燥的、红色的黏膜	无	无	无	无	有

四、可能进行的检查

大概率进行：HVS（如果存在分泌物）。

可能进行：尿液分析。

附加检查：FBC、LFT、U&E、空腹血糖或糖化血红蛋白、外阴活检。

▫ 尿糖分析：糖尿病患者易患念珠菌阴道炎，糖尿本身可导致外阴炎。

▫ FBC、LFT、U&E：如果外阴炎是全身瘙痒的一部分，或者如果患者全身不适，那么血液检测结果可能会显示血液恶病质或者肾或肝功能障碍。

▫ 检查空腹血糖或糖化血红蛋白以诊断或排除潜在的糖尿病。

▫ HVS：如果存在分泌物，通过识别病原体将有助于处理存疑或复发的病例。

▫ 外阴活检（二级医疗）：如果怀疑外阴发育不良或癌，需要进行多次活检。

五、重要提示

▫　很容易将外阴炎患者错误地诊断为 UTI——外部排尿困难和尿液被脓细胞和血液污染（尤其是在有相关分泌物的情况下）可能会误导 GP。几个比较有用的指标分别是外阴刺痛存在与否、频繁与否、紧急与否。

▫　病例不明确时，要检查患者的皮肤。外阴刺痛可能是原发性皮肤病的表现，如湿疹或牛皮癣。

▫　病因可能是多因素的，例如，一些原发因素，如过度清洗或使用冲洗液会造成二次化学刺激。为了弄清根本病因和恶化因素需要仔细了解病史。

▫　复发性念珠菌感染是一类特殊疾病。有各种治疗策略可供选择，花时间去了解女患者对病因的看法，解释诊断并解决各种恶化因素至关重要。

六、危险信号

▫　绝经后萎缩性阴道炎会引起疼痛而不是瘙痒。发育不良和一些癌症会产生强烈的刺激。给这些患者做好检查，如果有疑问，请进行活检。

▫　在念珠菌感染进展迅速或难治性病例中要考虑到糖尿病。

▫　严重的性心理问题可能表现为外阴刺痛。要表现出同情、开明的态度。特别关注体检过程中的各种言论，因为这有时会促使患者阐明真正的病因。

▫　重大系统性疾病可能很少有持续的外阴刺痛这一

症状。如果患者全身出现瘙痒症状，她会觉得很不舒服。

◪ 如果病因是性传播疾病（如生殖器疱疹或疣），请转诊至 GUM 科，以排除其他感染。

笔记：

第十节 外阴肿胀

一、GP 概述

外阴肿胀可能原发于外阴，或从原发处转移至外阴。它们通常表现为"下面有个肿块"——这一表达隐含了各种可能的原因。外阴肿胀会造成不小的焦虑，但很少是真的值得担心的。

二、鉴别诊断

（一）常见

◪ 疖子。

◪ 皮脂腺囊肿。

◪ 病毒性疣（尖锐湿疣）。

◪ 巴氏腺囊肿。

◪ 腹股沟疝（可延伸至大阴唇）。

（二）偶发

◪ 外阴静脉曲张。

◪ 巴氏腺脓肿（感染的巴氏腺囊肿）。

☑ 纤维瘤、脂肪瘤、汗腺瘤。

☑ 子宫脱垂、膀胱结肠、直肠结肠、肠腔（道格拉斯陷凹疝）。

☑ 尿道肉阜（尿道脱垂）。

（三）罕见

☑ 宫颈息肉。

☑ 上皮癌（95% 为鳞状细胞癌）。

☑ 子宫腺肌瘤。

☑ 外阴努克管囊肿。

☑ 外伤性血肿。

三、速查表 10-10

	疖子	皮脂腺囊肿	病毒性疣	巴氏腺囊肿	腹股沟疝
触痛	有	无	无	无	无
可缩小的	无	无	无	无	有
多个	可能	可能	有	无	无
表皮性	有	有	有	无	无
中央斑点	无	有	无	无	无

四、可能进行的检查

在基层医疗没有进行相关检查：基本是通过病史和检查来确定诊断。如果不能，则通常需要转诊。

五、重要提示

▨　切记，对于许多患者来说，肿块意味着癌症，应该搜罗证据加以排除。你可能只需要粗略地看一眼就可确定这不算什么问题——但患者可能会对你的方法不屑一顾或者认为你看得不够仔细。通过充分的检查和解释，确保解决患者的焦虑。

▨　如果肿块不明显或定义不清，请让患者进行站立位检查——可能会发现疝气、精索静脉曲张或脱垂。

▨　外阴静脉曲张具有典型的"蠕虫袋"感觉。它经常在怀孕期间出现并恶化。

六、危险信号

▨　即使一些良性肿块可能会形成溃疡（如汗腺瘤），也必须对复发的外阴溃疡性肿块进行活检以排除癌。

▨　检查淋巴结病变：腹股沟硬结伴有无痛性肿块高度提示恶性肿瘤。有时，肿块自身也可能转移。

▨　患有生殖器疣的女性可能同时患有性传播疾病——请转诊至 GUM 科进行适当检查，必要时进行接触者追踪。

　　笔记：

第十一节　外阴溃疡 / 疮

一、GP 概述

　　这种令人不快的症状虽不常见，但应予以重视，因为许多相关病因都十分严重，以至于需要专科医生的检查、治疗和随访。患者往往难以想象或描述此类的病变，因此详细的检查对确定诊断至关重要。

二、鉴别诊断

（一）常见

- HSV。
- 念珠菌阴道炎（特别是在表皮剥脱严重的情况下）。
- 外阴发育不良。
- SCC：95% 为外阴恶性肿瘤。
- 疖疮脱皮。

（二）偶发

- 过敏性接触性湿疹。
- 软下疳：杜克雷嗜血杆菌（热带）。
- 腹股沟肉芽肿：肉芽肿克雷伯氏菌（热带）。
- 性病淋巴肉芽肿：沙眼衣原体（热带）。
- 其他恶性肿瘤（如 BCC、黑色素瘤、腺癌、肉瘤）。
- 带状疱疹。

（三）罕见

- 梅毒和雅司病。

- 白塞综合征。
- 肺结核。
- 固定性药疹。
- 皮肤病（如天疱疮和类天疱疮）。

三、速查表 10-11

	HSV	念珠菌阴道炎	外阴发育不良	鳞状细胞癌	疖疮脱皮
发热、不适	有	无	无	无	无
前驱期刺痛	有	无	无	无	无
发痒	无	有	有	可能	有
阴道分泌物	可能	有	无	无	无
腹股沟淋巴结病	有	无	无	可能	无

四、可能进行的检查

大概率进行：尿液分析、拭子。

可能进行：空腹血糖或糖化血红蛋白，以及（在二级医疗）活检。

附加检查：梅毒血清学、斑贴试验。

- 尿液分析：糖尿病尚未确诊者可能出现糖尿，而且可伴发严重或复发性念珠菌感染。检查空腹血糖或糖化血红蛋白以排除或诊断尚未确诊的糖尿病。

- 用于显微镜和培养的拭子：可能有助于诊断各种感染，如单纯疱疹病毒、念珠菌、软下疳、腹股沟肉芽肿和性病淋巴肉芽肿（如果怀疑有性病，可在 GUM 科进行其他相关拭子和血液检测，以确定是否存在合并感染）。

▪ 梅毒血清学：可能患有梅毒时（注：感染后 3 个月内，血清学可能不会呈阳性）。

▪ 斑贴试验：可能有助于诊断过敏性接触性湿疹。

▪ 活检（在二级医疗中）：对各种持续性溃疡进行确诊——可能会发现癌、外阴发育不良或潜在的皮肤疾病。

五、重要提示

▪ 女性患者可能会因诊断结果为 HSV 而造成一定的精神创伤。花时间讲明症状的本质及其反复出现的特点，包括对性伴侣和未来妊娠的影响。

▪ 如果患者出现复发性外阴溃疡，请在下次发作时将她作为"急症"患者收治，观察病变并安排微生物检测。

▪ 对于不明原因的病例，不要将病史和检查局限于外阴。其他地方的病变（如天疱疮或白塞综合征）可能会为诊断提供所需的线索。

六、危险信号

▪ 因为有许多热带疾病相关因素，所以旅行史和与旅行者的性接触情况非常重要。

▪ 从病史和检查中可以得到明确诊断的疾病（HSV 和严重的念珠菌阴道炎）通常会造成多发性溃疡。处理每一例持续性外阴疼痛都要非常谨慎——很可能会有严重的疾病。

▪ 如果你怀疑是性传播疾病，请立即将患者转诊至当地 GUM 科进行适当的检查和接触者追踪。

　　▨　请记住，严重的念珠菌感染患者可能会患有糖尿病。

　　▨　患有原发性 HSV 的孕妇有短期内将病毒传播给新生儿的风险——在这种情况下，死亡率和发病率极高。迅速联系产科医生，尽可能安排选择性剖宫产。

　　笔记：

第十一章　头发和指甲（HAIR AND NAILS）

第一节 指甲异常

一、GP 概述

由于女性喜欢美甲，所以通常要比男性更容易出现这种症状。最常见的咨询一般是关于正常指甲容易折断或不光滑等问题。可能在体检过程中检测到其他异常，但并不是患者自愿检测到的，并且这些异常可能意味着有严重病变。

二、鉴别诊断

（一）常见

- 银屑病。
- 真菌感染：甲真菌病。
- 甲床创伤。
- 咬伤造成的创伤（甲刺）。
- 甲弯曲（onychogryphosis，OG）。

（二）偶发

- 营养变化（博氏线）：在重病后的 2～3 个月出现。
- 手部湿疹。
- 纵向起垄（脆甲）。
- 慢性甲沟炎。
- 杵状指甲（各种原因）。
- 自身免疫性疾病（如斑秃、扁平苔藓）。
- 匙状甲（匙甲）：缺铁性贫血和普卢默－文森综合征。

（三）罕见

☑ 甲下黑色素瘤。

☑ 白甲病（如肝病、糖尿病）。

☑ 板层甲营养不良。

☑ 黄甲综合征（可能伴有慢性支气管炎、支气管扩张或胸腔积液）。

☑ 剥脱性皮炎：指甲脱落。

☑ 血液循环不良导致的指甲营养不良（如雷诺病）。

☑ 大疱性表皮松解症。

三、速查表 11-1

	银屑病	真菌感染	创伤	咬伤造成的创伤	OG
指甲上的凹痕	有	无	无	无	无
指甲对称受影响	有	无	无	可能	无
边缘参差不齐	无	无	无	有	无
厚度增加	可能	有	可能	无	有
易碎的	可能	有	无	无	无

四、可能进行的检查

大概率进行：剪指甲以进行真菌学检查。

可能进行：尿液分析、FBC。

附加检查：LFT、CXR。

☑ 剪指甲后做真菌学检查可能是区分银屑病甲营养

不良和甲真菌病的唯一方法。

▨ 如果指甲异常发白，则尿液分析是有价值的：这可能发生在糖尿病患者身上。

▨ FBC 可证实口蹄疫患者存在缺铁性贫血。

▨ LFT：评估白甲病患者的肝功能。

▨ 如果胸部出现杵状或黄指甲症状，做 CXR 是有帮助的。

五、重要提示

▨ 不要将检查局限于指甲——其他地方可能会发现有用的线索，例如银屑病斑块或共存的体癣。

▨ 牛皮癣和真菌感染的差异是最明显的。真菌感染通常是不均匀的。

▨ 患者通常担心缺乏维生素或钙——这从来不是真正的原因。

▨ 当博氏线对患者来说是明显的时候，这起突发事件到现在已经过去了 3 个月左右了——回顾记录，寻找病因线索。

六、危险信号

▨ 甲下黑色素瘤很少见，并且很容易和更常见的甲下血肿混淆。可能的指标包括指甲破坏、色素延伸到甲襞和色素纵向带。如有疑问，请转诊。

▨ 杵状指是真正意义上的指尖畸形；如果注意到杵状指，请警惕重大肺部或心脏疾病的迹象。肺癌是最常见的病因。

◪ 不要以为易碎的白指甲是由真菌引起的。在开始长期的抗真菌治疗之前，试着通过剪指甲来确诊。

◪ 严重的指甲咬伤可能是严重焦虑障碍的一个轻微症状。要意识到可能需要探讨心理问题。

笔记：

第二节 体毛过多

一、GP 概述

体毛过多的定义是女性的末端毛发在男性毛发分布部位（即下巴、脸颊、上唇、下腹和大腿）过度生长。这是一种浮于表面的症状。必须将种族起源考虑在内：地中海人和印度人的毛发增长比北欧人的毛发增长更快。日本、中国及美国的印度人的毛发增长最慢。根据调查，在英国，高达 15% 的女性认为自己的体毛过多，尽管只有少数女性就诊。

二、鉴别诊断

（一）常见

◪ 体质（生理）。

◪ PCOS：50% 的病例。

◪ 神经性厌食症。

- 更年期。
- 药物（如苯妥英、米诺地尔、达那唑、糖皮质激素）。

（二）偶发

- 先天性肾上腺增生（每 5 000 人中就有 1 例）。
- 合成代谢类固醇滥用。
- 卵巢肿瘤：淋巴母细胞瘤、门细胞瘤、黄体瘤。
- 肾上腺肿瘤：癌和腺瘤。
- 先天性（每 5 000 个婴儿中仅有 1 个婴儿安全出生）和青少年甲状腺功能减退症。

（三）罕见

- 肢端肥大症（发病率为百万分之三）。
- 迟发性皮肤卟啉症。
- 库欣综合征（100 万人中有 1 ～ 2 人发病）。
- 毳毛性多毛症。
- 阿姆斯特丹型侏儒症。

三、速查表 11-2

	体质	PCOS	厌食症	更年期	药物
毳毛过多	无	无	有	无	可能
面部多毛症	可能	可能	无	有	可能
少经或闭经	无	有	有	有	无
其他方面很好	有	有	无	可能	可能
体重减轻	无	无	有	无	无

四、可能进行的检查

大概率进行：无。

可能进行：血清睾酮、SHBG、盆腔超声、FBC、U&E、TFT。

附加检查：FSH 或 LH、其他内分泌功能测试和专业成像技术（肾上腺或垂体疾病）、尿卟啉。

◪　血清睾酮和 SHBG：检查效果可能最佳。SHBG 轻度升高（高达正常值的三倍）和正常或低的 SHBG 可提示多囊卵巢综合征；睾丸激素水平高于此水平表明可能存在肿瘤。

◪　FBC、U&E：厌食症患者可能存在缺铁性贫血和电解质紊乱；U&E 可能因肾上腺疾病而错乱。

◪　FSH 或 LH 和 TFT：FSH 或 LH 可能有助于确诊更年期，并可能指向 PCOS（LH 升高，FSH 正常）；TFT 显示甲状腺功能减退。

◪　内分泌功能和成像技术的其他测试：用于检查可能的肾上腺和垂体疾病（通常在二级医疗中进行）。

◪　盆腔超声：以 PCOS 为特征的多个卵巢囊肿；也可能显示卵巢肿瘤。

◪　尿卟啉：用于卟啉症。

五、重要提示

◪　不需要检查长期、轻度的多毛症。

◪　询问自我药物治疗状况，尤其是运动员——合成代谢类固醇有时可能是病因。

▱ 认真对待这个症状，准备好回答有关漂白、脱毛膏和电解等美容治疗的问题。

六、危险信号

▱ 突然严重的多毛症是重度潜在病变最重要的标志。

▱ 其他线索（提示可能是一种分泌激素的肿瘤）包括闭经、在有多毛症的同时出现秃顶，以及全身不适。

▱ 考虑心理因素：多毛症可以引起严重的抑郁症，或是主诉为严重的抑郁症。

▱ 最近出现的严重头痛和视野缺损增大了垂体腺瘤的可能性。

笔记：

第三节 脱发

一、GP 概述

不管是对于男性还是女性来说，脱发都是一个令人痛苦的症状：年轻男性可能会为自我形象而烦恼，而女性则对这种持续的容貌灾难感到恐慌。比起一贯繁琐的手术，加重的脱发所引起的心理学问题反而更容易被忽视。注意，现在这个问题当前急需重视。

二、鉴别诊断

（一）常见

☑ 雄激素性脱发（男性型秃发）。

☑ 脂溢性皮炎。

☑ 斑秃。

☑ 接触性过敏性皮炎。

☑ 头癣。

（二）偶发

☑ 细菌性毛囊炎。

☑ 休止期脱发。

☑ 内分泌：黏液水肿、垂体功能减退和甲状旁腺机能减退。

☑ 牵引性脱发。

☑ 红斑狼疮。

☑ 医源性（如化疗、抗凝剂）。

（三）罕见

☑ 二期梅毒。

☑ 拔毛症。

☑ 瘢痕疙瘩。

☑ 营养不良。

三、速查表 11-3

	雄激素性脱发	脂溢性皮炎	斑秃	过敏性皮炎	头癣
头皮正常	有	无	有	无	无
身体皮肤异常	无	可能	无	可能	有
惊叹号样头发	无	无	有	无	无
头发稀疏	有（男）无（女）	有	有	有	有
脱发和体液渗出	无	有	无	可能	有

四、可能进行的检查

大概率进行：无。

可能进行：伍德光照试验，真菌学毛发和鳞屑。

附加检查：FBC、ESR/CRP、U&E、TFT、FSH 或 LH、催乳素、自身免疫试验、梅毒血清学。

◪ 小孢子癣菌感染在伍德光（紫外线）下会发出绿色荧光。

◪ 如果头皮看起来不正常，就把鳞屑和头发送去做真菌学检查。

◪ FBC、ESR/CRP 和自身免疫测试可能有助于确诊自身免疫疾病，例如 SLE。

◪ 梅毒血清学：梅毒虽不流行，但病患数量却正在增加。

◪ U&E、TFT、FSH 或 LH、催乳素将有效筛查内分泌疾病。

五、重要提示

☑ 斑秃偶尔与其他自身免疫性疾病有关。即使是在以后的咨询中，进一步的评估也很是明智的。

☑ 牢记休止期脱发和创伤性问题——如重大疾病或分娩——会在开始脱发前 4 个月发生，因此患者不太可能想到这种联系。

☑ 患者总是担心完全脱发——对其进行讨论，并确保给出可行的预后措施。

☑ 与脱发有关的淋巴结肿大可能提示感染——考虑细菌性毛囊炎。

六、危险信号

☑ 如果斑秃有好几个斑，眉毛或睫毛脱落，或者从儿童时期患病，那么其预后极差。

☑ 对于瘢痕脱发，临床医生应查找红斑狼疮的常见特征。

☑ 儿童拔毛症通常只是习惯造成的；然而，对于成年人而言，这往往是严重心理障碍的迹象。

笔记：

第四节 头皮瘙痒

一、GP 概述

对于 GP 来说，头皮瘙痒可能是一种普通的症状，但它会给患者带来巨大的痛苦。人们通常乐于接受这一表现，因为人们认为这只是暂时存在的——在这些病例中，同时进行简短的检查和病史咨询。这种方法一般效果会很好，但这一症状有可能比乍看起来更复杂。

二、鉴别诊断

（一）常见

- 头虱。
- 脂溢性湿疹。
- 银屑病。
- 单纯性苔藓。
- 脓疱病（可能是头虱或湿疹）。

（二）偶发

- 过敏性或接触性湿疹。
- 其他真菌感染。

（三）罕见

- 压力或抑郁。
- 病毒感染（如水痘——一种常见问题，但很少出现头皮瘙痒）。

三、速查表 11-4

	头虱	脂溢性湿疹	银屑病	单纯性苔藓	脓疱病
头皮屑	无	有	有	可能	无
脓疱性病变	可能	无	无	无	有
其他部位皮肤损伤	无	可能	可能	可能	可能
可见卵囊	有	无	无	无	无
慢性疾病	无	可能	有	可能	无

四、可能进行的检查

基本不需要进行任何检查。可以通过伍德光下荧光检验或通过显微镜观察头皮和头发样本的培养来确诊是否有真菌感染。

五、重要提示

▨　无论实际诊断结果如何，抓挠都会使症状变得复杂或不可消除，因此应予以劝阻。

▨　考虑检查皮肤和指甲，因为这些可以提供有用的额外线索。

▨　对儿童的诊断很可能是头虱；患者年龄越大，诊断差异越大。

六、危险信号

▨ 儿童头皮脓疱病，尤其是如果它迅速复发——表明存在头虱或湿疹等潜在病因。这也需要治疗，否则症状会持续。

▨ 在没有头绪的情况下，可以考虑心理原因——压力和抑郁时会表现出头皮瘙痒。

笔记：

第十二章　四肢（LIMBS）

第一节　急性单侧关节痛

一、GP 概述

急性单侧关节痛是基层医疗中非常常见的问题。尽管偶尔会出现具有所有典型炎症症状的单侧关节炎，但通常很少会出现体征。总的来说，最有可能的病因是创伤，尽管其他情况可能已经对关节有所影响。老年人的骨关节炎恶化很常见；这种情况也可能导致多关节痛。膝关节可能是最常受影响的一个关节。

二、鉴别诊断

（一）常见

- 骨关节炎（OA）急性加重。
- 创伤性滑膜炎。
- 痛风或假性痛风。
- 髌骨软骨软化症（chondromalacia patellae，CP）和其他膝前疼痛综合征。
- 外伤性血友病（例如交叉韧带损伤后）。

（二）偶发

- 骨折。
- 莱特尔综合征。
- 银屑病关节炎。
- 类风湿关节炎（RA）。
- 髌腱炎、奥斯古德 – 施拉特病。

（三）罕见

☑　脓毒性关节炎（septic arthritis，SA）。

☑　血友病。

☑　热带地域性感染［例如马杜拉足（足菌肿）、丝虫病］。

☑　恶性肿瘤（通常为继发性）。

☑　缺血性坏死。

☑　复发性关节半脱位。

三、速查表 12-1

	OA	创伤性滑膜炎	痛风	CP 或膝前疼痛	外伤性血友病
突然发作	可能	有	可能	无	有
急性创伤史	可能	有	可能	无	有
复发性疾病	有	无	有	有	无
多关节痛	可能	无	可能	无	无
关节发红发热	无	无	有	无	可能

四、可能进行的检查

大概率进行：无。

可能进行：FBC、ESR/CRP、尿酸、X 线检查、关节抽吸术（大关节单侧关节炎）。

附加检查：类风湿因子或抗 CCP 抗体、凝血试验或因子Ⅷ分析、关节镜检查。

▢ FBC/ESR/CRP：在感染、有全身性炎症时，WCC 和 ESR/CRP 升高；有全身性炎症时，血红蛋白可能降低。

▢ 尿酸：一旦病症消退，有助于增加痛风临床诊断的权威性（尤其是考虑用别嘌呤醇治疗）。

▢ 如果症状提示可能有类风湿性关节炎，则类风湿因子检查可能有用（如果类风湿因子为阴性，则考虑抗 CCP 抗体检查）。

▢ X 线检查：如果怀疑骨折，则必须进行 X 线检查。X 线检查还可诊断 OA、缺血性坏死、恶性肿瘤，并且有助于区分类风湿关节炎和银屑病性关节炎。

▢ 无菌关节液抽吸术：用来监测脓液（化脓性关节炎）、血液（血肿）和晶体（痛风或假性痛风）。

▢ 凝血试验或因子Ⅷ测定：如果可能患有血友病。

▢ 关节镜检查：如果创伤已经导致血肿，二级医疗时可能需要紧急进行关节镜检查。

五、重要提示

▢ 自身免疫血液检测可能会误诊关节炎的 RA。诊断应根据临床情况诊断；血液检测只是增加了临床评估的权威性和预后信息。也可能在正常的患者中发现阳性检测结果——谨防根据血液检测结果就错误地将问题不大的疾病诊断为严重的关节炎。

▢ 痛风非常疼痛，而且会限制运动，并可能导致轻微的发热。化脓性关节炎的情况与此类似，但运动明显受限，通常伴有高烧。如果有疑问，安排急诊评估。

◪ 如对病情不明确，应对患者仔细询问和检查。例如，在莱特尔综合征中，尿道炎或结膜炎的症状可能很轻微或被忽略；银屑病性关节炎可能只有轻微的皮肤损伤。

六、危险信号

◪ 如果一个关节发红、发热、剧烈疼痛并伴有明显的运动受限和全身疾病，则必须入院排除化脓性关节炎。

◪ 血肿通常在创伤后迅速形成，有严重损伤的血肿需要立即转诊；滑膜炎引起的积液通常需要一天或更长的时间才能积聚起来，而且不那么急迫。

◪ 众所周知，很容易漏诊的脓毒性关节炎患者。如果无全身症状，可能会误诊为类风湿性关节炎发作。

◪ 患有非外伤性单侧膝关节炎的年轻成年男性很可能患有莱特尔综合征。

笔记：

第二节　手臂痛和肩膀痛

一、GP 概述

手臂痛是一种诊断差异很大的常见症状。关节炎、神经病和多肌痛等全身性疾病会引起多种症状，也会累及手臂——这里不予以考虑。相反，本节主要关注手臂特有的疼痛或典型的手臂痛。

二、鉴别诊断

（一）常见

- 单纯性肌肉劳损。
- 上髁炎（网球或高尔夫球手肘部）。
- 肩峰下滑囊炎或包膜炎。
- 颈椎病。
- 心绞痛。

（二）偶发

- 肱二头肌肌腱炎。
- 肩锁关节和胸锁关节痛。
- 急性钙化性肌腱炎。
- 桡骨茎突狭窄性肌腱滑膜囊炎。
- CT 综合征。
- 颈肋。
- 臂和尺神经炎（包括疱疹后疼痛）。
- 颈胸椎间盘脱垂。

（三）罕见

- GORD。
- 恶性肿瘤：局部骨癌、脊髓、脊柱和肺。
- 锁骨下动脉瘤。
- 多发性硬化症。
- 梅毒性主动脉炎。
- 胸廓出口综合征。

三、速查表 12-2

	肌肉劳损	上髁炎	滑囊炎或包膜炎	颈椎病	心绞痛
手臂或手的移动性变差	有	有	有	可能	无
手感觉异常	无	无	无	可能	可能
与运动相关	可能	可能	可能	无	有
局部手臂压痛	可能	有	可能	无	无
运动受限	可能	可能	有	可能	无

四、可能进行的检查

大概率进行：无。

可能进行：FBC、ESR/CRP、TFT、ECG 或二级医疗心脏检查、神经传导研究、胸部和颈部 X 线检查。

附加检查：其他 X 线或骨扫描、MRI 扫描、腰椎穿刺、梅毒血清学检查。

▉ FBC、ESR/CRP：有贫血的可能，炎症或恶性疾病时 ESR/CRP 升高。

▉ TFT：黏液水肿与腕管综合征有明显关联。

▉ 有时，颈部 X 线检查有助于确诊颈椎病并评估颈椎病的严重程度；但 X 线检查出的颈椎病与其症状的相关性不强，可能只是偶然发现了颈椎病。

▉ ECG 或二级医疗心脏检查：对可能的心绞痛进行诊断。

神经传导研究：有助于确诊神经卡压（如腕管）。

CXR：用确诊顶叶肿瘤。

其他 X 线检查或骨扫描：如果怀疑有骨肿瘤（尤其是继发性骨肿瘤）。急性钙化性肌腱炎的患者可能出现钙沉积。

MRI 扫描、腰椎穿刺：如果怀疑 MS；扫描有助于视诊可能的脊髓损伤（在转诊给专科医生后，有可能安排所有检查）。

梅毒血清学：罕见的梅毒病例。

五、重要提示

人们更乐于将手臂痛视作一种"短暂的疼痛"；事实上，详细的病史对于排除不太常见的严重病变非常重要，而检查一般只用来核实已明确的诊断。

手臂痛患者——尤其是伴有间歇性感觉异常的患者——往往会过于担心诊断结果为心绞痛或脑卒中。确保这些恐惧能得到缓解。

许多常见的疾病（如肩峰下滑囊炎、上髁炎）的病程可能会延长。如果症状确实需要一段时间才能缓解，从开始就点明这一点能有助于保持患者对你的信任。

让患者指出疼痛部位可以有利于治疗肩部不适。弥漫性疼痛是关节囊炎和肩峰下滑囊炎的典型症状，而对于胸锁关节或肩锁关节疾病，或肱二头肌肌腱炎，疼痛区域可能更局限。

六、危险信号

▣ 当心手臂痛伴随持续性感觉异常，尤其是患者抱怨手臂或手部无力的；要么是严重的神经压迫，要么是一些其他重要神经病变。

▣ 心绞痛可能只表现为手臂痛。仔细询问以确定疼痛类型。

▣ 在各种迹象出现之前，肺尖肿瘤（肺上沟瘤）已经引起严重的手臂痛。对吸烟者原因不明的手臂痛做仔细的检查。

▣ 如果疼痛是严重且持续的，病史诊断不明确，且患者手臂运动不受限制，要考虑其他非常见诊断。

笔记：

第三节　小腿痛

一、GP 概述

只要不伴有肿胀，小腿痛通常无害。小腿痛通常是由抽筋引起的，这在老年人中尤其常见。小腿痛可以通过严重影响睡眠质量而给老年人带来巨大的痛苦。外周血管疾病等一些不太可能的诊断对此症状具有重要意义，因此有必要采取细致的检查。

二、鉴别诊断

（一）常见

- 特发性（单纯性）痉挛（包括夜间痉挛）。
- 肌肉僵硬（不习惯的运动）。
- 蜂窝织炎。
- 周围血管疾病［（peripheral vascular disease，PVD）；间歇性跛行］。
- 肌肉损伤（如拉伤）。

（二）偶发

- 牵涉性背痛（L4 和 L5）。
- 牵涉性膝关节痛（关节病、感染）。
- 酒精性或糖尿病性神经病。
- 由潜在的低钙血症或电解质失衡引起的痉挛。
- 腘窝囊肿破裂。
- 深静脉血栓形成（DVT）。
- 血栓性静脉炎。
- 儿童的生长痛。

（三）罕见

- 运动神经元病。
- 多发性硬化症。
- 肌肉酶缺乏。
- 心理问题：肌肉紧张。
- 铅中毒和士的宁中毒。
- 跟腱断裂。

三、速查表 12-3

	痉挛	肌肉僵硬	蜂窝织炎	肌肉损伤	PVD
夜间严重	有	无	无	无	无
全身不适	无	无	可能	无	无
运动时加重	可能	有	可能	有	有
小腿肿胀	无	无	有	可能	无
体表冰凉	无	无	无	无	有

四、可能进行的检查

大概率进行：无。

可能进行：尿液分析、WCC、ESR/CRP、尿毒症、钙、LFT、血糖或糖化血红蛋白、D-二聚体。

附加检查：超声检查、静脉造影、血管造影。

▨ 尿液分析：检查比重、葡萄糖和蛋白质（水化过度和不足、糖尿病、肾功能衰竭是"简单"痉挛的偶然原因）。

▨ WCC 和 ESR/CRP：感染时均升高。关节病患者的 ESR/CRP 升高。

▨ U&E 和钙：检查肾功能和电解质失衡（例如利尿剂、低钙血症）。

▨ LFT 和血糖或糖化血红蛋白：如果怀疑酒精中毒或糖尿病导致的神经病变。

▨ D-二聚体（通常在医院）：水平升高表明有

DVT，但不是绝对的。

　　❚　超声或静脉造影：诊断 DVT 的进一步测试，将在二级医疗中进行。

　　❚　如果怀疑周围血管疾病，专科医生将安排血管造影。

五、重要提示

　　❚　请记住，许多患者会对是否会有 DVT 感到焦虑——如果诊断结果明确是其他病因，记得确保他们安心。

　　❚　通过仔细检查病史，可以使患者避免不必要的检查和可能采取的抗凝治疗。肌肉撕裂和 DVT 都会导致小腿肿胀和发热。然而，在肌肉撕裂之前，小腿会突然剧烈疼痛，有时可以描述为像被踢或受到枪击一样。

　　❚　很难区分轻微的肌肉劳损和跛行。肌肉痛往往会在患者开始站立时产生不适感；而跛行通常在患者行走了一段预估距离后才开始。

　　❚　浅表静脉炎患者会担心患上更严重的 DVT。向他们解释两者区别。

六、危险信号

　　❚　如果出现相关的全身不适（这些情况很少见），要考虑检查成年患者最近出现明显的轻度痉挛。

　　❚　跛行伴夜间脚掌疼痛提示严重缺血——请紧急转诊。

　　❚　如果临床表现提示 DVT，则紧急转诊 A&E 或根据你当地的 DVT 章程转诊。

　　▨　不要忽视跟腱断裂。这个表述有时可能没有你想象的那么戏剧化。通过小腿挤压试验确以肌腱是否完好无损。

笔记：

第四节　脚痛

一、GP 概述

　　患者很难忽视脚痛，因此病史通常会相对简短。虽然局部原因占主要地位，但切记考虑面要宽泛：S1（足外侧缘）和 L5（足背至大脚趾）神经根出现问题需要转诊。这里不讨论脚踝疼痛。

二、鉴别诊断

（一）常见

　　▨　痛风。

　　▨　疣。

　　▨　拇趾囊肿 / 拇趾外翻。

　　▨　嵌甲（ingrowing toenail，IGTN）。

　　▨　足底筋膜炎。

（二）偶发

　　▨　莫顿神经瘤。

　　▨　跖骨痛。

- 关节炎（骨性和类风湿性）。
- 跟腱炎或滑囊炎。
- 水肿。
- 异物。

（三）罕见

- 行军骨折。
- 塞佛病（跟骨骨骺炎），通常是发生在青春期。
- 骨软骨炎：舟状骨＝克勒氏病；第二或第三跖骨头＝弗赖伯氏病。
- 骨髓炎和化脓性关节炎。
- 红肿痛和疼痛性多发性神经病。
- 缺血。

三、速查表 12-4

	痛风	疣	拇趾囊肿	IGTN	足底筋膜炎
前掌疼痛	有	可能	有	有	无
关节非常脆弱	有	无	可能	无	无
休息时痛	有	无	无	可能	无
足跟疼痛	无	可能	无	无	有
突然发作	有	无	无	可能	可能

四、可能进行的检查

大概率进行：无。

可能进行：尿液分析、FBC、ESR/CRP、类风湿因子或抗 CCP 抗体、尿酸、X 线。

附加检查：骨扫描，血管造影。

注：如果水肿是病因，则需要单独检查（参见第十二章第十三节"脚踝肿胀"）。

- ▧ 尿液分析可能会发现未确诊糖尿病伴神经病变患者的糖尿（对神经病变可能需要进一步检查）。

- ▧ FBC 或 ESR/CRP：感染和严重炎症时，WCC 和 ESR/CRP 升高。

- ▧ 类风湿因子：如果足部疼痛是类风湿性关节炎临床诊断的一部分，则对预后有帮助（如果显示阴性，则考虑抗 CCP 抗体）。

- ▧ 尿酸：如果怀疑痛风，尤其是痛风反复发作，并且考虑到预防。

- ▧ 如果怀疑可能有关节炎、骨髓炎、行军骨折、骨软骨炎、放射性不透明异物，X 线检查很有用。如果临床怀疑率高且 X 线检查无效，骨扫描可能更有用。

- ▧ 血管造影术：如果足部缺血伴静息痛。

五、重要提示

- ▧ 通过病史和粗略的检查，绝大多数病因都是显而易见的。你想得越深入，就越有可能存在一个需要检查的不明病因。

- ▧ 很难区分痛风和严重的炎性滑囊肿。痛风患者可能有过发病史，发病往往是突然的，关节极易损伤，且关节活动度非常有限。

从病史中可以找到关键信息，尤其是一些不常见的疾病。此外，跖间神经瘤病会引起剧烈疼痛，通常会辐射到第三和第四脚趾，可以脱鞋缓解疼痛；跖筋膜炎一般被描述为有"在鹅卵石上行走"的感觉，特别是休息后；行军骨折会非常疼痛，这种疼痛最初是由运动引起，而且会持续下去，并伴有局部骨压痛，可能还有肿块。

六、危险信号

如果跖骨球上的已知动脉病引起的疼痛影响了睡眠，那么诊断可能是严重缺血。请紧急转诊。

伴有局部极度骨痛和局部感染症状的发热和全身性疾病可能是急性骨髓炎或化脓性关节炎，应寻找证据加以排除。入院收治。

足部无明显症状（尤其是压痛）的疼痛表明存在缺血、神经病变或 L5/S1 神经根病变。

如果没有明显的病因，但患者脚趾有很明显的局部压痛，要考虑有无异物存在。

笔记：

第五节　手和手腕疼痛

一、GP 概述

患者来看病的原因可能是手和手腕疼痛，不过这通常是一类"趁我在这"而顺便提到的症状。其鉴别诊断范围很广，但"关节炎"往往是患者最关心的问题。大多数情况下，简短的病史和重点检查能迅速提供正确的诊断。

二、鉴别诊断

（一）常见

▱　骨关节炎（尤其是拇指腕掌关节和手指远端指间关节）。

▱　腕管综合征。

▱　外伤（如扭伤、舟状骨骨折）。

▱　类风湿性（或其他炎性）关节炎。

▱　腱鞘炎。

（二）偶发

▱　神经节。

▱　痛风。

▱　雷诺病或雷诺综合征。

▱　感染（如甲沟炎、牙髓间隙）。

▱　与工作相关的上肢障碍（work-related upper limb disorder，WRULD）。

▱　扳机拇或扳机指。

▱　其他神经卡压，如尺神经、颈根痛。

▱　复杂性区域疼痛综合征。

（三）罕见

▱　感染性湿疹（虽然常见，但很少出现疼痛）。

▱　书写痉挛。

- 周围神经病变。
- 迪皮特朗挛缩（通常不痛）。
- 糖尿病性关节病。
- 骨髓炎。
- 月骨缺血性坏死（月骨无菌性坏死）。

三、速查表 12-5

	OA	腕管综合征	外伤	RA	腱鞘炎
关节对称性肿胀	无	无	无	有	无
突然发作	可能	无	有	无	可能
感觉异常	无	有	无	无	无
晚上更糟	无	可能	无	可能	无
肌腱易损伤	无	无	可能	无	有

四、可能进行的检查

大概率进行：无。

可能进行：X 线检查、FBC、ESR/CRP、类风湿因子或抗 CCP 抗体、尿酸。

附加检查：如果有临床提示，进行对外周神经病变或雷诺综合征的潜在病因的血液检查。

- X 线检查：可能显示创伤骨折、RA 关节糜烂、OA 的典型特征，以及月骨缺血性坏死的月骨硬化或塌陷。
- FBC：炎症性关节炎患者的血红蛋白可能降低；WCC 在感染中升高。

◩　ESR/CRP：在感染和有炎症时升高。

◩　类风湿因子：可能支持 RA 的临床诊断（如果阴性，考虑抗 CCP 抗体）。

◩　尿酸水平升高（发作后）有助于诊断痛风。

◩　血液检查：排除周围神经病变或雷诺氏综合征。

五、重要提示

◩　与其他部位的骨性关节炎相比，手指骨性关节炎的发病相对突然，且是外部发炎。

◩　了解患者的职业——这将为该疾病的可能病因和结果提供有价值的信息。

◩　只要让患者指出疼痛的部位，便有助于区分两种最常见的诊断：拇指腕掌关节骨性关节炎和桡骨茎突狭窄性肌腱滑膜囊炎。拇指腕掌关节骨性关节炎疼痛相对来说局限于拇指根部；而桡骨茎突狭窄性肌腱滑膜囊炎的不适感——当然还有压痛——更加分散。

◩　神经节的疼痛可能先于腱鞘囊肿本身的出现——或者腱鞘囊肿可能相当轻微，仅出现在手腕弯曲时。

六、危险信号

◩　记住，RA 是一种基于临床的诊断——不要依赖血液检测。尽早转诊可将长期关节损伤的风险降至最低。

◩　如果摔倒后用手支撑，对解剖鼻烟窝的压痛有疑问，请参考 A&E 评估——忽视舟状骨骨折可能会使病程延长。

■ 不要低估牙髓间隙感染——这可能会导致骨髓炎或细菌性腱鞘炎等严重的并发症。可能需要静脉注射抗生素或切开引流。

■ 大鱼际肌萎缩提示腕管综合征患者存在明显压迫——请转诊。

笔记：

第六节　手和手腕肿胀

一、GP 概述

手或手腕肿胀可能是普通外科手术中一个正常现象，尽可能在不危险和不耽误时间的情况下进行快速初步诊断。也就是说，鉴别的范围越广，越难做出明确诊断。

二、鉴别诊断

（一）常见
■ 神经节。
■ 赫伯登（布夏尔）结节。
■ 黏液囊肿。
■ 急性甲沟炎。
■ 迪皮特朗挛缩。

（二）偶发
■ 感染（如蜂窝织炎、牙髓感染、化脓性关节炎）。

- ☑ 滑膜炎（创伤性、炎症性）。
- ☑ 痛风（急性发作或痛风）。
- ☑ 肌腱黄色瘤。
- ☑ 创伤或骨折。
- ☑ 昆虫咬伤（可能导致手背明显肿胀）。
- ☑ 化脓性肉芽肿。
- ☑ 扳机指或扳机拇。

（三）罕见

- ☑ 腱鞘炎（常见，但通常伴有疼痛而非肿胀）。
- ☑ 加罗德氏垫。
- ☑ 肾病综合征。
- ☑ 滑膜巨细胞瘤。

三、速查表 12-6

	神经节	赫伯登结节	黏液囊肿	急性甲沟炎	迪皮特朗挛缩
同一只手或手腕上有多处肿胀	无	可能	可能	无	可能
疼痛	可能	可能	可能	有	无
与指甲密切相关	无	无	有	有	无
硬性肿胀	可能	有	无	无	可能
不止一个关节	有	有	无	无	无

四、可能进行的检查

大概率进行：无。

可能进行：关节 X 线检查、FBC、ESR/CRP、自身抗体、尿酸、空腹血脂谱。

附加检查：尿液分析、U&E、LFT。

▨ 关节 X 线检查：可显示疑似炎性关节炎的关节糜烂；可显示骨关节炎的特征（尽管通常不需要诊断）；可揭示各种骨折。

▨ FBC、ESR/CRP：炎症性关节炎中可能正色素性贫血和正细胞性贫血；白细胞计数和 ESR/CRP 在感染后升高，尽管在基层医疗中很少需要确认这一点。

▨ 自身抗体：类风湿因子（如果自身抗体呈阴性，检查抗 CCP 抗体）和抗核因子可能有助于诊断炎症性关节炎。

▨ 尿酸：检查疑似痛风。

▨ 空腹血脂谱：探讨存在肌腱黄色瘤时患有家族性高胆固醇血症的可能性。

▨ 尿分析：肾病综合征中的蛋白尿和血尿（炎性关节炎也可能出现血尿）。

▨ U&E、LFT：在任何导致肾病综合征的肾脏疾病中，U&E 可能是异常的；这也会导致低蛋白血症。

五、重要提示

■ 发现神经节比你想象的要困难得多，这会让粗心的人误以为自己在处理一个骨性肿块。

■ 黏液囊肿可使指甲上出现凹槽。

■ 布夏尔结节有时可表现出炎性关节炎的症状——不对称性和赫伯登结节的相关表现应该有助于正确诊断骨关节炎。

■ 不要忽视手和手腕的肿胀，这有时可能是高尿酸血症或高胆固醇血症等系统性疾病的标志。

六、危险信号

■ 当心单侧关节肿胀疼痛，尤其是伴有明显活动受限、发热和全身不适的——这是化脓性关节炎，应寻找证据加以排除。

■ 谨慎处理指腹感染——这些感染发生在密闭空间内，因此可能危及血管供应。感染也会迅速扩散到骨骼或肌腱，所以要确保除了最微不足道的感染以外，所有的感染在医院时都能得到诊断。

■ 记住，炎性关节炎是一种临床诊断。不要被血液检测耽误或误导——如果怀疑有炎性关节炎，请紧急转诊至风湿科门诊。

■ 考虑罕见疾病的可能性——双侧水肿型手部肾病综合征。

笔记：

第七节 腿部溃疡

一、GP 概述

在英国，慢性腿部溃疡是个亟待解决的问题。据估计，近 1% 的人在一生中的某个时候可能会受到腿部溃疡的影响。复发很常见。绝大多数都是由血管疾病引起的。

二、鉴别诊断

（一）常见

- 静脉疾病：70% ～ 80% 的腿部溃疡。
- 外周动脉疾病：约 15% 的腿部溃疡。
- 与系统性疾病相关：糖尿病（占溃疡患者的 5%）、类风湿性关节炎（8%）、血管炎。
- 全身性疾病引起的严重水肿（如 CCF、肾脏疾病、骨关节炎、严重肥胖、各种原因引起的活动受限）。
- 慢性感染（例如创伤、昆虫咬伤后）。

（二）偶发

- 药物滥用。
- 原发性带状疱疹。
- 原发性恶性肿瘤：鳞状细胞癌、黑色素瘤、现有溃疡的恶性病变。
- 继发性恶性肿瘤：转移。

（三）罕见

- 热带感染。

- ☑ 艾滋病。
- ☑ 肺结核。
- ☑ 全身药物反应。
- ☑ 人为的：自我造成的（孟乔森综合征、人格障碍）。

三、速查表 12-7

注意：实际上，仅通过临床检查很难区分腿部溃疡的病因。本指南仅指出了可能的原因。

	静脉疾病	动脉疾病	系统性疾病	水肿	感染
静脉湿疹或脂肪性皮肤硬化	有	无	可能	可能	无
外周脉搏微弱或缺失	无	有	可能	可能	无
全身性疾病	无	无	有	可能	可能
活动力减弱	可能	可能	可能	有	无
已知触发事件	无	无	无	可能	可能

四、可能进行的检查

大概率进行：FBC、ESR/CRP、TSH、LFT、U&E、空腹血糖或糖化血红蛋白、类风湿因子或抗 CCP 抗体、踝肱压力指数（ankle brachial pressure index，ABPI）。

可能进行：细菌学拭子；如果合适的话，进行血管评估。

附加检查：多普勒超声。

◪ FBC、ESR/CRP、CRP、TSH、LFT、U&E、空腹血糖或 HbA1c 及类风湿因子或抗 CCP 抗体作为全身性疾病基本筛查。

◪ 细菌学拭子只有在有活组织感染（如蜂窝织炎）的临床证据时才有用。

◪ 如果怀疑动脉功能不全，进行全面的心血管评估。

◪ 通过手持式多普勒测量双腿的 ABPI。灵敏度高达 95%；如果小于 0.8，则假设存在动脉疾病。对患有 RA、糖尿病（diabetes mellitus，DM）、系统性血管炎等微血管疾病患者的作用有限；钙化的动脉可能会导致 ABPI 虚高。

◪ 专家：多普勒超声是评估动脉和静脉功能不全的首选检查方法。

五、重要提示

◪ 临床记录要系统化：描述伤口边缘（如卷边、穿孔性溃疡）、溃疡基底（如蜕皮、坏死、肉芽化）、位置、形态和表面面积（溃疡表面面积的系列测量是愈合的良好指标）。

◪ 对外周脉搏的触诊无法可靠确认动脉充盈。应使用 ABPI。

◪ 患有脂化硬皮症时小腿有呈红色或棕色的斑块，通常位于内侧，在脚踝上方。脂化硬皮症和静脉湿疹是浅静脉瓣膜衰竭的迹象，即便没有静脉曲张也会如此。这两者可通过手术治疗，因此请参考血管外科的意见。

◪ 涉及深筋膜、肌腱、骨膜或骨的深部溃疡可能会累及到动脉。

▣ 混合性溃疡病可能会混淆临床表现，致使治疗选择更加困难。如有疑问，请咨询专家意见。

▣ 超过 50% 的腿部溃疡患者对一种或多种过敏原敏感，包括羊毛脂、局部抗生素、十六烷基硬脂醇、秘鲁香脂和对羟基苯甲酸酯。这些过敏原可造成溃疡无法愈合，并给患者带来不适。如果皮炎与腿部溃疡有关，请将患者转诊进行斑贴试验。

▣ 使用局部抗生素无助于愈合，而且这还是常见的致敏剂——避免使用它们。

六、危险信号

▣ 溃疡引起的疼痛通常与动脉疾病有关。

▣ 注意现有溃疡中的肿瘤性变化。这虽罕见，但不容忽视。如果溃疡有非典型性外观或治疗失败，请考虑进行活检。

▣ 压迫绷带对糖尿病和动脉供血不足的患者很危险。在排除这两类疾病之前不要采用这种治疗。如果对 ABPI 有疑问，请参考血管科意见。

笔记：

第八节　儿童跛行

一、GP 概述

儿童跛行是一种罕见但令人担忧的症状，因为它可能预示着严重病变，并且在面对患儿不配合治疗时很难采用合适的治疗手段。要耐心进行评估，并安排随访，除非一开始诊断就很清晰。

二、鉴别诊断

（一）常见

▨ 创伤，包括足部异物（尤其是幼儿）。

▨ 激惹髋（暂时性滑膜炎）。

▨ 急性病毒感染伴关节痛。

▨ 幼年型慢性关节炎（juvenile chronic arthritis, JCA）（JCA：每 1 000 个人中就有 1 例）。

▨ 股骨头骨骺滑脱（患者通常超过 10 岁）。

（二）偶发

▨ 佩尔特斯病（每 2 000 个人中就有 1 例，年龄在 4 ～ 10 岁）。

▨ 化脓性关节炎。

▨ 特发性脊柱侧凸。

▨ 先天性髋关节脱位。

▨ 急性下腹痛：尤其是阑尾炎。

▨ 两腿不等长。

- 神经系统疾病（如脑瘫）。

（三）罕见

- 急性骨髓炎。
- 风湿热。
- 自身免疫性疾病（如 SLE、皮肌炎）。
- 佝偻病。
- 真正的幼年型风湿关节炎。
- 累及骨骼的恶性肿瘤。
- 进行性假肥大性营养不良。

三、速查表 12-8

	创伤	激惹髋	病毒感染	JCA	骨骺滑脱
发热	无	可能	有	可能	无
突然发作	有	可能	可能	无	有
清晨时僵硬	无	无	无	有	无
通常超过 10 岁	无	无	无	无	有
多个关节受到影响	无	无	有	可能	无

四、可能进行的检查

大概率进行：FBC、ESR/CRP、X 线检查。

可能进行：自身免疫检查。

附加检查：钙、磷酸盐、碱性磷酸酶、肌酸激酶、抗链球菌溶血素 O（antistreptolysin，ASO）滴度、血培养。

- FBC 和 ESR/CRP：有潜在的炎症或感染时，WCC

和 ESR/CRP 升高。

▣　髋关节 X 线检查：可能显示骨折、股骨骨骺滑脱、先天性脱位、佩尔特斯病和其他严重疾病，但在出现严重病理时髋关节 X 线可能显示正常。

▣　如果怀疑结缔组织疾病，类风湿因子和自身免疫检查可能会有所帮助。

▣　血清钙、磷和碱性磷酸酶：佝偻病患者的钙和磷含量低，碱性磷酸酶含量高。

▣　肌酸激酶：肌营养不良症患者的肌酸激酶显著升高。

▣　80% 的风湿热患者的 ASO 滴度升高。

▣　医院血液培养可以识别骨髓炎和化脓性关节炎中的感染微生物。

五、重要提示

▣　千万别忘了检查脚底和脚趾之间，看是否有明显造成跛行的非严重病因，其可简单治疗。

▣　值得花一些时间来增强孩子的信心——这让你能够做出正确的评估，而且可以让孩子对你的治疗持积极态度。

▣　父母可能会回忆最近一次发生的轻创，让症状看上去比较合理，而这种创伤可能纯属巧合。

▣　不要忽视牵涉性疼痛。髋关节病变可导致膝盖疼痛。

六、危险信号

▨ 运动明显受限和／或剧烈的骨压痛表明存在严重问题，尤其是骨折、化脓性关节炎和骨髓炎。

▨ 伴有跛行的发热需要紧急咨询专家意见。入院以排除骨髓炎或化脓性关节炎。

▨ 留意腹股沟疼痛、四肢无力的青春期肥胖男孩——很可能是股骨骨骺滑脱。

▨ 不要把你的评估局限于臀部——例如，腹痛，尤其是阑尾炎，都可能导致孩子跛行。

笔记：

第九节　多关节痛

一、GP 概述

多关节痛的原因包括急性、慢性和慢性复发性三种状况。GP 的困难在于筛选多种疾病的差异，并发现需要及时转诊的早期重症疾病。

二、鉴别诊断

（一）常见

▨ RA。

▨ 银屑病性关节病。

- 病毒性多关节炎（如肝炎、风疹）。
- 结缔组织疾病（如 SLE、系统性硬化、结节性多动脉炎、巨细胞动脉炎）。
- 多发性 OA。

（二）偶发

- 椎关节炎：强直性脊柱炎、莱特尔综合征、肠病性关节炎、贝赫切特综合征、青少年慢性关节炎。
- 过敏性紫癜综合征。
- 恶性肿瘤（通常为继发性）。
- 医源性：皮质类固醇治疗、异烟肼、肼。
- 肥大性肺性骨关节病（由肺癌引起）。
- 结节病。

（三）罕见

- 镰状细胞危象。
- 淀粉样变。
- 风湿热。
- 非典型系统性感染（如莱姆病、威尔氏病、布鲁氏菌病、二期梅毒）。
- 减压病（屈肢症）。

三、速查表 12-9

	RA	银屑病	病毒性多关节炎	结缔组织疾病	多发性OA
对称的	有	可能	可能	可能	可能
皮疹	无	有	可能	可能	无

	RA	银屑病	病毒性多关节炎	结缔组织疾病	多发性OA
发热、不适	可能	无	有	可能	无
年轻患者	可能	可能	可能	可能	无
自限性	无	无	有	无	无

四、可能进行的检查

大概率进行：FBC、ESR/CRP、自身抗体。

可能进行：尿液分析、泌尿外科、HLA-B27、关节X线、滑液抽吸。

附加检查：血常规、血清学、CXR、骨扫描、支气管镜活检或淋巴结穿刺。

☑ FBC、ESR/CRP、血常规：患急性炎症和感染时，WCC和ESR/CRP升高。可发现慢性病贫血，血涂片会显示镰状细胞。

☑ 自身抗体：大多数RA患者的类风湿因子呈阳性（如果呈阴性，考虑测量抗CCP），在许多自身免疫性疾病和慢性感染中也呈阳性；98%的SLE病例的抗核因子呈阳性，但在30%的RA病例和许多其他疾病中也有类似的结果。

☑ 尿液分析：如果结缔组织疾病涉及肾脏，则尿液分析可能显示蛋白尿或血尿。

☑ U&E：检查多系统结缔组织疾病中因肾脏受累而引起的肾功能衰竭。

■ HLA-B27：在海绵状关节炎的患者中，患病率高。

■ 血清学：可能有助于诊断病毒性或非典型系统性感染。ASO 滴度如果升高，则表明最近感染了链球菌（例如风湿热）。

■ 关节 X 线：手部 X 线可能显示有助于区分 RA 和银屑病关节炎的独有特征；骨盆和腰椎 X 线可能显示强直性脊柱炎的典型改变（如果呈阴性且临床怀疑较高，骨扫描可能会有所帮助）；受累的关节通过 X 线检查可以临床确诊 OA。

■ CXR：可显示肺部恶性肿瘤。

■ 滑液分析：有助于区分炎症性关节病和感染性及晶体性关节病。

■ 支气管镜活检或淋巴结抽吸：用于结节病。

五、重要提示

■ 结缔组织疾病可以影响几乎所有器官系统。查询完整的病史，以免遗漏任何线索或并发症。

■ 检查皮肤，因为这可能有助于诊断（例如银屑病的鳞状皮疹、SLE 的蝴蝶皮疹、硬化症的皮肤增厚）。

■ 不要高估自身免疫疾病的血液检测。大多数关节炎的诊断都是临床诊断，血液检测只是为确诊或预后提供信息。

六、危险信号

☑ 一名患有下肢炎性少关节炎的年轻男性可怀疑患有莱特尔综合征。

☑ 30～50岁患者的对称性多关节炎发作隐匿，清晨会伴随手脚僵硬、疼痛和肿胀，提示为 RA。

☑ 中年或老年吸烟者的手腕和脚踝疼痛，伴有杵状指和胸部症状，强烈提示有潜在肺癌引起的肥大性肺骨关节病。

☑ 不要忽略患者的职业，因为在某些情况下，职业可能与病因有关——例如，在兽医和农场工人中，布鲁氏菌病和魏尔病可能是感染原因。

笔记：

第十节　肌肉痛

一、GP 概述

肌肉痛有多种原因。需要详尽的病史来区分肌肉痛、关节痛及乏力。在某些潜在的病变中，这些症状可能同时存在。导致短暂肌肉痛的抽筋也出现在其他章节（见小腿痛，第十二章第三节）。

二、鉴别诊断

（一）常见

▱ 过度使用（包括肌肉拉伤）。

▱ 急性病毒性疾病。

▱ 抑郁症。

▱ PMR。

▱ 他汀类药物的不良反应（肌痛比肌炎更常见）。

（二）偶发

▱ 维生素 D 缺乏症。

▱ 牵涉性关节痛（如从臀部到大腿、脖子到肩膀、肩膀到手臂）。

▱ 纤维肌痛。

▱ 慢性疲劳综合征。

▱ 结缔组织疾病［如 RA、SLE、结节性多动脉炎（polyarteritis nodosa，PAN）、硬皮病］。

▱ 周围血管疾病：间歇性跛行。

▱ 神经病：糖尿病、酗酒。

▱ 博恩霍尔姆病（流行性胸肌痛、胸壁痛）。

▱ 甲状腺功能减退。

▱ 他汀类药物以外的药物：氯贝丁酯、街头戒毒、化疗、锂、西咪替丁。

（三）罕见

▱ HIV 感染。

▱ 多发性肌炎（通常比疼痛更虚弱）。

☑ 成人和儿童皮肌炎。

☑ 潜在恶性肿瘤。

☑ 卟啉症。

☑ 吉兰－巴雷综合征和小儿麻痹症。

☑ 莱姆病。

三、速查表 12-10

	过度使用	病毒性疾病	抑郁症	PMR	他汀类药物的不良反应
突然发作	有	有	无	可能	可能
晨醒僵硬	有	可能	无	有	无
表达含糊不清	无	可能	有	无	可能
持久的	无	无	有	有	有
肌肉压痛	有	可能	无	可能	可能

四、可能进行的检查

大概率进行：FBC，ESR/CRP。

可能进行：尿液分析、自身免疫血液检测、TFT、LFT、血糖或糖化血红蛋白、CPK、维生素 D 水平。

附加检查：关节和胸部 X 线检查、HIV 检测、莱姆病血清学、二级医疗、血管造影、肌电图、肌肉活检、腰椎穿刺、尿卟啉。

☑ **尿液分析**：检查结缔组织疾病时可能会发现未确诊的糖尿病的糖尿、蛋白尿和 / 或血尿。

▨ FBC 和 ESR/CRP：在结缔组织疾病和 PMR 中，Hb 可能会降低。在各种炎症性疾病中，WCC 和 ESR/CRP 升高（在 PMR 中，ESR 比 CRP 更有用）；甲状腺功能减退和酗酒时 MCV 升高。

▨ 自身免疫性血液检测：如果怀疑有结缔组织疾病，自身免疫性血液检测可能会有所帮助。

▨ TFT：可确诊甲状腺功能减退。

▨ 血糖或糖化血红蛋白、LFT：血糖可确诊糖尿病；糖化血红蛋白可能有助于确定是否酗酒。两者都可能导致神经病变，造成肌肉痛。

▨ CPK：在急性炎症和病毒性肌病中升高。

▨ 维生素 D 水平：人们对维生素 D 缺乏症的认识越来越深入，缺乏维生素 D 可能会出现肌肉痛和 / 或乏力。

▨ HIV 检测或莱姆病血清学：用于 HIV 感染或莱姆病。

▨ 关节 X 线检查：如果怀疑是原发性关节病变引起的疼痛。

▨ 血管造影：用于外周血管疾病。

▨ 肌电图和肌肉活检（二级医疗）：确诊多发性肌炎或皮肌炎。

▨ 腰椎穿刺：在医院检查疑似吉兰 - 巴雷综合征或脊髓灰质炎患者的脑脊液。

▨ 尿卟啉：排除卟啉症。

▨ 对疑似潜在恶性肿瘤的其他检查（如 CXR）。

五、重要提示

　　▧　对于伴有肌肉痛但没有客观的体征，且血液检测结果正常的多症状患者，应考虑纤维肌痛、抑郁症和慢性疲劳（注意：这些问题可能共存）。

　　▧　通过泼尼松龙（每日 15 mg）试验确诊 PMR。在PMR 中，应能在几天内完全缓解症状。

　　▧　若心理原因和过劳更有可能是造成肌肉痛的原因，比起中年人，年轻人和老年人的肌肉痛更可能与严重病变相关。

六、危险信号

　　▧　切记，老年患者抱怨髋部和肩带的肌肉痛和僵硬，这些症状在早上会更严重，指示 PMR。

　　▧　如果考虑 PMR 或按照这个疾病开始治疗，在之后询问颞动脉炎的相关症状。大约 30% 的患者会并发颞动脉炎，并有失明的风险。

　　▧　肌肉痛伴明显的进行性无力（例如难以爬楼梯或从椅子上站起来）提示多发性肌炎、甲状腺功能减退、维生素 D 缺乏或恶性肿瘤。

　　▧　如果出现与肌肉痛相关的关节炎，则可能存在重大疾病（如 PMR、多发性肌炎、皮肌炎或结缔组织病）。

　　笔记：

第十一节 成人复发性髋部痛

一、GP 概述

髋部痛常见于中老年，患者常将其归因于骨关节炎。尽管差别很大，但这个诊断很可能是正确的——此外，患者对"髋"的实际看法可能与解剖学不符。儿童髋部痛的鉴别诊断差异极大——见"儿童跛行"，第十二章第八节。

二、鉴别诊断

（一）常见

- 肌肉或韧带拉伤。
- 骨关节炎。
- 转子滑囊炎。
- 后背牵涉性痛。
- 感觉异常性股痛。

（二）偶发

- 炎性关节炎。
- 缺血性坏死。
- 疝。
- 全髋关节置换术的并发症（例如松动、感染）。
- 椎管狭窄。
- 髂胫束综合征。
- 髋臼唇撕裂。

（三）罕见

☑ 嵌插骨折。

☑ 脱位。

☑ 骨骼病变（如二期梅毒疹、佩吉特病）。

三、速查表 12-11

	肌肉或韧带拉伤	骨关节炎	转子滑囊炎	后背牵扯性痛	感觉异常性股痛
侧卧时患侧疼痛	可能	无	有	无	无
腿麻木	无	无	无	可能	有
髋部痛	有	有	可能	无	无
疼痛主要在腹股沟	可能	有	无	可能	无
背痛并存	无	可能	无	有	无

四、可能进行的检查

大概率进行：X 线检查。

可能进行：FBC、CRP、自身抗体、HLA-B27、碱性磷酸酶、尿液分析。

附加检查：关节镜检查、骨扫描、腰椎 MRI（均需住院检查）。

☑ X 线检查：可显示骨关节炎、缺血性坏死、骨折、脱位、髋关节置换术松动和骨质病变。脊柱 X 线检查可能会提示脊柱病变是髋部疼痛的病因之一。

☑ FBC、CRP：炎症性关节炎患者的 CRP 可能升高，

Hb 可能降低。人工关节感染时，CRP 和 WCC 升高。

◪ 自身抗体：寻找类风湿性关节炎病因的线索。

◪ HLA-B27：在椎关节炎中患病率高。

◪ 碱性磷酸酶：患佩吉特病时升高。

◪ 尿液分析：如果炎性关节炎累及肾脏，可能会发现蛋白尿或血尿。

◪ 关节镜：唇裂的诊断和潜在治疗。

◪ 骨骼扫描：可能会发现骨性二级病变。

◪ 腰椎 MRI：查证椎管狭窄；可能会揭示脊椎疼痛的其他原因。

五、重要提示

◪ 弄清患者所说的"髋部"是什么意思。大多数人不知道髋关节实际上位于腹股沟。

◪ 即便临床表现上显示为髋关节炎，而且也可能不需要 X 线检查——但患者很可能会希望做 X 线检查，请至少确保与患者讨论过是否进行 X 线检查。

◪ 让患者保持站立位进行检查——可能会发现疝气是致病因。

◪ 因患侧着床而加剧的侧面局部疼痛可能是由转子滑囊炎引起的。

六、危险信息

◪ 记住，关节置换术后可能出现松动或感染。

◪ 如果长期服用类固醇的患者出现严重的髋部痛，

那么就考虑股骨头坏死。

　　▨　请注意，老年人髋部骨折后，尽管伴有疼痛和跛行，但仍能负重。

　　▨　严重的抑郁症可能导致或加重髋关节炎疼痛——考虑试用抗抑郁药。

　　笔记：

第十二节　复发性膝痛

一、GP 概述

　　复发性膝痛是一种鉴别诊断广泛且非常常见的症状。更改和混淆命名不益于病因分类。在常规的病例中，详细的病史和检查可提供有用的线索——但治疗效果往往取决于残疾程度和患者的意愿，而不是取决于是否做出准确的诊断。

二、鉴别诊断

　　（一）常见

　　▨　韧带扭伤或轻微软组织损伤。

　　▨　骨关节炎。

　　▨　软骨损伤。

　　▨　髌骨软骨软化症或髌骨疼痛。

　　▨　胫骨粗隆骨软骨病。

（二）偶发

☑　复发性单侧关节炎（如痛风、假性痛风、莱特尔综合征）。

☑　作为多关节炎的一部分（如类风湿性、强直性脊柱炎、银屑病性关节炎）。

☑　髂胫束综合征。

☑　滑囊炎。

☑　源于臀部或背部的牵涉性疼痛。

☑　韧带断裂。

☑　髌骨肌腱炎。

☑　腘窝囊肿。

☑　关节游离体。

☑　骨病（如佩吉特病）。

☑　复发性髌骨脱位。

☑　皱襞综合征。

☑　剥脱性骨软骨炎。

（三）罕见

☑　血色素沉着病。

☑　反复出血（如凝血障碍）。

☑　骨肉瘤。

三、速查表 12-12

	韧带扭伤或软组织损伤	骨关节炎	软骨损伤	髌骨软骨软化症或髌骨疼痛	胫骨粗隆骨软骨病
积液	无	可能	可能	可能	无

续表

	韧带扭伤或软组织损伤	骨关节炎	软骨损伤	髌骨软骨软化症或髌骨疼痛	胫骨粗隆骨软骨病
特异性损伤	有	无	有	无	无
锁死	无	可能	可能	无	无
双膝受累	无	可能	无	可能	可能
更常见于女性	无	无	无	有	无

四、可能进行的检查

大概率进行：X 线检查。

可能进行：FBC、CRP、尿酸、MRI、自身抗体。

附加检查：HLA-B27、关节积液抽吸、髋关节或背部检查（如果怀疑牵涉性疼痛）、碱性磷酸酶、血清铁蛋白、凝血检查。

▨　X 线检查：可为许多可能的病因提供线索，或在临床怀疑度较高时提供确凿的证据，例如，骨关节炎、骨质疏松、佩吉特病、剥脱性骨软骨炎。

▨　FBC、CRP：炎性多发性关节炎患者 CRP 升高，Hb 降低。

▨　尿酸：痛风时通常升高。

▨　MRI：用于评估软骨等软组织，尤其是考虑手术时。

▨　自身抗体：如果怀疑有炎性多发性关节炎。

▨　HLA-B27：在椎关节炎中患病率高。

▨　关节积液抽吸：如果出现积液，关节穿刺术有助于诊断——例如，在假性痛风中显示有正双折射晶体。在临床上，通常在转诊至专科医生后进行诊疗。

▣ 髋关节或背部检查：如果认为膝关节痛源自这些区域，可能需要进行对应的放射学检查。

▣ 碱性磷酸酶：佩吉特病患者的碱性磷酸酶升高。

▣ 血清铁蛋白：血色素沉着病患者的血清铁蛋白升高。

▣ 凝血检查：如果怀疑有凝血功能障碍。

五、重要提示

▣ 患者非常重视 X 线检查，但在实际情况中，X 线检查对直接复发性膝关节痛的治疗几乎没有帮助。为防止患者对结果不满意，考虑主动告知没必要进行 X 线检查。

▣ 如果可能的话，一定要让患者准确定位疼痛位置，可能会有效缩小诊断范围。

▣ 单纯性骨关节炎会突然变得更加疼痛，而且通常没有明显的原因——恶化和缓解是该病病程的一部分。

▣ 热衷于运动的人经常出现反复的膝盖疼痛，他们不太可能满足于 GP 由来已久的"等等看"的方法。已证实早期治疗和干预是有必要的。

六、危险信号

▣ 切记患者可能会提及膝盖痛——如果病因不明显，请检查髋部，尤其是儿童。

▣ 急诊上急性期的前交叉韧带损伤很容易被忽略。前交叉韧带损伤可能只会在膝关节不稳定的情况下出现。

骨肉瘤很少见，但最常见于膝盖附近。注意使患者夜间痛醒的疼痛会持续加重。肿胀和炎症会紧随其后。

笔记：

第十三节　脚踝肿胀

一、GP 概述

脚踝肿胀是老年人最常见的病症之一，在这个年龄段，脚踝肿胀可能与反复跌倒有关。因此这通常是请求出诊的原因。在较年轻的年龄组中，脚踝肿胀要少见得多，但它更可能意味着严重的病变。

二、鉴别诊断

（一）常见

- 充血性心力衰竭（CCF）。
- 药物反应：尤其是钙拮抗剂。
- 引力因素（静脉功能不全，通常活动性差）。
- 肥胖症。
- 盆腔包块（包括妊娠）。

（二）偶发

- 肝硬化。
- 经前期综合征。
- 贫血症。

▪ 肾性：急性或慢性肾炎、肾病综合征。
▪ 蛋白质丢失性肠病（如腹腔疾病、炎症性肠病）。

（三）罕见

▪ 营养不良。
▪ 下腔静脉血栓形成。
▪ 丝虫病。
▪ 米尔罗伊病（遗传性淋巴水肿）。
▪ 钩虫病（钩虫）。

三、速查表 12-13

	CCF	药物反应	引力因素	肥胖症	盆腔包块
劳累时呼吸急促	有	无	无	可能	可能
呼吸音改变	有	无	无	无	无
清晨消肿	可能	可能	有	可能	可能
服用基因性浮肿药物	可能	有	无	无	无
其他症状或体征	有	无	无	无	有

四、可能进行的检查

大概率进行：尿液分析、FBC、U&E、LFT、BNP。

可能进行：心电图、TFT、超声心动图。

附加检查：CXR、盆腔超声、对潜在原因的进一步检查。

▪ 尿液分析：发现蛋白尿。

■　FBC：查找慢性疾病贫血，MCV 升高（酒精滥用）。

■　U&E：揭示潜在的肾衰竭；患 CCF 和肝硬化时，钠含量低。

■　LFT：可能显示低蛋白血症（例如肝硬化、蛋白丢失性肠病和肾病综合征）。

■　BNP：心力衰竭时可能升高。

■　心电图：心力衰竭时，可能表现为左心室肥厚、缺血或心律失常。

■　超声心动图：用于确诊心力衰竭。

■　CXR：检查 CCF 患者的肺水肿和胸腔积液。

■　盆腔超声：检查盆腔肿块。

■　进一步检查潜在原因：这可能涉及 CT 扫描（盆腔肿块）、肾活检（肾炎）和肠道检查（肠病）。

五、重要提示

■　老年人的病因往往是多因素的，不运动是主要原因。

■　需要花些时间才能做出正确的评估——考虑分多次进行咨询，利用干预治疗的时间安排患者进行检查和评估。

■　踝关节肿胀通常是对称的，不过静脉功能不全引起的脚踝肿胀是不对称的。如果只有一个脚踝肿胀，就要考虑深静脉血栓形成、腘窝囊肿破裂或蜂窝织炎。

■　切记许多药物（如钙拮抗剂和非甾体抗炎药）会导致脚踝明显肿胀。

六、危险信号

▨ 如果老年人的病因不明显，检查腹部并考虑直肠检查。

▨ 患者年龄越小，发生严重病变的可能性就越大，尤其是肾脏疾病。

▨ 无论年龄大小，近期突然发作的标志性肿胀都可能是严重病变的体征。

笔记：

第十四节 小腿肿胀

一、GP 概述

关于"经济舱综合征"引起的关注如此广泛，这种症状——以及与之密切相关的症状，"小腿痛"（见第十二章第三节）——十分常见。现已证明患者对可能的深静脉血栓（DVT）的担忧具有"传染性"，GP 担心会忽略这一严重病症。在大多数情况下，详细的病史辅以适当的检查，应该能揭示真正的病因。

二、鉴别诊断

（一）常见

▨ 蜂窝织炎。

☑ 脚踝肿胀的大多数原因（见第十二章第十三节）。

☑ 肌肉拉伤或断裂（尤其是足底肌腱断裂）。

☑ 腘窝囊肿破裂。

☑ DVT。

（二）偶发

☑ 跟腱断裂。

☑ 静脉曲张性湿疹。

☑ 静脉炎。

（三）罕见

☑ 筋膜肌疝（尤其是胫骨前肌）。

☑ 肌肉肿瘤。

☑ 假性肥大（如肌营养不良）。

三、速查表 12-14

	蜂窝织炎	脚踝肿胀	肌肉拉伤	腘窝囊肿	深静脉血栓
发热	有	无	无	无	可能
双侧的	可能	可能	无	无	可能
突然的疼痛	无	无	有	可能	可能
膝后既往肿胀	无	无	无	有	无
皮肤发红	有	可能	无	无	可能

四、可能进行的检查

大概率进行：无（除非送往医院）。

可能进行：FBC、ESR/CRP 和脚踝肿胀的其他检查（见第十二章第十三节）；通常在医院的检查——D- 二聚体、超声检查、静脉造影。

附加检查：无。

▨　FBC、ESR/CRP：蜂窝织炎患者的白细胞计数和 ESR/CRP 升高。

▨　D- 二聚体：水平升高提示 DVT，但是不绝对。

▨　超声检查：可能有助于诊断 DVT，并有助于确定腘窝囊肿破裂是否为病因。在某些情况下，需要进行静脉造影来确诊 DVT。

五、重要提示

▨　肌肉破裂引起的肿胀可令人印象深刻，但做出准确的诊断应该确定有无肿胀前典型的疼痛史（被描述为"小腿中弹"）。

▨　静脉曲张性湿疹常被误诊为蜂窝织炎。相比之下，静脉曲张性湿疹通常是双侧的，瘙痒多于疼痛，并且不伴有发热。更复杂的情况是，静脉曲张性湿疹受到感染会进展为蜂窝织炎。

▨　对可能有 DVT 的焦虑也许会影响患者对疾病的表述——仔细询问或许会发现肿胀实际上是长期和 / 或双侧生的，这就表明 DVT 形成的可能性非常小。

六、危险信号

▨　有不明原因 DVT 的患者潜在恶性肿瘤的可能性是

对照组的 3 ～ 4 倍，因此一旦治疗好 DVT，就要考虑合适的检查。

　　◪　对于高危患者——比如那些刚刚从长途航班返回的患者——应该提高对 DVT 的怀疑指数。

　　◪　如果有肌肉破裂的病史，确保跟腱完好无损。

　　笔记：

第十三章 颈部（NECK）

第一节　吞咽困难

一、GP 概述

这种症状或意味着有多种情况，需要详细地了解病史以明确病因：开始吞咽时出现吞咽困难；有食物黏在某处的感觉；吞咽时疼痛；即使是在没有吞咽任何东西的时候，仍有"喉咙里有东西"的感觉。

二、鉴别诊断

（一）常见

- 癔球症。
- 各种引起咽部疼痛的疾病，例如咽炎。
- GORD。
- 良性狭窄。
- 食管癌。

（二）偶发

- 咽囊。
- 咽癌。
- 纵隔肿瘤压迫（例如淋巴瘤、支气管癌）。
- 食管失弛症。
- 胃癌。
- 口干燥症（老年人、腮腺切除术后和干燥综合征）。
- 异物。

◪　药物：非甾体抗炎药相关的食管炎，错误地服用双膦酸盐片。

（三）罕见

◪　普卢默 - 文森综合征。

◪　美洲锥虫病（南美锥虫感染）。

◪　硬皮病［CREST 综合征（calcinosis/Raynaud's phenomenon/oesophageal dys motility/sclerodactyly/telangiectasia：CREST）］、多发性肌炎和皮肌炎。

◪　神经系统疾病（例如重症肌无力、延髓麻痹）。

◪　运动神经元病。

三、速查表 13-1

	癔球症	GORD	狭窄	食管癌	咽痛
体重减轻	无	无	可能	有	无
间歇性	有	有	无	无	无
进展性	无	无	有	有	无
食物反流未改善	无	无	可能	有	无
胸骨后疼痛	无	有	可能	可能	无

四、可能进行的检查

大概率进行：（除非有明显癔球症或局部咽部病因）FBC、ESR/CRP、钡餐或内窥镜检查。

可能进行：CXR、LFT。

附加检查：咽拭子、胸部 CT 扫描、电视荧光吞咽摄影检查、食管动力检查。

▨　FBC 和 ESR/CRP：可能发现恶性肿瘤或缺铁性贫血。

▨　如果怀疑有恶性肿瘤，则需进行 LFT 检查：检查异常提示有肝癌扩散。

▨　钡餐可用于体弱者，如果患者没有绝对的液体吞咽困难（或误吸风险），钡餐可以安全地检查出狭窄或动力问题。

▨　上消化道内窥镜可灵活地对可疑病变进行观察和活检。

▨　咽拭子偶尔对有疼痛的咽部疾病有帮助。

▨　如果怀疑有各种原因引起的纵隔肿瘤，可做 CXR 检查。

▨　专家可能会安排 CT 扫描或进一步影像学检查以进一步明确纵隔肿瘤。

▨　电视荧光吞咽摄影检查和食管动力检查：可能需要在院内检查，特别是在怀疑有神经或肌肉疾病时。

五、重要提示

▨　若一位有生活压力的年轻患者，可以正常地吞咽食物和饮料，但感觉"有东西卡住"，几乎可以肯定地诊断为癔球症。通常可以通过安慰解决这种问题。

▨　记得询问药物治疗情况，最近发作的疼痛性吞咽困难可能是由阿仑膦酸盐、非甾体抗炎药和缓释钾补充剂等药物继发的重度食管炎引起的。

▨　花时间去了解病史，吞咽困难可能意味着许多不同的情况，而且通过仔细询问病史比通过检查更有可能发现疾病和明确诊断。

六、危险信号

▨　老年患者最近出现的进行性吞咽困难伴有体重减轻，可能是由食管癌引起的，除非有证据证明并非如此。

▨　左侧锁骨上窝可触及的硬淋巴结（特鲁瓦西埃氏征）与胃癌密切相关。

▨　注意那些有长期食管炎病史，抱怨吞咽困难增大或异常的患者——他们可能已经发展为狭窄，甚至是癌。

▨　如果内窥镜检查未发现病因，但症状持续存在，请考虑更罕见的病因，例如食道的外部压迫或神经系统问题。如果有其他神经系统症状或体征，请考虑钡餐检查或转诊至神经科医生。

笔记：

第二节　声音嘶哑

一、GP 概述

声音嘶哑可能突然发作并持续几天（急性），或逐渐出现并持续数周或数月（慢性）。通过病史可对其确诊，并指导治疗方向。急性声音嘶哑很少引起诊断问题，令人担忧的疾病很少；不太常见的慢性声音嘶哑常有更多令人担忧的疾病，通常需要转诊。

二、鉴别诊断

（一）常见

- 急性病毒性喉炎。
- 使用过度（大喊大叫）。
- 甲状腺功能减退。
- 吸烟。
- 鼻窦炎。

（二）偶发

- GORD。
- 良性肿瘤：歌唱者小节、息肉。
- 环构型类风湿性关节炎。
- 功能性（歇斯底里）失音。

（三）罕见

- 急性会厌炎。
- 喉癌。
- 喉返神经麻痹。
- 身体创伤（例如插管后）。
- 化学性吸入损伤。
- 罕见的炎症性病变（例如结核、梅毒）。

三、速查表 13-2

	急性喉炎	用嗓过度	甲状腺功能减退	抽烟	鼻窦炎
近期疾病	有	无	可能	无	有
疲倦、冷、行动缓慢	无	无	有	无	无
发热和不适	可能	无	无	无	有
慢性症状	无	可能	有	有	无
面部疼痛和黏膜炎	无	无	无	无	有

四、可能进行的检查

大概率进行：无。

可能进行：TFT、CXR、直接或间接喉镜检查。

附加检查：咽拭子。

▨ TFT：在慢性声音嘶哑中，排除甲状腺功能减退。

▨ CXR：检查是否有导致喉返神经麻痹的胸部病变。

▨ 间接喉镜检查：有这种技能的 GP 可以进行该项检查；大多数患者会转诊到耳鼻喉专家那里。

▨ 直接喉镜：使用灵活的光纤内窥镜。这是一项专科检查，可对可疑病变进行拍照和活检。

▨ 咽拭子：若声音嘶哑与持续性咽炎有关则有用，但很少用。

五、重要提示

■　在急性喉炎中，不要忘记告诉患者让嗓子休息，并记住职业因素很重要——用嗓（例如话务员）或在烟雾环境中工作（例如酒吧）会使症状加重和延长，导致诊断混乱。

■　如果怀疑有恶性肿瘤，请在转诊前立刻安排紧急CXR检查。如果有肺部病变，可以转诊给合适的专科部门（胸科而不是耳鼻喉科），进行相应治疗。

■　要记住气管插管会引起短暂性声音嘶哑的可能——随着患者术后住院时间减少，GP会越来越频繁地看到这种情况。

六、危险信号

■　有声音持续嘶哑且病因不明的成年患者都可能患有喉癌，除非有证据证明并非如此。

■　GORD是老年人的常见病因，但应注意，在没有经过专科检查的情况时，不要做出这种诊断。

■　会厌炎很少见，但如果怀疑患者患有此病，应立即让患者入院，不要检查咽喉。

■　甲状腺功能减退症很容易被忽视——及时诊断可以避免不必要的焦虑及检查。

笔记：

第三节　颈部肿块

一、GP 概述

颈部肿块通常意味着一件事：癌症。但在实际病例中这类病因其实很少。仔细检查并耐心解释可能比一桶苯二氮䓬类药物更能缓解患者的焦虑。偶尔也需要进一步检查。有关"腺体肿大"（包括颈淋巴结）的详细分析，请参阅"腺体肿大"部分。

二、鉴别诊断

（一）常见

- 局部感染引起的反应性淋巴结炎。
- 突出的正常淋巴结。
- 甲状腺肿。
- 皮脂腺囊肿。
- 甲状舌管囊肿。

（二）偶发

- 甲状腺癌。
- 鳃裂囊肿。
- 咽囊。
- 颈肋。
- 原发性淋巴瘤或继发性肿瘤转移。

（三）罕见

- 颈淋巴结结核（淋巴结结核；瘰疬）。

- ☑ 放线菌病。
- ☑ 颈动脉体瘤或动脉瘤。
- ☑ 结节病。
- ☑ 水囊状淋巴管瘤。

三、速查表 13-3

	淋巴结炎	正常结节	甲状腺肿	皮脂腺囊肿	甲状舌管囊肿
触痛	有	无	可能	无	无
其他症状	有	无	可能	无	无
吞咽时活动	无	无	有	无	有
正中线	无	无	无	可能	有
固定在皮肤上	无	无	无	有	无

四、可能进行的检查

大概率进行：如果甲状腺肿胀，进行 TFT。

可能进行：FBC、ESR/CRP、CXR。

附加检查：甲状腺超声、放射性同位素检查、钡餐、活检。

☑ TFT 用于所有甲状腺肿大的病例：可能揭示甲状腺功能减退或甲状腺功能亢进。

☑ 持续增大的结节用 FBC 和 ESR/CRP：检查 WCC，如果不正常或 ESR/CRP 高，则进行进一步检查。

☑ CXR：可能揭示原发性肺癌、淋巴瘤或其他隐蔽的病变。

◪ 在甲状腺内感觉到肿块时进行甲状腺超声和 / 或放射性同位素检查——通常在转诊后由内分泌医生安排。

◪ 钡餐：证实并观察咽囊轮廓。

◪ 活检：确定持续存在的可疑颈部肿块性质的专科手术。

五、重要提示

◪ 确定患者的关注点，常见患者对癌症的恐惧。

◪ 除非肿块明显可疑，否则请采取"诊断需要一定时间"的话术——明智地拖延时间通常可以解决问题，或明确真正病因。

◪ 通常焦虑的父母会展示孩子正常或应激性的颈部腺体。花时间解释这一症状的本质，可以适当地减轻家长的恐惧，防止重复就诊。

六、危险信号

◪ 肿瘤型淋巴结肿大——通常涉及逐渐增大且无触痛的单个淋巴结——无任何明显原因，应紧急转诊，进行详细的耳鼻喉科评估。

◪ 除非与一过性的咽喉痛有关，否则伴有颈部肿块的吞咽困难是一种严重症状。有必要通过内镜进一步检查。

◪ 当心快速发展的甲状腺硬性肿胀——必须排除癌变。

笔记：

第四节　咽喉痛

一、GP 概述

在全科医疗中,它是最常见的主诉。咽喉痛最常见——平均每个 GP 每年会看到大约 120 个病例——它也是最过度治疗的、最具争议的、通常也是最普通的症状。这可能也是最受医生欢迎的症状,因为往往只需解释如何自我治疗而不开处方,咨询时间也通常很短。

二、鉴别诊断

（一）常见

▨　轻度病毒性咽炎（伴有 URTI）。

▨　扁桃体炎 / 链球菌性咽炎（"脓毒性咽喉炎"）。

▨　腺热。

▨　扁桃体周脓肿（扁桃体周围脓肿）。

▨　口咽念珠菌病。

（二）偶发

▨　GORD。

▨　舌咽神经痛和颈源性神经根痛。

▨　外伤：异物或被严重咀嚼的脆皮食物划伤。

▨　其他病毒或细菌感染（例如文森特心绞痛、疱疹性咽峡炎、单纯疱疹、淋病、HIV 感染）。

▨　阿弗他溃疡。

▨　急性或亚急性甲状腺炎。

（三）罕见

- 心绞痛。
- 颈动脉痛。
- 血恶病质（包括医源性）。
- 会厌炎。
- 白喉。
- 口咽癌。
- 咽后脓肿。

三、速查表 13-4

	轻度病毒性	脓毒性咽喉炎	腺热	扁桃体周脓肿	口咽念珠菌病
颈部淋巴结病	可能	有	有	有	无
化脓性喉咙	无	有	可能	可能	无
高烧	无	有	有	有	无
单边肿大	无	可能	无	有	无
URTI 症状	有	无	无	无	无

四、可能进行的检查

大概率进行：无。

可能进行：咽拭子、FBC、嗜异性凝集试验。

附加检查：血糖和 HIV、上消化道内窥镜检查、活检、心脏检查（所有二级医疗检查）。

- 咽拭子：其使用有争议性，主要是因为特异性和敏感性低。仅在持续性喉咙痛或治疗失败时使用。

▨ FBC：腺热可出现非典型淋巴细胞；也可明确各种潜在的血液恶病质。

▨ 如果不适和疲劳持续存在，则需进行腺热嗜异性凝集试验。

▨ 血糖和 HIV：排除严重的、复发的或持续性病例中的糖尿病和 HIV 感染。

▨ 上消化道内镜检查可能是诊断 GORD 的必备检查。

▨ X 线检查 / 喉镜：如果怀疑有异物时进行。

▨ 心脏检查：在极少数情况下，心脏病变会导致喉咙疼痛。

▨ 可疑病变活检对检查可能的恶性肿瘤很重要。

五、重要提示

▨ 严重喉咙痛的问诊通常是为了咨询是否要开抗生素。临床上没有简单或可靠的方法来区分细菌性和病毒性病因，因此使用抗生素是一种务实方法。不过 Centor 或 Fever PAIN 标准可能会有所帮助。即使在真正的链球菌性咽喉炎中，抗生素治疗也只能将症状持续时间缩短约 24 小时，而且对并发症的治疗效果可能不太理想。

▨ 轻度咽喉炎通常只是 URTI 一系列症状中的一种，还有鼻炎、咳嗽、头痛等。病因常是病毒性的，抗生素常不起作用。

▨ 咽拭子仅有助于治疗不明显或持续存在的病例（即使这样，通常也没有什么帮助）。

▨ 在你决定用抗生素治疗"链球菌性咽喉炎"的青少年和年轻人时，请讲明这些症状也可能是由其他感染引起的，例如腺热。如果患者在抗生素疗程后仍有喉咙痛的症状，这将有助于保持患者对你的信心。

六、危险信号

▨ 请记住，这种看似微不足道的症状有时也会预示着严重的疾病。尤其要询问药物治疗情况（药物引起的粒细胞缺乏症的第一个体征可能是喉咙痛）。

▨ 卡在喉咙里的异物，会滞留在声门上区域，在口中可能无法看到。如有怀疑这种情况，立即转诊。

▨ 如果怀疑有会厌炎，请入院治疗——不要检查喉咙。

▨ 对于没有明显病因的口咽念珠菌病年轻患者，可能要考虑潜在疾病（如糖尿病或免疫抑制）。

▨ 扁桃体周围脓肿会导致呼吸道阻塞。千万不要试图进行保守治疗，应入院进行手术引流。

▨ 有全部典型临床症状的"扁桃体炎"在中年或老年人中不常见——考虑检查血液疾病或口咽癌。

笔记：

第五节　颈强直

一、GP 概述

急性颈部强直的最常见原因是良性的，在普通诊所中很容易处理。然而，由于媒体对脑膜炎的广泛报道，这种症状使得父母在儿童发热时会过度恐慌。这种焦虑也蔓延到了成人病患中，导致一种麻烦但无害的症状可能被误解为严重病变的预兆症状。

二、鉴别诊断

（一）常见

▱ 急性斜颈。

▱ 颈椎病。

▱ 病毒性 URTI 伴颈部淋巴结炎。

▱ 挥鞭伤。

▱ 全身感染（如肺炎）引起的脑膜炎。

（二）偶发

▱ 紧张 / 压力（常见，但通常会导致疼痛或肌肉压痛而不是关节僵直）。

▱ 其他形式的关节炎（例如 RA 和强直性脊柱炎）。

▱ 颈部脓肿。

▱ 癔症。

▱ 脑出血。

▱ 脑肿瘤（原发性或继发性）。

（三）罕见

- 脑膜炎。
- 椎体骨折。
- 骨肿瘤（原发性或继发性）。
- 非典型感染：破伤风、钩端螺旋体病、白蛉热、鹦鹉热。
- 脑脓肿。

三、速查表 13-5

	斜颈	颈椎病	URTI	挥鞭伤	脑膜炎
其他症状	无	可能	有	可能	有
复发	无	有	无	可能	无
淋巴结肿大	无	无	有	无	可能
颈部不对称	有	可能	无	可能	无
发热	无	无	有	无	有

四、可能进行的检查

大概率进行：无。

可能进行：FBC、嗜异性凝集试验、ESR/CRP、类风湿因子、HLA-B27。

附加检查：骨生化、颈椎 X 线检查、骨扫描、其他院内的检查。

- FBC 和嗜异性凝集试验：在未治愈或耐药的 URTI 中，如果怀疑有腺热，请进行这些检查。

◪　ESR/CRP、类风湿因子和 HLA-B27：将有助于诊断颈部强直未愈的中青年中可能存在的类风湿关节炎和强直性脊柱炎。

◪　颈部 X 线检查：对于疑似骨折很有用（在医院中）；对于颈椎病中价值有限——症状与 X 线检查相关性不大。可能会发现严重的骨病变，骨扫描对此更有用。

◪　骨生化检查：如果疑似骨二期梅毒或骨髓瘤，请考虑进行这项检查。

◪　院内的检查：这些可能包括腰椎穿刺（疑似脑膜炎时）和脑病变扫描。

五、重要提示

◪　在 URTI 中，颈部淋巴结病引起的颈部压痛比脑膜炎常见的多，但经常被误报为"颈强直"。

◪　建议在大多数颈部强直中使用软海绵围领，最长时间为 48 小时。虽然很舒服，但它往往会耽误治疗。相反，编者建议进行适当的镇痛、热敷和活动。

◪　提醒挥鞭伤患者，症状可能需要数月才能完全缓解——这样可以避免反复徒劳且令人沮丧的咨询。

六、危险信号

◪　脑膜炎球菌瘀斑通常是一种晚期症状，除非对颈强直的发热儿童脱衣检查，否则可能被漏诊。

◪　疼痛僵直可能是椎体骨折或半脱位的唯一症状，可能在没有脊髓受累的情况下发生——严重的创伤要转诊到急诊。

☑ 颈部强直前的霹雳样头痛提示蛛网膜下腔出血——直接入院。

☑ 如果疼痛和僵直持续存在，并且患者在夜间惊醒——特别是如果有其他令人担忧的症状，或有既往癌症病史，则应考虑严重的骨质病变。

☑ 挥鞭伤疼痛通常迟发。迅速发作可能意味着骨损伤严重。

笔记：

第六节　儿童喘鸣

一、GP 概述

急性喘鸣对孩子和父母来说都是一种非常可怕的经历。呼吸过于用力会导致换气过度，使情况变得更糟。在冬季的非工作时间，通常会因患儿呼吸"困难"或"嘈杂"来看病。一般的病因是病毒性哮吼，它会产生轻微、无害的喘鸣——但有的病例也会很严重。平静及有条不紊的方式是有效治疗的关键。

二、鉴别诊断

（一）常见

☑ 病毒性哮吼（喉气管支气管炎）。

- ◪ 急性会厌炎。
- ◪ 急性喉炎。
- ◪ 急性气道阻塞：异物（小玩具、花生）。
- ◪ 喉麻痹（先天性：占喘鸣婴儿的 25%）。

（二）偶发

- ◪ 喉软骨软化病。
- ◪ 喉外伤。
- ◪ 细菌性气管炎。
- ◪ 假膜性哮吼（葡萄球菌引起的）。
- ◪ 上呼吸道烧伤。

（三）罕见

- ◪ 喉部狭窄。
- ◪ 喉肿瘤（乳头状瘤、血管瘤）和纵隔肿瘤。
- ◪ 喉水肿（血管神经性的：水肿也存在于其他组织中）。
- ◪ 血管异常（例如双主动脉弓）。
- ◪ 白喉。
- ◪ 咽后脓肿。

三、速查表 13-6

	病毒性哮吼	会厌炎	喉炎	梗阻	喉麻痹
突发	无	有	无	有	无
持续喘鸣	可能	有	无	有	有
中毒和发热	可能	有	无	无	无

续表

	病毒性哮吼	会厌炎	喉炎	梗阻	喉麻痹
流口水	无	有	无	无	无
喉咙痛	无	有	无	可能	无

四、可能进行的检查

没有能在基层医疗中进行的检查。以下是在医院可能进行的检查：FBC（感染时 WCC 升高）、咽侧位 X 线检查（会厌炎时会厌扩大）、CXR（可能显示异物、喉部或气管远端塌陷或外部压迫）和喉镜检查（用于直接观察喉部）。

五、重要提示

☑ 在实践中，第一步是排除那些需要立即入院治疗的情况（会厌炎或吸入异物），可留下病毒性哮吼的疑似诊断。然后，治疗取决于孩子的一般状况——特别是呼吸窘迫的程度。

☑ 患有病毒性哮吼的儿童在哭泣时可能会出现明显的喘鸣和一定程度的呼吸衰竭。如果这些体征在孩子平静时消失，那么可以在家中给这些孩子做检查。

☑ 在家里治疗孩子时，一定要确保父母了解恶化的症状。如有疑问，安排复查。

六、危险信号

☑ 中毒患儿伴有喘鸣低沉（通常不明显）、严重的喉咙痛或吞咽困难和呼吸窘迫，则是会厌炎，除非另有证据证明不是。立即入院治疗，不要检查喉咙（这会引起呼吸道阻塞）。

　　☑ 烦躁不安、脉搏和呼吸频率加快、肋间凹陷加剧、疲劳和嗜睡是不祥之兆——无论诊断是否准确诊断，都要紧急入院治疗。

　　☑ 如果发病非常突然，并且没有其他呼吸道感染的症状或体征，则考虑吸入异物。

　　笔记：

第十四章　鼻子（NOSE）

第一节 鼻塞

一、GP 概述

所有的全科医生都很熟悉这种极其常见的症状。最常见的病因，即普通感冒，此处不包括这种情况，因为鼻塞本身并不是常见的临床表现。大多数鼻塞的原因是良性的，但在那些少数的病例中，如果简单的治疗不能迅速见效，应考虑转诊。

二、鉴别诊断

（一）常见

- 血管运动性鼻炎。
- 变应性鼻炎（季节性和常年性）。
- 鼻息肉。
- 腺样体肥大（儿童）。
- 鼻中隔偏曲（可能影响 20% 的成年人）。

（二）偶发

- 过度使用非处方鼻腔减充血剂（药物性鼻炎）。
- 慢性鼻窦炎。
- 乳头状瘤。
- 创伤（包括室间隔血肿）。
- 异物（尤其是幼儿）。

（三）罕见

- 医源性的（例如多沙唑嗪）。

- 鼻窦癌：鳞状细胞癌、腺癌。
- 其他罕见的鼻部肿瘤（例如黑色素瘤、畸胎瘤）。
- 单侧后鼻孔闭锁。
- 青春期纤维血管瘤。

三、速查表 14-1

	血管运动性鼻炎	变应性鼻炎	腺样伴肥大	息肉	鼻中隔偏曲
突然发作	是	是	否	否	否
流鼻涕	是	是	否	否	否
打喷嚏	可能	是	否	可能	否
单侧	否	否	可能	可能	是
曾有创伤	否	否	否	否	是

四、可能进行的检查

大概率进行：无。

可能进行：鼻窦 X 线、过敏原检测。

附加检查：FBC、腺样 X 线、CT。

- 鼻窦 X 线可能有助于确诊慢性鼻窦炎。
- 变应性试验可以识别对特定过敏原的敏感性。
- FBC：变应性鼻炎中的嗜酸性粒细胞增多（虽然很少需要诊断）。
- 腺样 X 线片：可证实腺样体肥大。
- CT 扫描明确鼻咽癌和鼻窦病理的大小及范围。

五、重要提示

　　▨　鼻塞通常是造成复发性鼻窦炎的原因，而不是复发性鼻窦炎的病征。处理这个潜在的问题可以很好地缓解鼻窦炎。

　　▨　鼻过敏症和息肉经常并存。在转诊进行息肉切除术前，尝试药物治疗会对缓解症状有所帮助。

　　▨　突发性鼻塞伴随大量的水样鼻涕极可能是由血管运动性鼻炎引起。

　　▨　如果腺样鼻塞伴随听力或语言困难，或者睡眠呼吸暂停，请进行腺样体切除术。

六、危险信号

　　▨　鼻塞的老年患者单侧鼻孔有带血分泌物是十分危险的，暗示可能患恶性肿瘤。

　　▨　创伤后鼻中隔两侧的软肿说明鼻中有室间隔血肿。应消除血肿以减少软骨坏死和感染的风险。

　　▨　检查患者使用过哪些非处方鼻腔喷雾剂，记住有药物性鼻炎的可能。

　　▨　若幼儿患者有单侧鼻塞和恶臭分泌物，则很可能有鼻腔异物。

　　笔记：

第二节　鼻出血

一、GP 概述

鼻出血常见于青少年和老年人群。它可能常规表现为复发性问题,或者在患者不能控制出血的急性情况下出现。按照临床标准,后一种情况通常只造成轻微出血,但会引起过多的恐慌。有时,长时间的鼻出血会导致严重的低血容量症,特别是对老年人而言。

二、鉴别诊断

（一）常见

▨　自发的（见于小部分区域；挖鼻孔和打喷嚏可能会加重病情）。

▨　鼻部感染和溃疡。

▨　药物（例如抗凝剂）。

▨　变应性鼻炎（萎缩性鼻炎）。

▨　高血压（常伴有动脉粥样硬化）。

（二）偶发

▨　鼻腔喷雾剂（如皮质类固醇）。

▨　室间隔肉芽肿和穿孔。

▨　严重肝病。

▨　鼻子或鼻窦肿瘤。

▨　解剖异常：鼻中隔偏曲。

▨　创伤：鼻部骨折。

（三）罕见

- 白血病。
- 血小板减少症。
- 凝血病：血友病、血友病 B 和血管性血友病。
- 缺乏维生素：维生素 C 和维生素 K。
- 遗传性出血性毛细血管扩张症。

三、速查表 14-2

	自发性	高血压	感染	药物	鼻炎
复发性	可能	有	可能	有	有
普遍淤青	无	无	无	有	无
排出或结痂	无	无	有	无	无
鼻塞	无	无	可能	无	有
鼻部疼痛	可能	无	有	无	无

四、可能进行的检查

大概率进行：无（INR，若服用华法林）。

可能进行：空腹血糖、凝血研究。

附加检查：左室造影、窦 X 线、CT 扫描。

- FBC：检查血小板减少症或其他血液不调的迹象。
- LFT：严重的（如酒精性）肝病会导致凝血问题。
- INR 升高可能反映严重的肝病或华法林阻凝剂过量。
- 进一步的凝血研究：如果怀疑血友病或血管性血

友病等。

    鼻窦 X 线 /CT 扫描（通常是二级医疗）：如果存在肿瘤的可能性。

五、重要提示

    处理儿童急性鼻出血的急救电话，通常可以通过电话作出明确、冷静和权威性的建议。对老年人也应建议采取急救措施，但可能需要医院转诊，因为出血可能相当严重，而且更难止血。

    当儿童进行手术治疗时，要告知父母：主要的问题往往是担心患血液疾病（如白血病），而不是鼻出血症状本身带来的不便。

    对于反复出血和溃疡的年轻人或中年人，可以考虑是否有滥用可卡因的情况。

    复发性鼻出血的成年患者很可能希望测量血压；一种情况是继续服用药物，另一种是在病因明显不是高血压的情况下，跟患者解释没有必要继续服药的原因。

六、危险信号

    若患者严重鼻出血且标准急救措施对其无效，特别是老年患者，最好在医院处理。应紧急转诊至耳鼻喉科或急诊科。

    如果出现复发性鼻出血伴紫癜性瘀伤，请紧急检查 FBC 和凝血筛查。

    注意中老年人近期出现的持续性单侧血斑点分泌

物和梗阻。可能是鼻癌、鼻咽癌或鼻窦癌。

☑　服用华法林的患者应进行紧急 INR，并审查他们的剂量要求。

笔记：

第三节　流鼻涕

一、GP 概述

虽然通常认为流鼻涕并非严重症状，但对患者来说流鼻涕是非常麻烦的。许多病理与"鼻塞"的原因重叠——请酌情参考本章。其病因很少是有害的，但如果治疗后鼻塞仍持续，可能需要进一步的转诊评估。

二、鉴别诊断

（一）常见

☑　URTI 包括普通感冒。

☑　变应性鼻炎（季节性或长期性）。

☑　血管运动性鼻炎。

☑　鼻窦炎。

☑　受感染的鼻黏膜病变（单纯疱疹、脓疱病）。

（二）偶发

☑　息肉。

☑　药物性鼻炎。

- 可卡因滥用。
- 丛集性头痛（尽管通常伴随疼痛出现）。
- 化学刺激（烟、烟雾）。
- 鼻异物（通常见于幼儿或儿童）。
- 药物不良反应（如 α - 阻滞剂、钙通道阻滞剂）。

（三）罕见

- 恶性肿瘤。
- 头部损伤后 CSF 鼻漏。
- 气压伤（"窦挤压"）。
- 白喉棒状杆菌感染。

三、速查表 14-3

	URTI	变应性鼻炎	血管运动性鼻炎	急性鼻窦炎	黏膜感染
长期病史	无	可能	可能	无	无
打喷嚏	有	有	可能	可能	可能
面部疼痛	可能	无	无	有	无
发热	可能	无	无	有	无
脓性分泌物	可能	无	无	有	可能

四、可能进行的检查

通常没有。鼻窦 X 线、CT 扫描和变应性试验可能在转诊后由专科医生安排，而不是在基层医疗阶段进行。

五、重要提示

◪ 使用带有最大窥器的耳镜观察鼻腔——告诉患者屏住呼吸，否则镜片会有蒸汽。

◪ 间歇性流鼻涕与鼻塞有关，例如躺下时症状消失，说明有单个鼻息肉。

◪ 形容自己流鼻涕"就像打开水龙头一样"的患者可能患有血管运动性鼻炎。

◪ 记得询问非处方药用药情况。可卡因滥用或使用非处方的拟交感神经滴剂可能与诊断结果相关；对任何非处方药（如鼻内类固醇）治疗存在的反应可能有助于指导诊断和进一步治疗。

六、危险信号

◪ 鼻内异物常见于蹒跚学步的幼儿患者——注意幼儿鼻内单侧的恶臭分泌物。

◪ 持续带有血渍的分泌物需要进行检查，尤其当伴有单侧鼻塞症状时。

◪ 面部直接外伤后出现明显的单侧鼻漏可能指向筛骨骨折所致的脑脊液漏。在伤后一段时间偶尔会出现这种情况，所以要注意受伤后期的表现。

笔记：

第十五章 口腔（ORAL）

第一节 口臭

一、GP 概述

这种常见的症状通常是由牙齿卫生不良引起的。牙医比 GP 更常见到口臭的主诉。它可能是医生在检查患者时发现的一个无关症状,而且很少作为严重疾病的明显预警。

二、鉴别诊断

（一）常见

▫ 牙齿卫生不良。

▫ 大量吸烟。

▫ 牙龈炎 [包括急性坏死溃疡性龈炎（acute necrotising ulcerative gingivitis，ANUG）、急性和慢性牙龈炎]。

▫ 过量饮酒（急性和慢性）。

▫ 牙齿脓肿的排出。

（二）偶发

▫ 饥饿引起的酮口臭：尤其是在使用高蛋白、高脂肪、低碳水化合物减肥饮食方案的人群（以及术前饥饿患者）中。

▫ 药物,例如双硫仑。

▫ 急性或慢性鼻窦炎。

▫ 主观感知（不存在）的口臭（有时是躯体症状的一种形式）。

▫ GORD 或急性胃肠炎伴气体反流。

（三）罕见

▫ 支气管扩张。

▫ 肝衰竭：据说肝的臭味闻起来像刚打开的尸体；这是由于呼出气中含有硫醇。

▫ 真正的妄想性主观口臭是精神疾病的一部分，例如严重抑郁症伴虚无妄想、精神病。

▫ 罕见的口腔或鼻腔疾病（例如化脓性肉芽肿、鼻窦脓肿引起的分泌物）。

三、速查表 15-1

	牙齿卫生不良	大量吸烟	牙龈炎	饮酒过量	牙脓肿
脸 / 下颌痛	无	无	可能	无	有
牙龈出血	可能	无	有	可能	可能
面部肿胀	无	无	无	无	有
牙齿染色	有	可能	可能	无	可能
慢性酒精滥用引起的中毒 / 皮肤红斑	无	无	无	有	无

四、可能进行的检查

若酗酒为疑似病因，或怀疑肝衰竭，那么 GP 不太可能进行除 LFT 之外的其他检查。如果疑似支气管扩张，CXR 可能会有所帮助。牙医可以进行以下调查。

▨　牙菌斑和出血指数：用于口腔卫生。

▨　基础牙周检查：用特殊标记的探针测量牙龈和牙齿之间的牙周袋深度。

▨　口腔全景 X 线：检查牙齿的一般状态。

五、重要提示

▨　绝大多数病例都会涉及口腔卫生。在确定口臭为完全主观性的之前，一定要排除口腔卫生问题和其他物理原因。与其他形式的躯体化一样，积极治疗，必要时进行精神科转诊。这比将患者打发走，而后患者又返回进行多次诊治要强得多。

▨　如果最初没有发现明显的口腔原因，应扩大病史和检查范围，包括呼吸系统和胃肠系统。

▨　ANUG 是一种"现场诊断"——见到患者前通常会先闻到臭味。

六、危险信号

▨　在没有明显病因的情况下，不要忽视头部和颈部的检查，包括口腔前庭和鼻咽通气管。不然可能会错过重要的局部病因。

▨　不要忽略酗酒这个可能的潜在病因。

▨　如果症状造成的影响看起来与各种目标疾病的征象都没有联系，请考虑抑郁症。

笔记：

第二节　牙龈出血或牙龈痛

一、GP 概述

这种症状的主要病因几乎总是感染，通常是因为牙齿卫生差：这是一个全球流行的疾病。全身性疾病也可能导致牙龈疼痛或出血。虽然最终结果可能是口腔科转诊，但在引导患者去看牙医之前，很有必要检查一下常见病因或易于治疗的疾病。

二、鉴别诊断

（一）常见

- 牙龈炎 / 牙周（牙龈）疾病。
- 妊娠性龈炎。
- 急性坏死性溃疡性牙龈炎（ANUG）：文森特氏口腔炎。
- 外伤：假牙不合适。
- 药物：华法林用量过多，长期服用苯妥英。

（二）偶发

- 口疮溃疡。
- 急性疱疹性龈口炎（偶尔为 EBV）。
- 自身免疫性疾病：扁平苔藓、系统性红斑狼疮等。
- 口腔肿瘤（最常见的是 SCC）（注：可能出血，但通常无痛）。
- 血液恶病质（尤其是急性髓系白血病）。

（三）罕见

- 吸收不良（包括坏血病）。
- 化学中毒：汞、磷、砷和铅。
- 遗传性出血性毛细血管扩张症。
- 淋巴管瘤。
- 海绵状血管瘤。

三、速查表 15-2

	牙龈炎	妊娠	ANUG	外伤	药物
牙龈肿胀	有	有	有	可能	可能
口臭	有	无	有	无	无
牙龈痛	有	无	可能	有	无
发热和不适	无	无	可能	无	无
局部淋巴结病	可能	无	有	无	无

四、可能进行的检查

大概率进行：无。

可能进行：FBC。

附加检查：拭子、INR、自身免疫筛查、嗜异性凝集试验。

- FBC：检查血液恶病质和吸收不良。
- 如果不清楚感染病因，拭子可能会有所帮助。
- 如果患者服用华法林，则需要紧急检查 INR。
- 嗜异性凝集试验：EBV 感染可引起牙龈口炎。

☑ 如果怀疑自身免疫性疾病，则进行自身免疫检查。

五、重要提示

☑ 有明显"牙齿"问题的患者可能会去看 GP，因为他们认为去 GP 处就诊更便宜或更方便。一定要让他们去看牙医，以防他们后面就诊不当。

☑ 审查患者的用药情况——很容易忽视牙龈酸痛或出血的医源性原因。

☑ 口腔溃疡患者很可能已经了解到他们的问题与维生素缺乏或全身性疾病有关。但在基层医疗中，情况往往并非如此。

☑ 溃疡性牙龈炎往往会在患者走进诊室时就被诊断出来，因为它有特殊的气味。

六、危险信号

☑ 原发性疱疹性龈口炎的儿童可能会变得虚弱和脱水。考虑尽早复查或入院。

☑ 软腭上的瘀斑与龈口炎一起出现，可能是 EBV 感染、急性白血病或坏血病。

☑ 询问身体其他部位的皮肤问题，否则你可能会忽略重要的诊断依据——系统性红斑狼疮、天疱疮、类天疱疮、大疱性多形红斑、大疱性表皮松解症和扁平苔藓等都可以影响口腔。

笔记：

第三节　口腔肿块和口腔斑痕

一、GP 概述

口腔肿块和口腔斑痕可能是很少触及的领域——部分原因是这很少是 GP 的专业领域，而另一部分原因是许多口腔问题首先是由牙医发现或由牙医诊治的。一些患者会选择 GP 作为就诊第一站，因此需要对这一领域有一定的了解。

二、鉴别诊断

（一）常见

- 顶齿脓肿（龈脓肿）。
- 阿弗他溃疡。
- 皮脂腺异位症（位于臼齿对面和嘴唇红缘的黏膜上的微小的白色或黄色斑点是皮脂腺）。
- 口腔念珠菌感染。
- 黏液囊肿（唇内单发的囊性结节）。

（二）偶发

- 扁平苔藓。
- 外伤：脸颊咬伤。
- 舌下囊肿。
- 隆凸：上颌骨或下颌骨长出的良性隆起（非常常见但通常无症状，故不常遇到）。
- 癌症恶化前的有色区域：黏膜红斑病（红色）、

黏膜白斑病（白色）、小斑点黏膜白斑病（红色和白色）或疣状白斑。

- 地图舌和毛舌。
- 扁桃体凝结物。
- 其他形式的口腔溃疡（见"口腔溃疡"部分）。

（三）罕见

- 恶性肿瘤：SCC 或黑色素瘤。
- 口腔黏膜肥厚（来自刺激物）。
- 重金属中毒（铅、铋、铁）：牙龈边缘下方有一条黑线。
- 坏疽性口炎。
- 舌下皮样囊肿。
- 舌下腺瘤。
- 口服避孕药引起的色素沉着：口腔任何地方的黑色或棕色区域。
- 艾迪生病：磨牙对面为蓝色。
- 波伊茨－耶格斑点：嘴唇上的褐色斑点。
- 毛细血管扩张：可能是奥斯勒－韦伯－朗迪综合征的征象。
- 史－约综合征。

三、速查表 15-3

	脓肿	溃疡	皮脂腺异位症	念珠菌	黏液囊肿
病变温和	有	有	无	可能	无

续表

	脓肿	溃疡	皮脂腺异位症	念珠菌	黏液囊肿
平坦性病变	无	有	无	有	无
多处病变	无	可能	有	有	无
白色病变	无	有	可能	有	无
病变可刮除	无	无	无	有	无

四、可能进行的检查

大概率进行：无。

可能进行：FBC、ESR、CRP、铁蛋白、维生素 B_{12} 和叶酸、空腹血糖或 HbA1c、病灶拭子、HIV 检测。

附加检查：活检（在医院进行）。

■ 如果怀疑免疫缺陷（例如念珠菌感染的情况下），FBC、ESR、CRP 和 HIV 有用；FBC 和 ESR/CRP 对怀疑恶性肿瘤也可能有帮助。

■ 有时铁蛋白、维生素 B_{12} 和叶酸缺乏与口腔阿弗他溃疡有关——值得在反复发作或慢性溃疡的情况下检查这些指标（见"口腔溃疡"部分的其他可能的检查）。

■ 如果无法解释念珠菌感染，进行空腹血糖或 HbA1c 检查以调查可能的糖尿病。

■ 口腔拭子可用来确诊念珠菌感染，尽管诊断性治疗试验往往是临床实操的第一步。

■ 活检：对可疑病变——活检在二级医疗中必不可少。

五、重要提示

☑　口腔复发性阿弗他溃疡是少数系统性疾病的特征（如乳糜泻、克罗恩病、白塞综合征和艾滋病），因此要准备好重新评估病史并在复诊时扩大信息收集范围。

☑　口腔脓肿使用抗生素治疗是很有风险的，但古老的外科格言"若有脓，就让它出来"仍然适用。抗生素可能有助于减轻疼痛和周围的感染，但只是一种临时措施，对于那些试图避免看牙医的人来说，可能会推迟最终的治疗，并增加并发症的风险。鼓励患者首先去看牙医，提供转诊证明可能有助于克服任何可能的障碍，让患者在口腔门诊紧急看牙医。

通过触诊仔细检查口腔。检查前请清洗乳胶手套，因为手套粉的味道很难闻。

六、危险信号

☑　口腔黏膜有永久性红色或白色斑块的患者一定要转诊。必要时进行活检。

☑　如果溃疡在几周内不能愈合，特别是在无痛的情况下，应当作疑似恶性肿瘤转诊给专科医生。

☑　不要忽视检查局部淋巴结。淋巴结肿大会是一个重要的发现，特别是在它们无触痛且持续存在时。

笔记：

第四节 口腔溃疡

一、GP 概述

这种症状可能经常让 GP 感到困惑——主要是因为在医疗培训期间，往往会对其忽视或只简单处理。事实上，常见的病因很容易发现和治疗，而且在早期阶段发现偶发的严重病症非常重要。检查非常简单，如果有不明情况病例，转诊是必要的，牙医可能对疾病的认识要更清楚。

二、鉴别诊断

（一）常见

- 外伤。
- 复发性阿弗他溃疡（recurrent aphthous ulceration，RAU）。
- 急性坏死性溃疡性牙龈炎（ANUG）。
- 真菌性口炎。
- 缺乏状态（铁、维生素 B_{12} 和叶酸）。

（二）偶发

- 柯萨奇病毒：疱疹性咽峡炎，手足口病。
- 炎症性肠病：溃疡性结肠炎和克罗恩病。
- 乳糜泻。
- 单纯疱疹和带状疱疹。
- 腺热（EBV）：传染性单核细胞增多症。
- 糜烂性扁平苔藓。

（三）罕见

▣　癌：鳞状细胞癌、唾液腺癌。

▣　自身免疫：白塞综合征、类天疱疮、天疱疮、大疱性多形红斑。

▣　梅毒下疳或梅毒瘤。

▣　白血病、粒细胞缺乏症（可能是医源性的）。

▣　肺结核。

▣　HIV 感染。

三、速查表 15-4

	外伤	RAU	ANUG	真菌性口炎	缺乏状态
通常分批出现	无	有	可能	有	有
颊部白色斑块	无	无	无	有	无
牙龈出血	无	无	有	无	无
黏膜苍白	无	无	无	无	有
复发性	有	有	无	无	可能

四、可能进行的检查

大概率进行：FBC、铁蛋白。

可能进行：尿液分析、维生素 B_{12} 和叶酸、乳糜泻检查。

附加检查：拭子、自身抗体筛查、梅毒和 HIV 血清学、活检。

▣　FBC：贫血和罕见的血液恶病质的基本检查。铁蛋白用于检测铁缺乏症

　　☑　尿液分析：检查糖尿。潜在糖尿病可能是易患感染的病因（尤其是念珠菌）。

　　☑　维生素 B_{12} 和叶酸：确定潜在的维生素缺乏症（特别是在 MCV 升高时）。

　　☑　乳糜泻筛查：若抗肌内膜和抗醇溶蛋白抗体阳性，提示乳糜泻。

　　☑　拭子：可帮助确定 ANUG 的可疑诊断——确认是否存在奋森龈炎的致病微生物。

　　☑　如果怀疑自身免疫原因，自身抗体筛查和 HLA 测试可能有用。

　　☑　梅毒或 HIV 血清学：如果怀疑梅毒或 HIV。

　　☑　活检：用于病因不明的持续性溃疡（二级医疗检查）。

五、重要提示

　　☑　如果患者有舌炎和口角唇炎及口腔溃疡时，考虑维生素或铁缺乏。

　　☑　牙龈肿痛、牙龈溃疡、口臭的患者有 ANUG；有时患者一进门就能闻到臭味。

　　☑　RAU 患者常认为自己患有维生素缺乏症；事实上，这种情况很少发生，但一定要与他们谈及这个问题，考虑进行血液检查，能让你的宽慰更有效。

　　☑　在不明确的病例中询问身体其他部位的皮肤问题，这可能为精确诊断提供线索。

　　☑　软腭和咽部的咽门溃疡和瘀点出血很可能是腺热

引起的。

六、危险信号

▨ 通常无痛的持续单一溃疡可能是恶性的——尤其对于吸烟者。紧急转诊至口腔外科医生处进行活检。

▨ 询问肠功能——腹泻、腹痛和带黏液的血便提示与炎症性肠病相关。

▨ 不要忘记询问药物治疗情况，血液恶病质是一些疗法（例如卡比马唑）罕见且显著的不良反应，而口腔溃疡可能是第一个体征。

▨ 口腔念珠菌病在体弱者和戴假牙的人中很常见，但在其他明显健康的人中则少得多。对于后者，要考虑潜在的疾病，如免疫抑制或糖尿病。

笔记：

第五节 舌痛

一、GP 概述

舌痛的诱因通常在检查中能直接发现，但也有一些不太明显的病因。舌痛更常见于牙医的临床实践，但并不是严格意义上的口腔疾病，对这种症状的应用知识完全属于 GP 的工作范围。

二、鉴别诊断

（一）常见

▨　地图舌（良性移行性舌炎）：在某些情况下有痛感。

▨　念珠菌感染（例如抗生素治疗后、类固醇和未控制的糖尿病）。

▨　外伤（咬伤、被热的食物或饮料烫伤）。

▨　贫血：铁、维生素 B_6 和维生素 B_{12}，以及叶酸缺乏。

▨　阿弗他溃疡。

（二）偶发

▨　病毒感染（例如单纯疱疹、手足口病）。

▨　正中菱形舌炎（浅表性中线舌炎）。

▨　灼口综合征（又名舌痛）。

▨　裂缝舌（通常不会引起疼痛）。

▨　舌咽神经痛。

▨　扁平苔藓。

（三）罕见

▨　舌癌。

▨　白塞综合征。

▨　寻常天疱疮。

▨　药物（例如漱口水、阿司匹林烧伤）。

▨　默勒舌炎。

三、速查表 15-5

	地图舌	念珠菌	外伤	贫血	阿弗他溃疡
味觉消失	有	可能	无	可能	无
白色斑块	无	可能	无	无	无
局部疼痛	无	无	有	无	有
黏膜苍白	无	无	无	有	无
复发性	有	可能	无	可能	有

四、可能进行的检查

大概率进行：FBC。

可能进行：维生素 B_{12}、叶酸和铁蛋白测定、拭子。

附加检查：活检。

▨ FBC 最初用于筛查贫血。

▨ 维生素 B_{12}、叶酸和铁蛋白检测：若 FBC 有提示。

▨ 如果明显不是念珠菌，舌拭子可能会有所帮助。

▨ 对可疑病变进行活检，以明确诊断（特别是如果可能是癌或天疱疮）。

五、重要提示

▨ 注意自我药疗。因牙痛而含服阿司匹林可引起黏膜灼伤。

▨ 长期吃辛辣或苦味食物时有酸痛感，提示地图舌或正中菱形舌炎。

◪　孩子感觉难受且轻度发热，舌头上有许多引起疼痛的溃疡，则很可能是病毒感染，如单纯疱疹或手足口病。

◪　在不明确的病例中，检查皮肤是否有其他病变，可能会明确诊断（例如天疱疮、扁平苔藓）。

◪　复发性阿弗他溃疡患者经常错误地认为他们缺乏维生素——向他们谈及这一问题。

六、危险信号

◪　如果成人溃疡发病后几周内未能愈合，请紧急转诊（尽管大多数口腔肿瘤性病变最初是无痛的）。

◪　地图舌边缘在几周内会改变形状。而更严重病变则不会这样。

◪　如果没有明显证据指向念珠菌感染，考虑潜在的糖尿病或免疫抑制。

◪　舌痛的特点是在舌尖产生灼痛——"烧灼感"会使牙医感到无可奈何，这种症状意味着可能有潜在的抑郁症。

　　笔记：

第十六章　盆腔（PELVIC）

第一节 急性盆腔痛

一、GP 概述

这类症状在女性中更常见。最轻微的急性盆腔疼痛常发在某些时间点或与月经、排卵或性交相关的时间点。在英国，最严重的急性盆腔疼痛是进行紧急腹腔镜检查的最常见病因。

二、鉴别诊断

（一）常见

▨ 急性 PID。

▨ UTI。

▨ 流产。

▨ 宫外孕。

▨ 卵巢囊肿：扭转，破裂。

（二）偶发

▨ 盆腔脓肿（阑尾、PID）。

▨ 子宫内膜异位症。

▨ 盆腔充血（盆腔疼痛综合征加重）。

▨ 前列腺炎。

▨ 功能性（源于性生理学的）。

（三）罕见

▨ 宫内节育器错位（子宫穿孔）。

▨ 转诊（如脊柱肿瘤、肠痉挛）。

- 直肠炎。
- 卵巢或宫颈浸润癌。
- 纤维样变性。
- 绞窄性股疝或腹股沟疝。

三、速查表 16-1

	PID	尿路感染	流产	宫外孕	卵巢囊肿
阴道异常出血	可能	无	有	可能	无
阴道脓性分泌物	有	无	无	无	无
发热	有	有	无	无	无
可触及肿块	无	无	可能	无	可能
经阴道的子宫触痛	有	无	可能	无	无

四、可能进行的检查

大概率进行：HVS、宫颈拭子、尿液分析、MSU。

可能进行：FBC、ESR/CRP、妊娠试验、超声检查、腹腔镜检查（通常由入院团队安排）。

附加检查：无。

- 尿液分析：查找亚硝酸盐和脓细胞来诊断尿路感染。
- MSU 将确诊 UTI 并指导抗生素治疗。
- HVS 检测细菌，包括淋球菌，如果出现脓性分泌物，用宫颈内拭子检测衣原体。
- ESR/CRP：在 PID 中升高。

▫ 妊娠试验：宫外孕和流产时呈阳性。

▫ FBC：如果不住院，WCC 升高有助于确诊 PID 和 UTI。在盆腔脓肿中也会升高。

▫ 如果怀疑流产或宫外孕，紧急超声检查很有帮助。

▫ 转诊到医院的病例可能会进行腹腔镜检查。

五、重要提示

▫ 流产时，先出血后疼痛。异位妊娠时，顺序通常相反。

▫ 请记住，异位妊娠可能不出血——或者阴道内分泌物可能为浅黑色的。

▫ 阴道内出血会导致尿检血尿。只有在有提示性症状和尿液分析显示有亚硝酸盐和脓细胞的情况下，才能诊断为 UTI。

六、危险信号

▫ 妊娠时早期剧烈的一侧疼痛提示异位妊娠，即使没有出血，也应紧急入院。

▫ 如果 PID 在适当的抗生素治疗后 48 小时内没有得到缓解，应考虑有无脓肿形成。

▫ 不要忘记检查股疝和腹股沟疝，看是否存在绞窄性疝气。

笔记：

第二节 慢性盆腔痛

一、GP 概述

如果盆腔疼痛已持续三个周期或更长时间，则将其定义为慢性疼痛。这种疼痛和"正常"经期疼痛的区别在于疼痛强度和持续时间。这也是转诊到妇科门诊的最常见原因之一，也是妇女先去看 GP 的原因之一。

二、鉴别诊断

（一）常见

- 子宫内膜异位症。
- 慢性盆腔炎。
- 盆腔充血症。
- 肠易激综合征。
- 生理的（排卵痛、原发性痛经）。

（二）偶发

- 复发性尿路感染。
- 肌肉骨骼痛（背痛、耻骨联合痛）。
- 子宫阴道脱垂。
- 良性肿瘤：卵巢囊肿、纤维瘤。
- 慢性间质性膀胱炎。
- IUCD。
- 粘连（源自以前的手术）。

（三）罕见

☑ 恶性肿瘤（卵巢、宫颈、肠）。

☑ 憩室炎。

☑ 低位结肠癌。

☑ 炎症性肠病。

☑ 亚急性肠梗阻。

三、速查表 16-2

	子宫内膜异位症	PID	盆腔充血	肠易激综合征	生理性的
经期变得更糟	有	可能	有	可能	可能
月经过多	有	有	有	无	可能
排便习惯改变	无	无	无	有	无
生育力低下	可能	有	无	无	无
卵巢压痛	可能	可能	有	无	无

四、可能进行的检查

大概率进行：MSU、CA-125。

可能进行：腹腔镜、超声、HVS 和宫颈拭子。

附加检查：FBC、ESR/CRP、肠道和背部成像。

☑ MSU 可检测 UTI。红细胞只存在于间质性膀胱炎中。

☑ CA-125 检查，特别是在 50 岁或以上的妇女中，可以帮助排除卵巢癌。

☑ FBC、ESR/CRP：WCC、ESR/CRP 可能在慢性 PID 病情加重时升高。

▨　HVS 和衣原体宫颈拭子可能有助于确定 PID 的感染源。

▨　如果有可触及的肿块或 CA-125 升高，超声检查有帮助。

▨　腹腔镜是诊断 PID、子宫内膜异位症和盆腔充血症的首选检查。

▨　进一步检查，如肠道和背部成像，可能由转诊后的专科医生进行。

五、重要提示

▨　"被遗忘"的节育环会导致周期性骨盆疼痛。

▨　如果疼痛与经期有关，要确定是原发性痛经还是继发性痛经，后者更有可能是病理原因引起。

▨　在某些病例中，诊断可能仍然不明确。避免对明显错误的诊断较真，并尝试采用积极的方法，不要对患者过度检查。

▨　不要忽视非妇科病因。

▨　腹胀是一种非常常见的妇科症状，但也是肠易激综合征的特征。抗痉挛药物试验可能有助于诊断。

▨　在没有可靠证据的情况下误诊为 PID，会耽误真正的诊断，并导致本不必要用的抗生素的重复使用。

六、危险信号

▨　首次就诊时超过 35 岁的女性和有肿块的女性应转诊寻求妇科的意见。

◪　卵巢癌几乎总是晚期才有表现。因此可降低检查的阈值。

◪　对子宫内膜异位症的诊断要谨慎。即使通过腹腔镜检查得到了证实，也要记得有许多检查结果类似的女性是无症状的。和患者开诚布公地讨论这一问题，虽然按照子宫内膜异位症治疗后她的症状可能无改善，但有助于防止功能紊乱这一情况。

笔记：

第三节　腹股沟肿块

一、GP 概述

造成腹股沟肿块的大多数病因并不紧急。然而许多患者并不清楚这一点，一旦出现腹股沟肿块便意味着要预约急诊，或是因为患者害怕有病变的风险，或是因为患者明知诊断结果但依然将其误认为急症。GP 普遍乐于治疗这个症状，因为它的诊断和治疗通常很简单。

二、鉴别诊断

（一）常见

◪　皮脂腺囊肿。

◪　可触及淋巴结（lymph nodes，LN）："正常"或继发于感染。

- 腹股沟疝。
- 股疝。
- 大隐静脉曲张。

（二）偶发

- 睾丸回缩。
- 脓肿（局部）。
- 转移性肿瘤（通常为固定在皮肤的淋巴结病变）。
- 精索鞘膜积液。
- 低位阑尾肿块，盆腔/腹股沟肿瘤。
- 脂肪瘤。

（三）罕见

- 脓肿（腰大肌）。
- 淋巴瘤。
- 股动脉瘤。
- 神经纤维瘤。
- 隐睾或睾丸异位。

三、速查表 16-3

	皮脂腺囊肿	LN	腹股沟疝	股疝	大隐静脉曲张
可复位	无	无	可能	可能	有
咳嗽搏动	无	无	有	可能	有
咽鼓管充气检查时可触及的震颤	无	无	无	无	有

	皮脂腺囊肿	LN	腹股沟疝	股疝	大隐静脉曲张
固定于皮肤上	有	无	无	无	无
起源于耻骨结节上方和内侧	可能	可能	有	无	无

四、可能进行的检查

大概率进行：无。

可能进行：FBC、ESR/CRP、GUM 筛查。

附加检查：盆腔超声。

▣ FBC 和 ESR/CRP 在发现弥漫性淋巴结肿大时有用，尤其是在没有发现局部病因或其他淋巴结明显肿大的证据时。恶性肿瘤时 Hb 可能降低，ESR/CRP 升高；脓肿、感染和血液恶病质时，WCC 和 ESR/CRP 升高

▣ 若有任何 STD 相关的分泌物和 / 或怀疑有 STD，则需要进行尿道、阴道或宫颈内拭子检查。

▣ 若怀疑盆腔肿块，盆腔超声很有用。

五、重要提示

▣ 大隐静脉曲张看起来可能很像轻微的疝气。试试瓦尔萨尔瓦动作(见上文速查表)，并寻找静脉曲张的证据。

▣ 如果是局部淋巴结肿大，寻找局部感染病因，不要忘记考虑 STD。

▣ 发现没有异常不要惊讶——瘦弱的人的腹股沟淋

巴结正常时也会有这种表现，即使睾丸正常回缩，患者和家长也会感到焦虑。

◪ 如果病史提示有过疝气，但检查时没有明显的症状。让患者用力咳嗽或躺在沙发上高抬腿，以提高腹腔内压力——也记得要对患者进行站立位检查。

六、危险信号

◪ 股疝（常见于女性）有很高的坏死风险，因此请务必转诊。

◪ 成人隐睾有很高的恶性肿瘤风险。如果持续 6 个月睾丸仍未下降，就需要进行手术治疗。双侧睾丸隐睾需要紧急转诊。

◪ 如果淋巴结病变是病因，则应在其他地方寻找异常的淋巴结，如果发现有异常的淋巴结，应进行检查或转诊。固着于皮肤的硬结节提示有转移性恶性肿瘤——应紧急转诊。

◪ 一个剧烈疼痛且不可复位的腹股沟肿块意味着绞窄疝或嵌顿疝。如有任何疑问，请转诊进行紧急手术评估。

笔记：

第十七章　经期（PERIODS）

第一节　闭经

一、GP 概述

此类症状给性行为频繁的女性带来了极大的焦虑：首次意外停经则指向怀孕的可能；长期停经会使患者对身体某部分是否出问题产生担忧。但是，其治疗方式并不复杂，并且可通过承认焦虑来帮助治疗。

二、鉴别诊断

（一）常见

▱　妊娠。

▱　生理性：体重迅速下降（10%～15%），以及重度情绪紧张。

▱　绝经（包括卵巢功能早衰）。

▱　PCOS。

▱　药物：吩噻嗪类、甲氧氯普胺、丙戊酸钠、细胞毒素。

（二）偶发

▱　甲状腺功能减退和甲状腺功能亢进症。

▱　神经性厌食症。

▱　过度运动／训练。

▱　任何类型的重度系统性疾病。

▱　避孕（仅含孕激素的药片、长效可逆避孕药——为常见原因但很少出现症状）。

（三）罕见

■ 肾上腺疾病：艾迪生病、库欣综合征、先天性肾上腺皮质增生症。

■ 希恩综合征。

■ 卵巢雄性细胞瘤、双侧卵巢囊肿。

■ 催乳素瘤、其他垂体瘤。

■ 罕见的结构或染色体异常（原发性闭经）。

■ 垂体前叶功能减退症（西蒙病）。

三、速查表 17-1

	妊娠	体重下降	绝经	药物	PCOS
乳房压痛	有	无	无	无	无
潮热	无	无	有	无	无
肥胖	无	无	无	无	可能
溢乳	有	无	无	可能	无
抑郁	无	可能	可能	无	无

四、可能进行的检查

大概率进行：妊娠试验。

可能进行：FBC、U&E、TFT 医疗影像、FSH/LH、睾酮、SHBG、催乳素、超声检查。

附加检查：CT 附加或不附加其他影像学技术检查。

■ 无论采取何种避孕措施，均需进行妊娠试验：尿液中 HCG 检测。注意少量假阴性率。

◢ FBC、U&E、TFT：评估一般重度系统性疾病、肾上腺疾病和甲状腺功能减退或甲状腺功能亢进。

◢ FSH、LH、睾酮和SHBG：PCOS时LH和睾酮可能较高（SHBG正常或较低），绝经时FSH非常高。

◢ 在患有催乳素瘤和服用某些药物（如吩噻嗪类）的情况下，催乳素水平较高。

◢ 超声有助于显示多发性卵巢囊肿形成，是检查妊娠的可靠方法。

◢ 如果怀疑患有催乳素瘤，专家将安排CT或类似的影像学技术检查。

五、重要提示

◢ 闭经常见于年轻女性，尤其是在其感到压力较大时；一旦排除妊娠可能且无任何令人担忧的症状时，仅需在闭经持续超过6个月时进行检查。

◢ 重要的是确认可能出现的过早绝经，因为患者需要激素替代疗法（hormone-replacement therapy，HRT）。

◢ 同一病理学症状可引起闭经和月经过少，因此对闭经和月经过少可采取相同的临床方法。

六、危险信号

◢ 不要太轻易接受"没有怀孕机会"的说法；如果有任何疑问，请安排妊娠试验。

◢ 考虑厌食症的可能——宽松的衣服可以很好地遮盖瘦弱的身体，且这种疾病往往表现为闭经。

☑　与闭经相关的清晨头痛和视觉障碍提示可能存在颅内病变，该情况下请紧急转诊。

☑　在将闭经归因于体重下降之前，确保体重减轻本身不是由甲状腺毒症引起的。

笔记：

第二节　月经过多

一、GP 概述

这是一种常见的主诉。平均每年约有 100 名女性咨询月经问题（女性全科医生更多），且多数问题为月经过多。正常月经失血量为 20～80 mL。实际上，虽然医生可以尝试确定出血是否"过多"，但真实地测量其失血量是不可行的，因此对于病情的判断还是要取决于女性患者的主诉。

二、鉴别诊断

（一）常见

☑　功能失调性子宫出血（dysfunctional uterine bleeding，DUB）。

☑　宫颈或子宫内膜息肉。

☑　子宫内膜异位症。

☑　纤维瘤。

☑　青春期/围绝经期。

（二）偶发

- 甲状腺功能减退和甲状腺功能亢进。
- IUCD。
- 医源性（避孕药、HRT）。
- 囊性腺增生（出血性子宫病变）。
- 慢性 PID。

（三）罕见

- 肾上腺疾病和高催乳素血症。
- 肝疾病，尤其是酒精性肝病。
- 凝血障碍。
- 子宫内膜癌。
- 结核性子宫内膜炎。

三、速查表 17-2

	DUB	子宫内膜息肉	子宫内膜异位症	纤维瘤	青春期／围绝经期
长期病史	可能	可能	可能	可能	无
周期较长	可能	无	无	无	可能
PVE 压痛	无	无	有	无	无
严重痛经	无	可能	有	无	可能
PVE：子宫增大	无	无	可能	有	无

注：经阴道检查（per vaginal examination，PVE）。

四、可能进行的检查

大概率进行：FBC。

可能进行：TFT、ESR/CRP、经阴道超声，以及转诊后子宫内膜采样和宫腔镜检查。

附加检查：LFT、HVS、凝血检查、内分泌试验。

◪ FBC 用以检查贫血和血小板减少症。PID 中 WCC 可能升高。

◪ 使用 TFT 检查可能出现的甲状腺功能异常。

◪ ESR/CRP：在 PID 患者中升高。

◪ LFT：如果临床上怀疑出现肝疾病可进行此项检查。

◪ 凝血检查：如果有其他异常出血或瘀伤史。

◪ 经阴道超声检查可用于确诊纤维瘤并提示子宫内膜病理改变。

◪ HVS 偶尔可用于检测慢性 PID 患者的分泌物。

◪ 内分泌试验：用于高催乳素血症或肾上腺疾病。

◪ 转诊后的检查可能包括子宫内膜取样和 / 或宫腔镜检查。

五、重要提示

◪ 仅患者自述月经量过多是不可靠的。可以通过询问患者使用卫生巾或卫生棉条的数量、血崩情况和是否存在血凝块，以及通过 FBC 检查对患者是否存在缺铁性贫血进行客观评估。

▨ 确定女性患者的日程。这可能是获得处方（例如年轻女性使用避孕药）或讨论特定焦虑（例如担心可能的癌症或需要子宫切除术）的一种方法。

▨ 别忘了考虑"被长期忽略"的节育环。

▨ 对于月经过多、无痛经、身体状况良好和无其他相关症状（如月经间期出血或盆腔疼痛）的年轻女性患者，可做出患有 DUB 的推定诊断并进行经验治疗。

六、危险信号

▨ 确定症状是否真的只是"月经量大"；如果出血不规律，或者有月经间期或性交后出血，结构性病变的概率要高得多——对患者进行适当的检查。

▨ 血凝块指向大量出血的可能；安排 FBC 检查。

▨ 月经过多伴继发性痛经、性交痛和盆腔压痛。检查指向子宫内膜异位症或慢性 PID 的可能。

笔记：

第三节 不规则阴道出血

一、GP 概述

不规则阴道出血通常出现在基层医疗中——女性 GP 尤其要注意，因为患者往往计划进行盆腔检查。本章涵盖了人生全部阶段中可能引发该症状所有原因，包括青春期前、妊娠早期和绝经后（未涵盖妊娠晚期的原因，因为临床情况完全不同）。正确治疗的关键在于详细病史。

二、鉴别诊断

（一）常见

◪ DUB。

◪ 避孕药和长效可逆性避孕药引起的突破出血（breakthrough bleeding，BTB）；还有 HRT。

◪ 宫颈息肉或子宫颈糜烂。

◪ 宫颈炎 /PID。

◪ 绝经后萎缩性阴道炎。

（二）偶发

◪ 子宫内膜息肉。

◪ 排卵性出血（与排卵痛相关）。

◪ 甲状腺功能减退（以及较少见的甲状腺功能亢进）。

◪ 围绝经期。

◪ 妊娠早期出血（20% 的孕妇会在妊娠早期出血）、流产、异位妊娠。

（三）罕见

◪ 分娩后子宫出血。

◪ 癌（卵巢、输卵管、子宫、宫颈和阴道癌）。

◪ 囊性腺增生（出血性子宫病变）。

◪ 宫腔积脓。

☑ 葡萄胎（5% 继续发展为绒毛膜癌）。

三、速查表 17-3

	DUB	BTB	息肉 / 糜烂	宫颈炎 / PID	萎缩性 阴道炎
大出血	可能	无	无	可能	无
痛经	可能	无	无	有	无
分泌物	无	无	可能	有	可能
PV 不适	无	无	无	可能	有
性交后出血	无	无	有	可能	可能

注：经阴道（per vagina，PV）。

四、可能进行的检查

大概率进行：FBC，绝经后或月经间期出血的专项妇科检查（见以下列表）。

可能进行：HVS 和宫颈拭子、阴道镜检查、经阴道超声。

附加检查：TFT。

☑ 进行 FBC 以检查大出血时的贫血。在 PID 患者中 WCC 升高。

☑ TFT：检查可能出现的甲状腺功能异常。

☑ HVS 和宫颈拭子：尝试确定宫颈炎和 PID 的病原体。

☑ 经阴道超声：检测子宫和卵巢病理改变、葡萄胎并在妊娠早期确定疾病。

▨ 阴道镜检查：如果怀疑有明显的宫颈病理改变时可以进行。

▨ 专项妇科检查（例如，宫腔镜检查和子宫内膜取样）：在二级医疗中进行，尤其是出现月经间期和绝经后出血时。

五、重要提示

▨ 尽量区分月经间期出血和不规则月经出血，因为病因可能不同（前者提示器质性病变，后者很可能是DUB）。简单地询问患者出血时是否感觉像月经及是否伴有周期性症状，这对区分以上两种情况可能有所帮助。

▨ 考虑要求患者记录月经日记。极轻度出血持续发生在周期中且伴有轻微疼痛，以及无其他令人担忧的症状，以上情况提示排卵性出血。

▨ 请牢记，在使用口服激素制剂时，治疗的前几个月漏服、腹泻和呕吐可引起突破性出血。需等待几个周期再决定是否改变治疗方法。

六、危险信号

▨ 绝经后出血通常为异常情况。即使患者患萎缩性阴道炎，也不要认为这是病因，该症状需要全面评估。

▨ 出现类似宫颈炎伴脓性分泌物可能是由衣原体感染引起的，考虑转诊至当地 GUM 诊所进行进一步检查和接触者追踪。

◪ "近期"的正常宫颈涂片可能是假象；若存在怀疑，请勿再次涂片——这是一种筛查，而不是诊断检查。相反，应紧急转诊进行阴道镜检查。

◪ 接受激素避孕或 HRT 的患者，应谨防"突破性出血"。若持续存在，考虑其他原因并进行检查或转诊。

◪ 若月经推迟的两周内出现单侧盆腔疼痛伴阴道出血，则可能是异位妊娠。应紧急入院。

笔记：

第四节 痛经

一、GP 概述

痛经极为常见：英国 50% 的女性主诉中度疼痛，12% 遭受重度、致残性疼痛。原发性痛经是无器质性病变的疼痛，通常在排卵周期开始时出现。继发性痛经与盆腔病理改变有关，且出现于晚年。

二、鉴别诊断

（一）常见

◪ 原发性痛经。

◪ 子宫内膜异位症。

◪ 慢性 PID。

◪ ICUD。

- 盆腔疼痛综合征（静脉瘀血）。

（二）偶发

- 子宫后倾。
- 宫颈炎。
- 卵巢巧克力囊肿。
- 子宫内膜息肉。

（三）罕见

- 子宫畸形。
- 处女膜闭锁。
- 子宫发育不全。
- 宫颈狭窄。
- 心因性疾病。

三、速查表 17-4

	原发性痛经	子宫内膜异位症	PID	盆腔疼痛综合征	IUCD
仅在经期前几天	有	有	无	无	无
深部性交痛	无	有	有	有	无
绞痛	有	无	无	无	有
成年后开始	无	有	有	有	有
O/E 子宫增大	无	可能	无	可能	无

四、可能进行的检查

大概率进行：无。

可能进行：FBC、ESR/CRP、HVS 和宫颈拭子、超声、腹腔镜检查。

附加检查：无。

◪ 如果还出现月经量大的情况，则使用 FBC 进行检查。PID 患者中 WCC 和 ESR/CRP 升高。

◪ 如果存在阴道分泌物，则进行 HVS 和宫颈拭子以检测衣原体：可能有助于确定慢性 PID 的病原体。

◪ 超声有助于明确子宫增大或其他异常，并确定卵巢囊肿。

◪ 腹腔镜检查是转诊至二级医疗后的常规检查：有助于诊断 PID 和子宫内膜异位症。

五、重要提示

◪ 了解患者的日程：青少年可能谎称痛经症状以获得避孕药处方。

◪ 注意子宫内膜异位症的诊断。即使在腹腔镜下发现该症状，这可能不是患者疼痛的真实原因（子宫内膜异位症通常无症状）。除非向患者解释所提供的治疗不一定是万能之计，否则患者很可能对治疗明显缺乏疗效感到失望。

◪ 长期被忽略的 IUCD 可能是引起痛经的原因之一。具体询问这种可能性，并检查备注。

◪ 在治疗早期向患者解释，不能总是作出准确的器质性诊断；这将有助于维持良好的医患关系，从而有助于后续任何重大的心理问题的解决。

六、危险信号

◩ 如果患者有严重到足以干扰睡眠的继发性痛经，则更有可能存在器质性病变。

◩ 半数因继发性痛经而进行腹腔镜检查的女性无明显器质性病理改变。应考虑心理问题，避免过度检查和过度转诊——其中多数患者最终接受了手术［例如，经腹全子宫切除术（total abdominal hysterectomy，TAH）］，但仍存在持续疼痛。

◩ 如果患者主诉存在强烈的"重度周期性疼痛"，则考虑其他病理原因——盆腔疼痛的非妇科原因，如在预期的经期内可能存在阑尾炎、肾绞痛或 UTI。

◩ 虽然痛经令人抑郁，但不应忽视的是真正的临床抑郁疾病可能会降低其他正常女性的疼痛阈值。

笔记：

第十八章　皮肤（SKIN）

第一节　水疱（小疱和大疱）

一、GP 概述

水疱是含有游离液体的皮肤肿胀。直径小于 5 mm 的称为小疱，大于 5 mm 的称为大疱。液体可以是淋巴、血清、细胞外液或血液。有些情况下这两种水疱能同时引起，但一般情况下只会得一种。脓疱的处理在其他章节（见"紫癜和瘀点"）。

二、鉴别诊断

（一）常见

▱ 创伤：皮肤擦伤、烧伤（热力和化学）、虫咬伤。

▱ 单纯疱疹。

▱ 带状疱疹。

▱ 儿童易感病毒：手足口病、水痘。

▱ 湿疹（疱疹和其他急性湿疹）。

（二）偶发

▱ 天疱疮和类天疱疮。

▱ 疱疹样皮炎。

▱ 腿部继发性水肿（各种原因）。

▱ 大疱性脓疱病。

▱ 药物不良反应（如血管紧张素转换酶抑制剂、青霉胺、巴比妥类药物）。

▱ 多形性红斑。

（三）罕见

- 妊娠类天疱疮（疱疹）。
- 卟啉症。
- 中毒性表皮坏死松解症（莱尔综合征）。
- 大疱性表皮松解症。
- 变应性血管炎。

三、速查表 18-1

	创伤	单纯疱疹	带状疱疹	儿童易感病毒	湿疹
小疱	无	有	有	有	可能
大疱	有	可能	可能	无	可能
复发性	无	有	无	无	有
单侧	可能	可能	有	无	可能
疼痛	有	有	有	无	可能

四、可能进行的检查

我们尚没有任何检查可以证明基层医疗对此是有用的。一般来说，发病原因要么隐晦，要么显而易见；对于不明确的病例，转诊时可能会采用皮肤活检以明确诊断。在接触性皮炎中，尤其是职业性皮炎，斑贴试验也可用来识别可能的过敏原。

五、重点提示

- 带状疱疹累及三叉神经眼部时，约有 50% 的病例会影响眼睛。如果鼻子一侧有水疱，这种可能性就会增加。因此要确保患者知道，如果眼睛发红或疼痛，或出现视力模糊，应立即寻求治疗。

    ▪   关于单纯带状疱疹，应向患者解释病情的自然病程，消除患者的忧虑（尤其是一些无稽之谈），并警告患者有可能患上带状疱疹后神经痛。

    ▪   跟进不明原因的皮疹。例如，类天疱疮大疱在病发前的几周里可能会出现瘙痒、红斑和荨麻疹。

六、危险信号

    ▪   单纯疱疹和水痘带状疱疹感染在免疫抑制患者中可加重和具有弥散性。同样，单纯疱疹可导致患者有严重的特异性湿疹反应（卡波西水痘样疹）。

    ▪   患有水痘的孕妇并发严重的水痘肺炎的风险较大；同时这对胎儿也有风险。在处理曾接触水痘的孕妇时，请遵照"绿皮书"（英国文具署传染病免疫接种）的详细指引。

    ▪   中毒性表皮坏死松解症（烫伤样皮肤综合征）可在婴幼儿中迅速起病，引起严重疾病。如果你疑似这个诊断，请紧急收治患者。

    ▪   与类天疱疮相比，天疱疮对较年轻人群（通常为中年）的影响要严重得多。通常需要住院治疗。

笔记：

第二节 红斑

一、GP 概述

红斑是由于皮肤表面血管持续扩张而变红，可以是局部的或全身的。它与潮红（参见"潮红"）的区别在于它的持续性：潮红的病程非常短暂。

二、鉴别诊断

（一）常见

- 蜂窝织炎。
- 痛风。
- 烧伤：热灼伤、化学烧伤、晒伤。
- 中毒性红斑：药物（如抗生素、NSAID）、细菌（如猩红热）、病毒（如麻疹、拍脸综合征）。
- 酒渣鼻。

（二）偶发

- 肝掌（如怀孕、肝病、甲状腺功能亢进）。
- 药物的光毒性反应（如吩噻嗪类、四环素类、利尿剂）。
- "躺椅腿"（长时间不动）。
- 多形性红斑（各种原因）。
- 系统性红斑狼疮（红斑、光敏蝶形皮疹）。
- 火激红斑（网纹）。

（三）罕见

- 固定性药疹。
- 网状青斑症：结缔组织病。
- HIV 血清转化皮疹。
- 结节性红斑：结节病、链球菌、结核、药物。
- 硬红斑（巴津氏病：结核病）。
- 慢性游走性红斑：莱姆病。

三、速查表 18-2

	蜂窝织炎	痛风	烧伤	中毒性红斑	酒渣鼻
发热	有	可能	无	可能	无
脓疱	无	无	无	无	有
关节周围	可能	有	可能	可能	无
水疱	可能	无	可能	可能	无
普遍的	无	无	可能	有	无

四、可能进行的检查

大概率进行：尿酸（如果可能是痛风）。

可能进行：FBC、ESR/CRP、LFT、TFT。

附加检查：自身免疫研究、血清学、CXR、ASO 滴度。

- FBC/ESR/CRP：显著感染时 WCC 和 ESR/CRP 升高；在结缔组织疾病中，血红蛋白可减少（红细胞和色素正常）。
- 自身免疫研究：是否存在结缔组织障碍。

血清学：如果怀疑多形性红斑的感染，该项检查可能有帮助；在评估受拍脸综合征影响的孕妇的免疫状态时，以及诊断艾滋病病毒感染和莱姆病方面也很有用（虽然目前的指导意见指出，莱姆病的诊断应在临床上对游走性红斑患者进行）。

尿酸：用于确诊临床怀疑的痛风（当发作消退时），尤其是考虑使用别嘌呤醇时。

LFT、TFT：若非妊娠患者有肝掌——检测酒精过量或甲状腺功能亢进。

结节性红斑的其他检查：如果是非药物原因，检查可能包括 CXR（结核病、结节病）和 ASO 滴度（链球菌感染）。

五、重点提示

由药物引起的中毒性红斑极易发痒；如果是感染引起的，则无刺激性，但会伴有发热。

要记住一点的是，药物引起的中毒性红斑往往具有滞后性——因此，症状或许只在一个疗程完成后出现（特别是抗生素治疗）。

"躺椅腿"是一种小腿红斑，在不活动的情况下，有时伴有水肿和水疱。它经常会被误诊为持续性或复发性蜂窝织炎。

当局部出现突发红斑，并迅速变黑起泡，且在同一部位反复出现，则提示为固定性药疹。

记得询问药物服用史，包括非处方药的。这对查明中毒性红斑、结节性红斑和多形性红斑和皮肤光毒性的根本原因可能会有所帮助。

六、危险信号

◪　结节性红斑和多形性红斑可由严重疾病引起，其中偶尔包括恶性肿瘤。如果患者身体不适或者有其他的明显症状，应立即进行诊疗或转诊。

◪　了解病患的旅居史——莱姆病是一种好发于森林地区的地域性疾病。如果没有及早诊断和治疗，它可能会造成严重的并发症。

◪　伴有黏膜水疱和溃疡的多形性红斑，为史 - 约综合征。虽然罕见，但它是一种非常严重的疾病，需要立即送院治疗。

◪　询问病患的关节症状——红斑出现的许多原因都与结缔组织紊乱有关（如多形性红斑、蝶形红斑、网状青斑症）。

◪　切记，细小病毒会在怀孕期间引起严重的问题，对有提示症状或接触过病例的妇女进行血清学检查。

笔记：

第三节　斑疹

一、GP 概述

皮肤上任何大小不一的、扁平的、有界限的、颜色不正常的区域都可称之为斑疹。它可以是红色的（如药疹）、暗红色的（如紫癜）、棕色的（如扁平痣）或白色的（如花斑糠疹）。紫癜在其他章节有详述（见"紫癜和瘀点"）。红斑（见"红斑"）和红斑疹之间有一些知识交叉。

二、鉴别诊断

（一）常见

- 药物反应 / 过敏。
- 扁平痣（交界性痣）。
- 非特异性病毒性皮疹。
- 日晒雀斑（包括太阳斑）。
- 黄褐斑。

（二）偶发

- 麻疹和风疹。
- 炎症后色素减退和色素沉着。
- 咖啡斑（浅棕色）和蒙古斑（棕色或石板灰）。
- 伯洛克皮肤炎（棕色：化学性光敏感，如佛手柑油）。
- 色素脱失：白癜风、花斑糠疹、白色糠疹。

（三）罕见

- 感染：斑疹性梅毒疹、结核样型麻风、伤寒（40% 的玫瑰疹）。
- 奥尔布赖特综合征。
- 神经纤维瘤病（伴有 6 个以上咖啡斑）。
- 贫血痣：哈钦森雀斑、波伊茨 - 耶格综合征。
- 贫血痣（神经血管异常引起的永久性血管收缩）。

三、速查表 18-3

	药物反应	扁平痣	病毒性	雀斑类	黄褐斑
瘙痒或灼热感	有	无	无	无	无
色素变化	无	有	无	可能	可能
红肿	有	无	有	无	无
直径 < 0.5 cm	可能	可能	可能	有	无
对称性、枪口区域	无	无	无	无	有

四、可能进行的检查

由于诊断通常是临床上的，因此需要考虑的相关检查很少，只有在一些特殊情况下才需要：皮屑真菌学检查和伍德灯荧光试验可能有助于花斑糠疹的诊断；急性期和恢复期的血清样本可确诊风疹；梅毒的血清学检查可能适合特异性黄斑皮疹；在一些特别偶然的情况下，可能需要用皮肤活检来进行一个模糊的诊断。

五、重点提示

　▨　从第一次给药开始算起，药疹的病发可能需要 2 周的时间——所以不要被这一现象所误导，即在药疹出现的几天前，相关的抗生素疗程可能就已经完成了。

　▨　花斑糠疹易被误诊为白癜风。如果对此存疑，那就取皮肤碎屑做真菌学检查，或在伍德光下进行检查。

　▨　颈部两侧的线状色素沉着很可能是香料皮炎——一种香水中的佛手柑油引起的光敏性皮疹。

六、危险信号

☑ 哈钦森雀斑是一种巨大的杂色雀斑，常见于常暴露在阳光下的老年人皮肤。恶性病变的风险较高，请转诊。

☑ 风疹很少见，但由于媒体对"免疫恐慌"的过度报道，风疹可能已经广为人知。要确诊患有风疹型皮疹的年轻女性是否怀孕——如果怀孕，请明确她的风疹状况。

☑ 在嘴唇及周围长有很多雀斑的孩子可能患有波伊茨-耶格综合征。这与小肠息肉病有关。

☑ 白癜风在白种人中预后较差，特别是当它病变范围大并影响到嘴唇和四肢时。

笔记：

第四节 结节

一、GP 概述

皮肤结节要比丘疹大，直径超过 5 mm。然而，它们的深度在临床上比宽度更为重要。它们有些在真皮层内游离；另一些则向上固定在皮肤上或向下固定在皮下组织上。造成结节的原因是多方面的；而患者通常关心的是它的外观性或是否有潜在恶性疾病的可能。

二、鉴别诊断

（一）常见

- 皮脂腺囊肿。
- 脂肪瘤。
- BCC。
- 疣。
- 黄色瘤。

（二）偶发

- 皮肤纤维瘤（组织细胞瘤）。
- 鳞状细胞癌。
- 结节囊肿性痤疮。
- 角化棘皮瘤。
- 尿酸结石。
- 慢性结节性耳轮软骨皮炎。
- 类风湿结节和希伯登式淋巴结。
- 化脓性肉芽肿。

（三）罕见

- 恶性黑色素瘤（在英国越来越常见）。
- 血管炎：结节性红斑、结节性血管炎、结节性多动脉炎。
- 非典型感染（如麻风病、密螺旋体病、寻常狼疮、水族馆肉芽肿和游泳池肉芽肿、放线菌病）。
- 淋巴瘤和继发性转移癌。
- 结节病。

▱　胫前黏液性水肿。

三、速查表 18-4

	黄色瘤	皮脂腺囊肿	BCC	疣	脂肪瘤
红褐色	有	无	有	无	无
中央凹陷	无	有	无	无	无
特征性分布	有	无	有	无	无
正常皮肤表面	无	有	无	无	有
多发的	有	可能	可能	可能	可能

四、可能进行的检查

大概率进行：无（如怀疑病变或临床诊断可能为癌，可进行皮肤活检或细胞学检查）。

可能进行：血脂组合、FBC、ESR/CRP、尿酸盐、类风湿因子/抗 CCP、尿液分析。

附加检查：TFT、皮肤活检、根据临床表现进一步检查（见下文）。

▱　切除活检是明确诊断的关键性检查；皮屑细胞学检查可用于诊断 BBC。

▱　血脂组合：黄瘤患者需要完整的血脂组合检查来排查潜在的高脂血症。

▱　尿液分析：如怀疑有炎症或血管性皮肤肿块（且伴有全身和肾脏疾病），则蛋白尿可作为确诊指标。

▱　FBC 和 ESR/CRP：炎性疾病和恶性肿瘤患者的

ESR/CRP 升高；也可提示慢性疾病或恶性肿瘤（包括淋巴瘤）。

▫ 如果临床上有尿酸结石可能，请检查尿酸。

▫ 类风湿因子 / 抗 CCP：结节通常与类风湿因子阳性有关。

▫ TFT：诊断格雷夫斯病伴胫前黏液水肿。

▫ 皮肤活检：可能有助于结节病的诊断。

▫ 根据临床表现进一步检查：有些病变，如结节性红斑，可能需要进一步检查，以确定根本病因；继发性皮肤病变的组织学诊断可能也需要进一步的评估，尽管从患者的整体状况来看这可能是徒劳的。

五、重点提示

▫ 在放大镜下观察病变——可能会显示有溃疡灶或珍珠状边缘等可疑表象。

▫ 在非紧急关注的未确诊状况下，仔细做好观察记录（包括精确的尺寸），并于一或两个月内复习回顾。

▫ 一些固执的患者可能会低估这些可疑病变的严重性，特别是当你在常规检查中发现这些可疑病变时——如果你需要提醒他们去做活检，请告诫他们一定要出席他们的预约。

▫ 要明确患者的担忧，通常这些担忧都集中在外表美观或是否致癌上。这样整个咨询过程会变得更有效，患者也会满意。

六、危险信号

有盗汗和皮肤结节瘙痒的，应怀疑有淋巴瘤。需要仔细检查淋巴结、肝脏和脾脏。

老年患者抱怨在皮肤受阳光直射的区域有"不愈合"的病变，则怀疑是鳞状细胞癌或基底细胞癌。

痣内出现结节是非常要紧的，需要转诊。

结节囊性痤疮患者需要转诊到皮肤科，以便于可能会使用 13- 顺式视黄酸治疗。

对于身体不健康的中老年患者，如在数周内出现特异的和广泛的皮肤结节，怀疑癌变。

笔记：

第五节　丘疹

一、GP 概述

丘疹是一种实质性的且边界分明的皮肤隆起，直径可达 5 mm。一旦它们变得更大，则被称为结节——这些内容在其他章节有详细介绍（参见"结节"）。（很显然，许多结节是由丘疹发展而来的；为了避免混淆，如果在 GP 中有表述"结节"的内容，则会在"结节"的相关章节中介绍，在此不再叙述。）它们通常表现为圆形，但形状和颜色可能会有差异。丘疹可有过渡型病灶，如水疱丘疹或脓疱丘疹。

注意：丘疹的病因远比本节所列举的要多，此节中的病因经过了理智的筛选。

二、鉴别诊断

（一）常见

- 痤疮。
- 疥疮。
- 病毒性疣和传染性软疣。
- 樱桃血管瘤。
- 皮赘。

（二）偶发

- 病毒性疾病。
- 粟丘疹。
- 虫咬伤。
- 早期脂溢性疣。
- 黄色瘤。
- 银屑病。
- 慢性苔藓样糠疹，扁平苔藓。
- 痱子。
- 毛发角化病。

（三）罕见

- 恶性黑色素瘤、早期基底细胞癌、卡波西肉瘤。
- 毛囊角化病。
- 黑棘皮症。

☑ 弹性纤维性假黄瘤。

☑ 结节性硬化症。

三、速查表 18-5

	痤疮	疖疮	病毒性疣	樱桃血管瘤	皮赘
痒	无	有	无	无	无
特征性分布	有	有	无	有	无
红肿	有	有	无	有	无
相关性病变	有	有	无	无	无
接触史	无	有	可能	无	无

四、可能进行的检查

在实际病例中，需要做的检查其实很少：当有黄瘤时患者需要做脂质筛查；患有生殖器疣的需要做其他性传播疾病的筛查；非常细致的检查只有在罕见的情况下才会考虑，像有癌变风险的疾病（如黑棘皮病）；隐蔽性皮疹或单发性丘疹有时可能需要切除活检才能确诊。

五、重点提示

☑ 切记患者更关心的是皮肤癌变，尤其是在亚急性或慢性病例中——因此，应当给予患者适当的安慰。

☑ 对于症状不明显的单发病灶，应仔细做好临床记录，并安排患者在适当的时候复查。

☑ 发痒的、不对称的成群丘疹可能是虫咬伤，当然你需要跟患者解释清楚！

六、危险信号

▨   一些深蓝色或蓝黑色的肿大的丘疹可能是恶性黑色素瘤、蓝色痣或卡波西氏肉瘤。如发现请参考急诊专家意见。

▨   儿童鼻子周围出现褐色、肉色丘疹可能是结节性硬化症。这可能伴有严重的全身性病变，请参考专家意见。

▨   无明显原因的强烈发痒的丘疹，且在夜间症状会加重，则很可能是疥疮。即便疥疮洞并不明显——也该采取疑似治疗手段。

笔记：

第六节   紫癜和瘀点

一、GP 概述

紫癜是一种紫红色且压之不褪色的病变。当直径小于 1 cm 时，称为瘀点；如果直径较大，则称为瘀斑。"易擦伤"是紫癜的一个典型特征——这也是基层医疗中"趁我在这"经常顺便提到的症状。这些擦伤在绝大多数情况下都是很平常的，连擦伤的原因也经常被遗忘或不被注意。

二、鉴别诊断

（一）常见

- 创伤。
- 老年性紫癜。
- 肝病（特别是酒精性肝硬化）。
- 血管内压升高，如咳嗽、呕吐、重力。
- 药物，如类固醇、华法林、阿司匹林。

（二）偶发

- 血管炎（如过敏性紫癜，结缔组织疾病）。
- 血小板减少症 [如特发性血小板减少性紫癜（idiopathic thrombocytopenia purpura，ITP）]、骨髓损伤（如淋巴瘤、白血病、细胞毒性）、再生障碍性贫血。
- 肾功能衰竭。
- 感染性心内膜炎。

（三）罕见

- 副蛋白血症（如冷球蛋白血症）。
- 遗传性凝血障碍（如血友病、血友病 B、血管性血友病）。
- 感染（如脑膜炎球菌性败血症、落基山斑疹热）。
- 维生素 C 和维生素 K 缺乏。
- 弥散性血管内凝血（disseminated intravascular coagulation，DIC）。
- 先天性血管壁异常（如先天性结缔组织发育不全综合征）。

三、速查表 18-6

	创伤	老年性 紫癜	肝病	血管内 压升高	药物
轻微擦伤	有	无	无	无	无
自发的	无	可能	有	无	有
大范围发病	无	有	有	无	有
有复发性	无	有	有	无	可能
有瘀斑	可能	无	无	有	可能

四、可能进行的检查

大概率进行：FBC、ESR/CRP、INR（如果使用华法林）。

可能进行：LFT、U&E、凝血检查、血浆电泳检查。

附加检查：自身免疫检测、在院进一步检查（见下文）。

▢ FBC、ESR/CRP：FBC 可提示血小板减少或血液恶病质。ESR/CRP 和 WCC 可在血液恶病质、结缔组织疾病和感染中升高。

▢ LFT、U&E：用于有肝脏或肾脏疾病的。

▢ INR：如果服用华法林。

▢ 自身免疫检测：用于可能引起血管炎的结缔组织病。

▢ 凝血筛选：检测凝血功能（如出血时间、凝血酶原时间、活化部分凝血活酶时间）。

▢ 血浆电泳：用于高 γ 球蛋白血症、副蛋白血症和冷球蛋白血症。

进一步检查（通常是二级医疗系统）：检查潜在病因，如采用皮肤活检来确诊血管炎，如果怀疑有骨髓浸润，则进行骨髓活检。

五、重点提示

不同年龄段的幼儿腿上有多处瘀伤，但其他情况良好且没有凝血障碍或被虐待的迹象，则这可能是非病理的。

老年性紫癜易于从病史和检查中诊断。老年病患需要的是安抚，而不是更多的检查。

健康儿童的眼睑上或周围有少量瘀点，可能是由于剧烈咳嗽或呕吐引起的。如果病史清晰，可以向父母解释病因——但要强调的一点是，在身体其他地方出现类似的皮疹则需要特别关注。

紫癜的分布可以为诊断提供有用的线索。在腿部，有可能患血小板紊乱、副蛋白血症、过敏性紫癜或脑膜炎球菌败血症；手指和脚趾上的病变提示血管炎；而老年性紫癜和类固醇性紫癜往往会侵袭手背和手臂。

血管炎引起的紫癜容易在皮肤上表现出病症。

六、危险信号

切记，脑膜炎球菌性败血症引发的皮疹可以在儿童有明显的全身不适之前出现。如果怀疑是该诊断，请给予注射青霉素并立即入院。

即便没有家族史也不能绝对地排除遗传性出血疾病——这些疾病有自发可能。

> 📝 要谨慎对待面色苍白的紫癜患者——因为这很可能是骨髓疾病。如遇到应紧急安排 FBC 或住院治疗。

> 📝 如果孩子带有瘀伤，一定要做全面的体表检查，而且不要忘记肛门–生殖器区域。要留心非意外损伤。

> 📝 如果怀疑有严重的出血性疾病，绝对不要进行肌肉注射。

笔记：

第七节　脓疱

一、GP 概述

脓疱是内含黄色液体，直径小于 0.5 cm 的凸起病灶。通常来说，脓疱是感染造成的，而且常见于急诊，因此它们具有突发性。患者通常希望得到抗生素治疗。但这并不总是必要的，所以要跟患者解释清楚并准备一个适当的替代治疗方案。

二、鉴别诊断

（一）常见

> 📝 脓疱疮。

> 📝 其他葡萄球菌感染（如早期疖肿、毛囊炎、巴氏葡萄球菌病）。

> 📝 单纯疱疹或带状疱疹。

☑ 寻常性痤疮。

☑ 酒渣鼻。

（二）偶发

☑ 口周皮炎。

☑ 化脓性汗腺炎（腋窝和腹股沟）。

☑ 念珠菌病（湿浊斑周围伴发脓性水疱）。

☑ 脓疱性银屑病（掌跖脓疱性银屑病较急性泛发性银屑病常见）。

（三）罕见

☑ 疱疹样皮炎。

☑ 白塞综合征。

☑ 病毒性：牛痘和口疮（注：水痘是水疱而不是脓疱）。

☑ 热浴毛囊炎（浅表假单胞菌感染）。

☑ 药物诱导。

三、速查表 18-7

	脓疱疮	其他葡萄球菌感染	单纯疱疹或带状疱疹	寻常性痤疮	酒渣鼻
多发或单发	可能	可能	有	无	无
葡萄球菌性	有	有	无	无	无
复发性	无	可能	可能	有	有
对眼睛有影响	无	无	可能	无	可能
病变前有刺痛	无	无	有	无	无

四、可能进行的检查

在基层医疗中少有有效或是必要的检查。广泛性或复发性的念珠菌病或葡萄球菌病可能需要尿检或血糖/糖化血红蛋白检查以排除糖尿病；脓液拭子在临床可帮助确诊病因；在一些罕见的病例中，皮肤活检也会有所帮助。

五、重点提示

☐ 花时间向患者解释复发性葡萄球菌病的问题。排除糖尿病，检查带病位置，并确保患者的"卫生"没有问题。长期服用抗生素可能会有帮助。

☐ 检查患者对酒渣鼻和口周皮炎是否有自我治疗。用非处方局部类固醇治疗将使病情恶化。警告患者如果不停止这种不合规范的治疗，病情可能会恶化。

☐ 口周皮炎会引起嘴巴和眼睛周围的丘疹和脓疱，通常唇缘周围还伴有苍白的晕圈。应用抗生素治疗，而不是局部类固醇。

六、危险信号

☐ 广泛、严重和复发的葡萄球菌病变提示有糖尿病或可能有免疫抑制性疾病。

☐ 局部脓疱性银屑病对标准治疗的抵抗力很强，故而容易转诊。这种罕见的局部发病形式会使患者出现危险——要紧急收治。

◿ 切记，患者免疫功能低下时感染的单纯疱疹或带状疱疹非常危险且极具播散性。

◿ 酒渣鼻造成的眼部问题可能是复杂的——请咨询眼科医生。

笔记：

第八节 鳞屑和斑块

一、GP 概述

皮肤鳞屑是角化上皮快速异常堆积的表现。鳞屑和斑块在所有年龄段都很常见，发病原因各种各样。本节主要针对美容外观、瘙痒、对严重病况的恐惧或这些方面的综合进行讨论。

二、鉴别诊断

（一）常见

◿ 银屑病。

◿ 湿疹（各种类型）。

◿ 真菌感染（如头皮、身体、足部）。

◿ 脂溢性皮炎。

◿ 脂溢性角化病。

（二）偶发

◿ 单纯性苔藓。

- 扁平苔藓（通常只在腿上有鳞屑）。
- 日光角化病。
- 花斑糠疹和玫瑰疹。
- 青少年跖皮肤病。
- 点滴状银屑病（鳞状丘疹）。

（三）罕见

- 恶性肿瘤：鲍温病、蕈样肉芽肿（皮肤 T 细胞淋巴瘤）。
- 药物诱导（如 β 受体阻滞剂和卡马西平）。
- 鱼鳞病（各种类型）。
- 脓漏性角皮症（莱特尔综合征的一个表现）。
- 慢性苔藓样糠疹。
- 二期梅毒。

三、速查表 18-8

	银屑病	湿疹	真菌感染	脂溢性皮炎	脂溢性角化病
斑块	有	可能	无	无	可能
边界清晰	有	无	有	无	有
瘙痒明显	无	有	可能	可能	无
对称性	有	有	无	可能	无
严重皮屑	可能	可能	可能	有	无

四、可能进行的检查

大概率进行：无。

可能进行：伍德光、皮屑取样 / 毛发样本、斑贴试验。

附加检查：皮肤活检、梅毒血清试验、FBC、ESR/CRP、空腹血糖或 HbA1c。

▨ **伍德光**：紫外线（ultraviolet，UV）（伍德）光下绿色荧光可诊断小孢子真菌感染。

▨ **皮屑取样 / 毛发样本**：皮屑取样和毛发样本真菌学检验，将有助于区分真菌感染与皮疹。

▨ **皮肤活检**：对于原因未知的皮疹，可能是获得确切诊断的唯一方法，如果怀疑为恶性肿瘤，则是必要的。

▨ **斑贴试验**：来确定过敏性接触性皮炎可能的过敏原。

▨ **梅毒血清学**：如果临床特征或模型不明确。

▨ **FBC 和 ESR/CRP**：可能提示有严重的潜在性疾病（如 T 细胞淋巴瘤）；莱特尔综合征的 ESR/CRP 也会升高。

▨ **空腹血糖或 HbA1c**：检查复发性真菌感染是否伴有糖尿病。

五、重点提示

▨ 为了更好地区分真菌性和湿疹性皮疹，观察病变区域的对称性和边缘。真菌性皮疹通常不对称，边缘呈鳞状突起。

▨ 出现真菌皮疹时，看看其他地方有没有感染（如腹股沟和脚部），并治疗这些部位，否则皮疹可能会复发。

◾ 在一些不能确诊的病例中，向患者解释，正确的诊断可能要等皮疹出现后才能确定（典型的例子是玫瑰糠疹的先兆斑，刚开始看起来像体癣），如果初步治疗效果不佳，需要对患者进行重新评估。

◾ 酷爱锻炼的孩子或青少年如果在足底出现对称的、光滑的、有鳞屑和裂纹的皮疹，通常是青少年跖皮肤病。

◾ 8%的银屑病患者会有关节病，而且通常伴有指甲病变。检查指甲，并询问银屑病患者的关节症状。

六、危险信号

◾ 红皮病——会造成广泛的红肿和鳞屑，很少由银屑病、湿疹、蕈样肉芽肿和药疹引起——会使患者全身不适。需要紧急住院治疗。

◾ 在中老年患者的脸上、手上或腿上如果有孤立的、清晰的、缓慢生长的鳞屑斑块则可能是鲍恩病——但它很容易被误认为是单纯的湿疹或银屑病。

◾ 如果有皮疹蔓延到手掌和脚掌，像玫瑰糠疹，并伴有发热、不适、喉咙痛和淋巴结肿大，可考虑二期梅毒。

笔记：

第九节　皮褶处皮疹

一、GP 概述

考虑到这种类型的皮疹主要出现在身体上不好打理或难以启齿的地方，所以很多患者可能会草率处理这类皮疹。在大部分病例中，这类皮疹因为诊断清晰而不会引起什么诊断难题。然而，现实总是和理想差别很大，这类皮疹的症状令人烦恼，足以给患者带来极大的痛苦。

二、鉴别诊断

（一）常见

- 真菌感染（念珠菌病或皮肤癣菌病）。
- 脂溢性皮炎。
- 红癣。
- 湿疹（如肘前窝和腘窝）。
- 尿布疹（通常混合了刺激性皮炎和重复感染的念珠菌病，也可见于小便失禁的老年人）。

（二）偶发

- 汗液引起的刺激性湿疹。
- 屈侧银屑病。
- 葡萄球菌感染（毛囊炎或脓疱病）。
- 过敏性湿疹（如除臭剂刺激）。
- 化脓性汗腺炎。

- ☑ 皮赘。

（三）罕见

- ☑ 传染性软疣（常见，但很少表现为皮褶皮疹）。
- ☑ 黑棘皮症。
- ☑ 家族性良性天疱疮。

三、速查表18-9

	真菌感染	脂溢性皮炎	红癣	湿疹	尿布疹
卫星灶	可能	无	无	无	可能
瘙痒	可能	可能	无	有	可能
见于婴儿	可能	可能	无	可能	有
非常对称	无	可能	可能	有	可能
在伍德光下发出荧光	无	无	有	无	无

四、可能进行的检查

大概率进行：无。

可能进行：皮屑取样、拭子。

附加检查：检查评估黑棘皮病的根本原因。

- ☑ 皮屑取样：有疑问时，有时需要确认是否是真菌感染。

- ☑ 拭子：有时需要确认是否是葡萄球菌感染。

- ☑ 检查评估黑棘皮病的任何潜在病因：这类情况与许多系统性疾病有关，可能需要检查，这取决于临床情况。这些检查可能包括糖化血红蛋白或糖尿病血糖、黄体生成素、卵泡刺激素、睾酮、SHBG 和多囊卵巢综合征的盆腔超声检查，如果怀疑潜在的恶性肿瘤（特别是胃肠道），请住院检查。

五、重点提示

▢ 脂溢性皮炎是皮肤褶皱处皮疹的一种病因，其对称性较好，而真菌性感染则不那么对称。也就是说，它们可能难以区分，也可以并发，因此在 GP 的"全方位"治疗处方包含了抗真菌乳膏 / 类固醇乳膏。

▢ 擦烂是一个概念宽泛的术语，它有多种解释——最常用来描述上面提到过的脂溢性皮炎 / 真菌性皮疹，但重要的是要记住，"擦烂"也可以是其他原因造成的。

▢ 在治疗真菌性腹股沟感染——"股癣"时，也要检查是否有脚气，如果有就要进行治疗。

▢ 在持续或棘手的病例中，肥胖和 / 或多汗症可能也是对病情重要的影响因素——确保这些症状也要解决。

▢ 在耐药的病例中（甚至在婴儿中），考虑屈侧银屑病。有关银屑病的其他临床证据可能没那么明显，也可能看不到有特征性的量化数据——因此非常清晰的病变边缘是一条重要的诊断线索。

六、危险信号

▢ 切记，黑棘皮病可能与潜在的恶性肿瘤相关，特别是胃肠道恶性肿瘤。要询问相关症状，降低转诊门槛。

▢ 患有腹股沟和 / 或腋窝"复发性疖"的患者很可

能同时患有化脓性汗腺炎。有这类疾病的患者通常会接受短程间歇性抗生素治疗，而不是更有效的长期抗生素，而且人们往往忽略这类疾病对个人的影响。

　　■　如果你看到婴儿有严重的、持续的或反复出现的尿布疹，考虑家人疏于照顾的可能，特别是由家访护士送来，而不是父母主动送来的婴儿。

笔记：

第十九章　尿（URINARY）

第一节　血尿

一、GP 概述

尿液中出现鲜红的血液会立即引起患者的警觉，通常患者会约急诊或在 GP 非工作时间打电话求助。在评估其他疾病或常规体检时，通过试纸测试或 MSU 取样也能在尿液中检测到血液。所以这一情况通常并没有那么骇人听闻，不过即便给患者吃了定心丸，也最好做进一步的全面检查。

二、鉴别诊断

（一）常见
- 尿路感染。
- 膀胱肿瘤。
- 肾结石 / 输尿管结石。
- 尿道炎。
- 前列腺增生 / 前列腺癌。

（二）偶发
- 慢跑和剧烈运动。
- 肾癌。
- 慢性间质性膀胱炎。
- 抗凝治疗。
- 肾炎 / 肾小球肾炎。

（三）罕见

- 肾结核。
- 多囊性肾脏病变。
- 血液恶病质：血小板减少症、血友病、镰状细胞病。
- 感染性心内膜炎。
- 血吸虫病（常见于发展中国家）。
- 创伤。
- 氯胺酮相关溃疡性膀胱炎。

三、速查表 19-1

	尿路感染	膀胱肿瘤	结石	尿道炎	前列腺癌
明显出血	可能	可能	可能	无	可能
尿痛	有	无	有	有	无
尿道分泌物	无	无	无	有	无
尿路不畅	无	可能	可能	无	有
腰痛	可能	无	可能	无	无

四、可能进行的检查

大概率进行：尿液分析、MSU、FBC、U&E、[白蛋白肌酐比率（albumin creatinine ratio，ACR）/ 蛋白 / 肌酐比值（protein creatinine ratio，PCR）]。

可能进行：PSA、超声检查、腹部 X 线平片、膀胱镜检查。

附加检查：尿道拭子、CT扫描、尿细胞学检查、肾活检、血管造影术。

◪ 尿液分析：尿路感染会存在脓细胞和亚硝酸盐。脓细胞也可单独存在于尿道炎、结核病和膀胱肿瘤。有蛋白尿则说明有肾病。

◪ 通过尿液显微镜检查和尿培养以确定病原体。肾脏疾病时可表现尿液管型。

◪ FBC 和 U&E 有助于了解基本的肾功能情况和确诊各种相关贫血及白细胞增多症；至于 PSA，通常会在前列腺癌中升高。

◪ ACR/PCR：量化尿蛋白。

◪ 如果有尿道炎时请用尿道拭子检验（最好在 GUM 诊所进行）。

◪ 如有无痛血尿，通过超声可能会检查出肾肿瘤或多囊肾；而 CT 的检查效果可能会更好。

◪ 专科检查包括肾脏影像学技术检查、膀胱镜检查、尿细胞学检查、肾活检和血管造影。

五、重要提示

◪ 可暂不考虑无症状的月经妇女的镜下血尿；但记得要在月经间期复查尿液分析。

◪ 切记，假性血尿还有其他不太常见的原因——有时血液可能来自直肠或阴道。仔细分析每个病例，如果症状持续发生，但泌尿科检查结果为阴性时，要回顾复诊。

◪ 一些食用色素、甜菜根和某些特定药物（如呋喃妥因）可使尿液呈红色——通过尿液分析来确诊是否有血尿，从而避免不必要的检查。

六、危险信号

◪ 无痛性血尿可能是恶性肿瘤的前兆。

◪ 注意老年人在近期有复发性膀胱炎发作伴血尿的，其根本病因可能是膀胱肿瘤，特别是通过抗感染治疗无法解决的血尿（微观或肉眼可见血尿）。

◪ 肾肿瘤有时可表现为肾绞痛，因为输尿管内的凝血块会有类似于结石的作用。比较有用的一条诊断线索是，出血可能先于疼痛。

◪ 如果有明显的失血或血块滞留的血尿，要急症入院。

◪ 切记年轻人可能会有慢性氯胺酮滥用。

笔记：

第二节 尿痛

一、GP 概述

尿痛是一种非常常见的症状，被巨量工作困扰的值班医生兴许会乐于治疗这种病症，因为它的诊断和治疗是再直截了当不过的了。不过，值得注意的是，除了膀胱炎，尿痛还有一些别的偶发病因，尤其是对于复发或未痊愈的病例来说。此外，反复的感染有时也是一些潜在疾病的迹象。

二、鉴别诊断

（一）常见

- 下尿路感染（通常称为"膀胱炎"）。
- 上尿路感染（即急性肾盂肾炎）。
- 性病。
- 尿道周围炎（女性为外阴炎，男性为龟头炎）。
- 膀胱疼痛综合征（又称尿道综合征、间质性膀胱炎）。

（二）偶发

- 化学性尿道炎（如肥皂/泡泡浴引起的，是一种常见但不常向全科医生报告的病症）。
- 膀胱结石。
- 前列腺炎。
- 创伤（包括儿童虐待）。
- 尿道狭窄。

（三）罕见

- 膀胱肿瘤。
- 白塞综合征。
- 血吸虫病。
- 肺结核。
- 良性前列腺增生（benign prostatic hypertrophy, BPH）/膀胱过度活动症（常见病，但很少出现尿痛）。
- 子宫内膜异位。
- 氯胺酮相关性溃疡性膀胱炎。

三、速查表 19-2

	下尿路感染	上尿路感染	性病	尿道周围炎	膀胱疼痛综合征
全身不适	无	有	无	无	无
病情复发	可能	可能	无	可能	有
中段尿阳性	可能	可能	无	无	无
阴道/尿道分泌物	无	无	可能	可能	无
外部可见异样	无	无	可能	有	无

四、可能进行的检查

大概率进行：尿液分析、MSU、拭子和其他性病检查。

可能进行：外阴/阴道拭子（非性病原因）、膀胱镜检查和腹部超声、院内泌尿科检查、妇科检查。

附加检查：FBC、ESR/CRP、晨尿（early morning urine, EMU）、血清学检测。

　　▪ 尿液分析：如果亚硝酸盐呈阳性，则极有可能是UTI；如果只有白细胞呈阳性，则有可能是UTI；但如果亚硝酸盐和白细胞均为阴性，则是UTI可能性不大；尿路感染也可引起蛋白尿和血尿；当然阳性结果也可在其他情况下出现（如：白细胞呈阳性的性病、结核病、尿道周围炎、血液检查呈阳性的结石和肿瘤）。

　　▪ MSU：用于诊断所有疑似感染的病例；尤其是有无菌脓尿的性病、结核病、尿道周围炎症患者；还有通过显微镜可以发现血吸虫虫卵。

◩　性病检查：如疑似 STD，可以在当地医院的泌尿科就诊。

◩　其他外阴 / 阴道拭子：当不考虑性病时出现分泌物（如，要确诊是否是念珠菌阴道炎）。

◩　膀胱镜和超声检查：对于复发性尿路感染，有必要筛查所有的潜在病因。或在诊断不明确的持续性或复发性尿痛时，可能会揭示如膀胱结石、前列腺肿大或膀胱肿瘤一类的疾病。

◩　院内泌尿外科检查：例如，特别是患有复发性或严重的 UTI 的幼儿。

◩　FBC、ESR/CRP：急性前列腺炎的白细胞计数和炎性标志物数量升高; 嗜酸性粒细胞在血吸虫病中会增多。

◩　EMU：如果怀疑有结核病，可以取三份 EMU 做镜下观察和细菌培养。

◩　血清学检测：当有疑似血吸虫病时。

◩　妇科检查：如果疑似子宫内膜异位症，通常在二级医疗中进行。

五、重要提示

◩　对于诊断明确为下尿路感染的 65 岁以下女性患者，在不采用尿液分析或 MSU 而适当的采用安全网的情况下进行诊疗是合理的。

◩　记住尿道周围炎是一种经常被忽略的疾病。这在儿童中尤为常见，它们常被当作"另一种体液感染疾病"，而实际上，他们患有龟头炎或外阴炎。

充满脓细胞的中段尿表现为"阴性"是"不正常的"。相关的解释很多，包括性病、尿道周围炎和结核病。

在下尿路感染治疗后，如有可见或不可见血尿，应重新尿液分析，如果持续血尿，应考虑进一步检查。

急性前列腺炎可能诊断证据不足。如果男性患者有出现尿路感染的征象，并突然出现尿路梗阻性症状和全身不适，应予以怀疑。如果在社区医院进行治疗，这些患者需要接受两周的抗生素治疗。

六、危险信号

分诊时要谨慎——巨大的工作压力可能致使诊断上的疏忽。切记，尿痛可能只是急性肾盂肾炎的一种症状，所以要明确询问有关发热、寒战和全身不适的情况。这些患者需要立即就诊，可能还需要住院。

切记，复发性下尿路感染偶尔有潜在的病因。特别要注意的是，很少或没有尿路感染病史的老年患者突然出现复发性或持续性的病况——这提示潜在的膀胱肿瘤。

不要忽略 STD 的可能性，这非常常见，即便是年轻患者。询问有无 STD 的可能性、其他相关症状和性接触史。

记得要根据现行指南对有复发性或严重性 UTI 的患儿进行检查。

切记，儿童有不明原因尿痛时有可能有被虐待的迹象。

尿路感染在男性中较少见——如果复发，请注意检查。

◪　切记年轻人可能会有慢性氯胺酮滥用。

笔记：

第三节　多尿

一、GP 概述

多尿是一种主观性极高的病症，其出现频率远低于尿频（尿频单独讨论，见第十九章第四节）。这里列出的大多数多尿的原因也夹带着烦渴的原因——烦渴的原因其实不包括脱水。

二、鉴别诊断

（一）常见

◪　DM。

◪　利尿疗法。

◪　CKD。

◪　高钙血症（如骨质疏松治疗、多发性骨转移瘤、甲状旁腺功能亢进）。

◪　酒精。

（二）偶发

◪　缺钾：慢性腹泻、利尿剂、原发性醛固酮增多症。

◪　慢性尿路梗阻缓解。

◪　药物：碳酸锂、地美环素、两性霉素、格列苯脲、庆大霉素。

▨　中枢性尿崩症（下丘脑 - 垂体肿瘤、颅骨外伤、结节病或组织细胞增多症 X）。

▨　过度使用肾上腺皮质类激素和支气管肺类癌致异位促肾上腺皮质激素引起的库欣病。

▨　镰状细胞贫血。

▨　早期慢性肾盂肾炎。

（三）罕见

▨　精神性多饮（强迫性饮水）。

▨　室上性心动过速。

▨　DIDMOAD 综 合 征（diabetes insipidus，diabetes mellitus，optic atrophy，deafness：autosomal recessive，DIDMOAD）（尿崩症、糖尿病、视神经萎缩、耳聋：常染色体隐性遗传）。

▨　家族性中枢性尿崩症（常染色体显性遗传）。

▨　家族性肾性尿崩症（仅限男性：X 连锁隐性）。

▨　范可尼综合征。

三、速查表 19-3

	糖尿病	利尿疗法	慢性肾脏病	酒精	高钙血症
显著渴觉	有	无	无	无	有
尿液分析其他指标异常	可能	无	可能	无	无
腹痛、呕吐	可能	无	无	无	有

续表

	糖尿病	利尿疗法	慢性肾脏病	酒精	高钙血症
阵发性	无	可能	无	有	无
厌食/体重下降	有	无	可能	无	可能

四、可能进行的检查

大概率进行：尿液分析、空腹血糖或 HbA1c。

可能进行：FBC、U&E、血清钙。

附加检查：血涂片、专科医生的进一步检查（见下文）。

◪ 尿液分析：与糖尿病相关的葡萄糖和可能的酮类；与肾病相关的血尿和蛋白尿；尿崩症和精神性多饮会有显著的尿比重降低。

◪ 空腹血糖或 HbA1c：用于确诊糖尿病。

◪ FBC：CKD 会有红细胞染色正常的贫血；血涂片可以诊断镰状细胞贫血。

◪ U&E：可以检测是否缺钾，并且数值异常指向 CKD。

◪ 血清钙：高钙血症时会升高。

◪ 专科医生的进一步检查：上述许多病因需要在二级医疗中做进一步的检查，以确诊根本病因（如超声检查和肾活检确诊 CKD，禁水试验确诊尿崩症，如果有垂体病变的可能，则采用 CT 扫描筛查，等等）。

五、重要提示

▱ 花时间向患者解释清楚症状。多尿与尿频的病因有很大的差异，因此必须加以区分。

▱ 记住酒精可能是一种原因，尤其是针对年轻男性。患者很难将酒精与多尿联系起来。

▱ 如果症状明确但基本检查后无果，请转诊进行更详细的检查。

六、危险信号

▱ 糖尿病并不是多尿伴口渴的唯一原因。如果尿液分析结果没有尿糖，可考虑尿崩症或高钙血症。

▱ 有多尿症状的吸烟者如果体重下降并且咳嗽，则可能有促肾上腺皮质激素相关肿瘤。安排紧急 CXR。

▱ 在已有或新近糖尿病患者的尿液分析中发现葡萄糖和酮类物质，应预约急诊以便入院稳定治疗。

▱ 多尿患者的尿液分析中如果有尿血和尿蛋白则可能有肾病。

笔记：

第四节　尿频

一、GP 概述

这意味着排尿频率的增加，通常单次尿量也会减少。

这与排尿量增加不同（见"多尿"）。膀胱炎是造成尿频的普遍病因，女性比男性更容易患此病：一名全科医生平均每年要处理大约 60 例膀胱炎（膀胱炎是主要病因）。

二、鉴别诊断

（一）常见

- ☑ 感染性膀胱炎。
- ☑ 焦虑。
- ☑ 膀胱过度活动症。
- ☑ 膀胱结石。
- ☑ 继发于良性前列腺增生的下尿路症状（lower urinary tract symptoms，LUTS）。

（二）偶发

- ☑ 间质性膀胱炎（非传染性）。
- ☑ 前列腺炎。
- ☑ 妊娠。
- ☑ 输尿管结石（输尿管下 1/3 处有波频反射）。
- ☑ 尿道炎、肾盂肾炎。
- ☑ 医源性（如利尿剂）。
- ☑ 膀胱颈肥大。
- ☑ 习惯性尿频。

（三）罕见

- ☑ 盆腔占位性病变，如纤维瘤、卵巢囊肿、上皮细胞癌。

▫ 继发盆腔炎：PID、阑尾炎、憩室炎、邻近肿瘤。

▫ 膀胱肿瘤（良性或恶性）、前列腺癌。

▫ 放疗后纤维化（睾丸癌、卵巢癌和前列腺癌）。

▫ 结核性膀胱炎/肾结核。

▫ 由长期置管引流造成的慢性脓毒症引发的继发性纤维化。

▫ 氯胺酮相关性溃疡性膀胱炎。

三、速查表 19-4

	焦虑	感染性膀胱炎	膀胱过度活动症	下尿路症状	膀胱结石
尿痛	无	有	无	无	可能
俯卧时易发生	无	无	无	无	有
排尿延迟、尿流缓慢	无	无	无	有	可能
夜尿频繁	无	有	有	可能	无
尿液分析异常	无	有	无	可能	有

四、可能进行的检查

大概率进行：尿液分析、MSU、频率/尿量表。

可能进行：尿道拭子、PSA、尿流率测定、尿流动力学检查、腹部 X 线平片、肾显像、膀胱镜检查、CA-125。

附加检查：盆腔超声、U&E、妊娠试验和三次晨尿结核杆菌检查。

◪　尿液分析：感染时会有蛋白质、亚硝酸盐、白细胞，可能还会出现血尿；如果只有血液，可能有结石或肿瘤。

◪　MSU：显微镜下可显示异常的上皮细胞、血液、脓液，这有助于识别导致感染的病原体。

◪　频率/尿量表：对 LUTS 患者可能有帮助。

◪　拭子：做分泌物的拭子检查是否有衣原体和淋球菌。

◪　CA-125：如果怀疑为卵巢癌，则可能有效。

◪　EMU：妊娠试验时用；如果怀疑有结核病（例如无菌脓尿），还需要进行三次 EMU 检查。

◪　U&E：确诊是否提示有慢性脓毒症或流出梗阻。

◪　PSA：如果是男性 LUTS，需要考虑这一检查。

◪　专项检查包括：尿流频率测定（用于 LUTS）、尿流动力学检查（用于不稳定膀胱）、肾显像、膀胱镜检查（用于结石和肿瘤）和超声检查（用于盆腔肿块或 CA-125 升高时进行）。

五、重要提示

◪　由焦虑引起的尿频通常是长期的，如果压力过大或者天气变冷加重症状，尿液分析通常正常。

◪　对于 CA-125、盆腔检查、尿液分析完全正常的非妊娠女性，可以合理通过经验做出膀胱过度活动症的诊断。

◪　妊娠可能会有尿频症状——要询问月经情况，如果月经推迟，可以做妊娠试验。

六、危险信号

▧　对于老年人，膀胱肿瘤可能有膀胱炎表现。对于新进或者复发的病例，抑或是因为血尿诊断为膀胱炎但用抗生素无法治愈的病例，要考虑转诊。

▧　不要忽视有无菌脓尿的 MSU——其可能的病因包括尿道炎和结核病。

▧　有持续镜下血尿但在尿液分析中无其他异常的成年患者，可能有结石或肿瘤。请转诊。

▧　阑尾炎可引起轻度尿频和脓尿。不要被尿液分析所误导而误诊为尿路感染——根据临床表现来判断。

▧　婴儿期 UTI 是肾衰竭的主要原因。根据 NICE 的指导进行处理。

▧　切记年轻人可能会有氯胺酮长期滥用。

笔记：

第五节　尿失禁

一、GP 概述

尿失禁是不自觉的排尿。它是一种不常见且易使患者感到尴尬的症状，不过它经常是"趁我在这"被顺便提及或是被医生注意到，通常是因为在看望老年患者时由于它标志性的气味所发现。随着这类病症得到越来越多的关注，而患者也愿意主动寻求医疗救助，尿失禁在未来可能会越来越常见。在女性群体中患病率约为 10%，但在老年群体中可能更高。

二、鉴别诊断

（一）常见

◰ 压力性尿失禁（有或没有脱垂）。

◰ 感染性膀胱炎。

◰ 膀胱过度活动症：自发性或继发于其他疾病（如 CVA、痴呆、帕金森病）。

◰ 慢性流出梗阻（如前列腺增生、膀胱颈狭窄、尿道狭窄）。

◰ 前列腺切除术后（通常是暂时性的）。

（二）偶发

◰ 间质性膀胱炎。

◰ 膀胱结石或肿瘤。

◰ 腹部盆腔手术及放疗后。

◰ 瘘管：膀胱阴道瘘/膀胱子宫瘘、输尿管阴道瘘（手术损伤或者恶性肿瘤）。

◰ 多尿症（各种原因，如糖尿病、利尿剂，特别是在老年人行动不便的情况下）。

（三）罕见

◰ 骨盆骨折后（直接括约肌损伤伴或不伴神经损伤）。

◰ 先天性畸形：短尿道、宽尿道、尿道上裂、异位输尿管。

- 感觉神经病（如糖尿病、梅毒）。
- 多发性硬化、脊髓空洞症。
- 截瘫，马尾神经损伤。
- 心因性。
- 氯胺酮相关性溃疡性膀胱炎。

三、速查表 19-5

	压力性 尿失禁	感染性 膀胱炎	膀胱过度 活动症	流出 梗阻	前列腺 切除术
压力性	有	无	无	可能	可能
急症性	无	有	有	无	有
溢出性	无	无	无	有	无
尿痛	无	有	无	无	可能
可触及膀胱	无	无	无	有	无

四、可能进行的检查

大概率进行：尿液分析、MSU。

可能进行：PSA、U&E、超声检查、尿流动力学检查、尿流率测定。

附加检查：空腹血糖或 HbA1c 血糖、梅毒血清学检查、膀胱镜检查、神经学检查。

- 尿液分析：检测感染和糖尿病。
- MSU：确诊感染并指导抗生素治疗。
- 空腹血糖或 HbA1c 和梅毒血清学检查：如果有糖

尿病或梅毒可能会引起神经病变。

　　▱　PSA：如果检查发现 LUTS 或前列腺增生，可考虑此方法。

　　▱　U&E：评估慢性流出梗阻患者的肾功能。

　　▱　超声检查：提示有流出梗阻或慢性感染。

　　▱　可能包含的专科检查：尿流动力学检查（有助于区分急症和压力性尿失禁）、尿流率测定（前列腺增生）、膀胱镜检查（可能提示流出梗阻、结石或肿瘤的原因）和神经学检查（如脊髓成像）。

五、重要提示

　　▱　尿失禁的原因有很多，但通常可以大致分为三类——压力性尿失禁（如咳嗽）、急迫性尿失禁（"该走就得走"）和持续性尿失禁，像水在一个大坝的边缘一样（如通过膀胱引道瘘流出或由于慢性膀胱膨胀溢出）。

　　▱　病因可能是多因素的，特别是在老年人中。活动性、视力、到厕所的距离和正在进行的药物治疗可能都与此有关。

　　▱　膀胱过度活动症和压力性尿失禁很难区分。后者很少引起夜间尿失禁，但这可能是膀胱过度活动症的表象。如有疑问，请进行尿流动力学检查。

　　▱　采取同情的态度。尿失禁会对患者的自尊造成极大的影响，并严重影响患者的社交和性功能。

六、危险信号

▨ 鞍麻伴尿失禁及腿部无力提示马尾神经损伤。这是神经系统急症，请紧急转诊。

▨ 持续性尿失禁提示严重疾病，如瘘管、慢性流出梗阻或神经系统疾病。

▨ 千万不要一次性排空长期滞留尿液的巨大膀胱。这会导致出血和一些肾脏并发症。应当留置导尿管并控制排空速率。

▨ 成人夜间遗尿提示有慢性尿潴留。

▨ 切记年轻人可能会有氯胺酮的长期滥用。

笔记：

第六节　夜尿症

一、GP 概述

夜尿症可能单独出现，也可能是其他排尿障碍表征，如多尿症或尿频。意外的是，在老年人群中，夜尿症没有性别差异。当然，偶尔有夜尿症是很正常的，这种症状只有在引起身体紊乱或痛苦时才应被视为疾病。

二、鉴别诊断

（一）常见

▨ 与年龄相关（部分原因是膀胱容量减少）。

▨ 睡前摄入液体过多（尤其是酒精）。

▱ 任何导致脚踝肿胀的原因（夜间侧卧会重新分配液体负荷）——参见"脚踝肿胀"章节。

▱ 膀胱炎。

▱ 继发于良性前列腺增生的 LUTS 男性患者。

（二）偶发

▱ 膀胱过度活动症。

▱ 下尿路梗阻（前列腺问题除外）。

▱ 任何其他尿频原因（见"尿频"）。

▱ 糖尿病。

▱ 任何其他多尿症原因（见"多尿"）。

▱ 阻塞性睡眠呼吸暂停（导致排尿过多）。

（三）罕见

▱ 焦虑。

▱ 药物不良反应（罕见，多在早上服用可能引起利尿的药物）。

▱ 尿崩症。

三、速查表 19-6

	与年龄相关	摄入液体过多	脚踝肿胀	膀胱炎	LUTS
白天脚踝水肿	可能	无	有	无	无
白天尿频	可能	无	无	有	可能
尿流量少	无	无	无	无	有
长期症状	有	可能	无	无	有
多尿症	无	有	有	无	无

四、可能进行的检查

注意：尿频、多尿或脚踝肿胀作为夜尿症的"病因"时，需要根据这些症状的自身特性做进一步的检查——请参阅相关章节了解这些标题的更多细节。

大概率进行：尿液分析、MSU、频率/尿量表。

可能进行：血糖/HbA1c、PSA。

附加检查：膀胱镜检查、尿流动力学检查、超声检查、禁水试验。

▨ 尿液分析：感染时出现蛋白质、亚硝酸盐、白细胞，可能会有出现血尿；糖尿病患者有葡萄糖；尿崩症患者的尿比重极低。

▨ MSU：确诊感染和识别病原体。

▨ 频率/尿量表：帮助区分夜间多尿（夜间尿量增加）和膀胱容量减少。

▨ 血糖/HbA1c：确诊糖尿病。

▨ PSA：如果该项检查提高了对前列腺癌的确诊性，则可以讨论 PSA 的利弊。

▨ 包含的专科检查：膀胱镜和超声检查（下尿路梗阻）、尿流动力学检查（膀胱不稳定）和禁水试验（尿崩症）。

五、重要提示

▨ 老年人患病的原因往往是多方面的。

▨ 影响因素：如睡眠紊乱、家庭破裂、疲惫和偶尔尿失禁——这些对于患者来说可能比明确地诊断更重要。

☑　脚踝肿胀：各种原因——一个经常被忽视的潜在病因。

☑　夜尿症可能只是多尿症或尿频的一种表现（尽管是最痛苦的）。应把注意力集中在根本病因上。

六、危险信号

☑　排查糖尿病——但要记住，糖尿病不是多尿、夜尿和口渴的唯一病因。

☑　习惯性的"睡前小酌"可能是夜尿症的原因，也可能暗示着由酒精引发的疾病，尤其是对于独居的老年男性。

笔记：

第七节　尿潴留

一、GP 概述

尿潴留是指膀胱无法完全排空。急性尿潴留对男性患者有着特殊影响，有急性反应和需要立即插管导尿或住院治疗。慢性尿潴留症状很少，只有在腹部触诊时才会发现。

二、鉴别诊断

（一）常见

- 前列腺增生：良性，癌变罕见。
- 抗胆碱药：膀胱稳定剂、三环类抗抑郁剂。
- 便秘。
- 膀胱颈梗阻 / 尿道狭窄。
- UTI（包括前列腺炎、前列腺脓肿）。

（二）偶发

- 尿道结石。
- "憋尿"（导致前列腺充血）。
- 盆腔肿块：后倾、妊娠子宫或子宫肌瘤。
- 急性生殖器疱疹（通过局部炎症和神经干扰控制逼尿肌反射弧）。
- 血栓潴留（肿瘤出血或 TURP 后出血）。
- 儿童包皮龟头炎（如果非常疼痛）。

（三）罕见

- 神经学因素：多发性硬化症、梅毒、脊髓受压。
- 膀胱肿瘤有蒂。
- 外伤性尿道破裂。
- 异物插入前尿道。
- 包茎。
- 心因性。

三、速查表 19-7

	前列腺增生	药物	便秘	膀胱颈	尿路感染
PR 检查前列腺增生	有	无	无	无	可能
急性	可能	有	可能	无	有
年轻患者	无	可能	无	可能	可能
尿液分析异常	可能	无	无	无	有
可触及结肠	无	无	有	无	无

四、可能进行的检查

大概率进行：尿液分析、MSU。

可能进行：U&E、PSA、超声检查、膀胱镜检查。

附加检查：神经系统检查、前列腺活检、尿道造影术（均为院内检查）。

☑ 对所有可用的尿液进行尿液分析也许可确诊尿潴留是 UTI 所致；如果有结石或膀胱肿瘤，显微镜下也能显示血尿。

☑ MSU：可以确诊 UTI 的感染源。

☑ U&E：慢性尿潴留可引起肾功能衰竭。

☑ 如果前列腺增生或前列腺异常有上述症状，可以考虑用 PSA 检查。

☑ 可能包含的专科检查：肾超声检查（可发现梗阻和盆腔肿块）、膀胱镜检查（可诊断和治疗结石、狭窄、膀胱出口梗阻和膀胱肿瘤）、神经学检查（如怀疑脊髓病变时可做脊髓成像）、前列腺活检（如可疑区域可触诊前列腺）和尿道造影术（如狭窄）。

五、重要提示

▨　不要忽略老年患者的粪便嵌塞也是尿潴留的一个原因。

▨　急救会阴剧痛的尿潴留时（如包皮龟头炎、单纯疱疹或 UTI），可以通过鼓励患者在泡热水澡时排尿来实现镇痛。

▨　无尿症可能被误认为尿潴留。采用直观的临床分析区分这两种疾病。

六、危险信号

▨　如果提示有椎间盘脱垂伴尿潴留病史的患者可能有脊髓压迫时，请立即入院。

▨　尿道结石的病理特征是小便突然中断，膀胱打击痛，并尿出几滴血。

▨　对于有流出梗阻史的患者，要小心抗胆碱药物的不良反应——它们可能造成急性尿潴留。

▨　当有脓毒症时（如可能是 UTI），应避免置管——置管可能导致败血症。相反，应在适当的抗生素治疗下接受院内置管。

▨　对有慢性尿潴留的患者不要置管；收治患者并控制引流。突然减压可造成血尿和肾脏并发症。

笔记：